Le grand livre de l'arthrose

Jérôme Auger
Professeur Francis Berenbaum

Le grand livre de l'arthrose

Le guide indispensable pour soulager efficacement les douleurs liées à l'arthrose

EYROLLES

Groupe Eyrolles
61, bd Saint-Germain
75240 Paris cedex 05
www.editions-eyrolles.com

Dans la même collection :

Le grand livre de ma grossesse, Collège national des gynécologues et obstétriciens, sous la direction du Pr Jacques Lansac, avec la collaboration du Dr Nicolas Evrard, édition 2016

Le grand livre de mon enfant, Conseil national professionnel de pédiatrie, sous la direction du Dr Jean-Louis Chabernaud et de Carole Bellemin-Noël, édition 2016

Le grand livre de l'alimentation, Dr Laurence Plumey, 2014

Le grand livre de la gynécologie, Collège national des gynécologues et obstétriciens, sous la direction du Pr Jacques Lansac, avec la collaboration du Dr Nicolas Evrard, 2013

Le grand livre de l'ostéopathie, Pascal Pilate, avec la collaboration d'Hélène Caure, 2013

Le grand livre de l'aromathérapie, Nelly Grosjean, 2013

Le grand livre du diabète, Pr Jean-Jacques Altman, Dr Roxane Ducloux, Dr Laurence Lévy-Dutel, 2012

Le grand livre du bien-être au naturel, Christian Brun, 2012

Le grand livre de l'homéopathie, Dr Dominique-Jean Sayous, 2012

Le grand livre des aliments santé, Patricia Bargis, avec la collaboration du Dr Laurence Lévy-Dutel, 2012

Le grand livre de la naturopathie, Christian Brun, 2011

Les termes médicaux sont explicités dans le glossaire en fin d'ouvrage.

Mise en pages : Facompo
Illustrations : Hung Ho Thanh pages 18, 25, 27-28, 99-105, 107-112, 119-120, 123-127, 130-132, 134-139, 141-142, 146-147, 156-158, 160, 177-178, 200, 212-216, 224
Shutterstock pages 94 (Alila Medical Media), 116 (BlueRingMedia, Designua, Tefi), 168 (Designua), 184 (Alila Medical Media), 186 (Hriana), 187 (Alila Medical Media), 196 (aiokay, Aaron Amat), 201 (stihii), 204 (Alexilusmedical, Alila Medical Media)

Avertissement

La rééducation dans le cadre de la rhumatologie n'est pas figée. Soumise aux avancées des travaux scientifiques fondamentaux dans le domaine, elle est en permanente évolution. Ce qui est décrit ici ne saurait se substituer à un traitement en cabinet et ne remplace en aucun cas le diagnostic ni les prescriptions d'un médecin.

« La science a deux écueils devant elle qui entravent sa marche en avant.
Premièrement, la pauvreté de nos sens pour découvrir les vérités.
Deuxièmement, la pauvreté du langage pour transmettre celles
que nous avons acquises. »
Marey

« L'ignorant affirme, le savant doute, le sage réfléchit. »
Platon

« La vérité appartient à ceux qui la cherchent et non point
à ceux qui prétendent la détenir. »
Condorcet

REMERCIEMENTS

Remerciements à Carine pour sa bienveillante compréhension et attention lors de l'écriture, mise en page et relecture du livre.

Merci à Mr Jean Pierre Desmoulins et Mr Yann Auger pour leur aide à la relecture de cet ouvrage.

Merci à toute l'équipe des éditions Eyrolles pour son sérieux. Sans elle, ce livre n'aurait pas été le même.

Merci à l'ensemble de la communauté scientifique pour ses recherches et résultats sans qui ce livre n'aurait pas été possible.

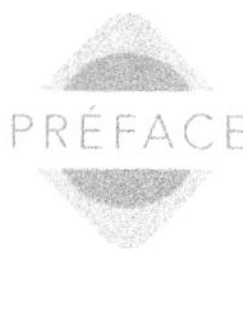

L'arthrose est l'une des maladies les plus fréquentes : elle touche près de 10 millions de Français. Pourtant, peu de personnes savent ce qu'elle recouvre exactement et de nombreuses idées reçues circulent sur cette maladie méconnue.

Dans cet ouvrage très complet, Jérôme Auger et le professeur Francis Berenbaum décrivent l'arthrose de manière précise et accessible ainsi que sa prise en charge, et notamment le rôle majeur des traitements non pharmacologiques. Ils nous apprennent tout d'abord que l'arthrose coûte cher à la société à la fois en termes de prescriptions médicamenteuses et non médicamenteuses, mais également en termes d'absentéisme au travail. Ils nous permettent aussi de mettre fin aux idées reçues si répandues sur l'arthrose.

Cet ouvrage montre de manière simple et intelligible que la plupart des facteurs de risque de l'arthrose sont modifiables : en effet, les personnes arthrosiques peuvent avoir une action positive en réadaptant leur niveau d'activité physique, en surveillant leur poids et en prenant en charge sérieusement les traumatismes sportifs.

Dans la deuxième partie de cet ouvrage, les auteurs détaillent de manière précise et exhaustive la base du traitement non pharmacologique, axé essentiellement sur l'amélioration de la forme physique générale, mais également sur la kinésithérapie analytique visant à empêcher l'enraidissement de l'articulation, à conserver sa stabilité et à moduler les contraintes mécaniques régionales. L'iconographie et les illustrations permettent de suivre facilement un programme de prise en charge non pharmacologique afin de soulager les douleurs sur chaque partie du corps.

Au final, les auteurs décrivent ce qu'est l'arthrose et surtout ce qu'elle n'est pas. Ils distillent leurs conseils de prise en charge adaptés fondés sur des travaux scientifiques et non sur des idées reçues. Cet ouvrage paraît tout à fait indispensable et accessible à tout public, grâce aux multiples illustrations expliquant chaque exercice.

Bonne lecture et surtout, n'oubliez pas de privilégier une bonne hygiène de vie et d'avoir une activité physique adaptée !

Professeur François Rannou
Service de rééducation, Institut de rhumatologie,
Hôpital Cochin, AP-HP INSERM U1124, Université Paris Descartes

SOMMAIRE

Première partie

L'ARTHROSE, QU'EST-CE QUE C'EST ? QUI EST CONCERNÉ ? ÉTAT DES LIEUX

Deuxième Partie

PRISE EN CHARGE DE L'ARTHROSE

Troisième Partie

LES TRAITEMENTS PAR KINÉSITHÉRAPIE

Quatrième Partie
BOÎTE À OUTILS

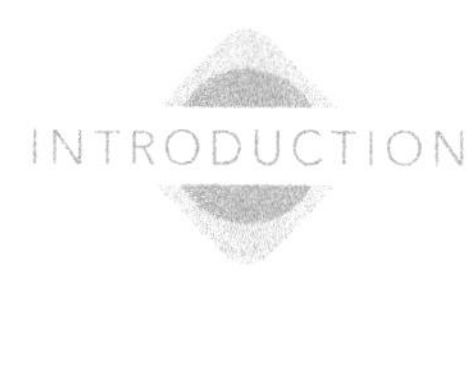

INTRODUCTION

La thérapie au XXIe siècle sera axée sur la personnalisation des soins en lien avec les avancées de la recherche fondamentale, et principalement sur la prévention de la survenue des pathologies. Les assurances et les mutuelles ne s'y trompent pas puisque beaucoup d'entre elles financent dorénavant les examens de dépistage, et des licences sportives afin de prévenir par l'activité physique. L'assurance maladie axe également son discours sur la prévention des maladies chroniques par l'activité physique. Savoir quelle pathologie est susceptible de survenir au cours de sa vie, tout en apprenant les moyens de prévention et les réponses adaptées, permet de mieux se soigner. Les coûts pour la société en sont directement réduits.

Une nécessaire transmission des connaissances

Mieux comprendre l'homme vivant, l'homme sain, la maladie et ses répercussions incite à appréhender des stratégies applicables par tout le monde simplement.

Apprendre, c'est comprendre. Comprendre, c'est mieux se soigner. L'apprentissage et l'assimilation de connaissances parfois complexes sur la physiologie et la pathologie sont la clé de voûte de l'éducation thérapeutique. Découvrir les vérités scientifiques est toujours un défi aujourd'hui malgré les avancées spectaculaires dans tous les domaines de la science. Les moyens d'exploration modernes, la précision des instruments de mesure et la fiabilité des modèles de laboratoires permettent d'établir des faits et de les démontrer. Il est un tout autre défi, celui de la transmission des connaissances. La pédagogie est l'art d'enseigner et de transmettre des connaissances, des savoirs et des savoir-faire. Le défi est d'autant plus ardu lorsqu'il s'agit pour le soignant de transmettre des connaissances acquises grâce à une formation scientifique au patient qui en est souvent dépourvu. Les savoirs en matière de pathologie articulaire, de métabolisme du cartilage, de thérapie, d'anatomie, de physiologie et de biomécanique supposent leur étude préalable, à la fois sur l'homme sain et sur l'homme malade, ainsi que lors de la transition entre les deux états. L'art de l'éducation thérapeutique est là : être capable de transmettre au malade les connaissances médicales nécessaires qui lui permettront de mieux se soigner.

Comprendre le fonctionnement d'une articulation et celui de la maladie arthrosique permet de trouver des solutions pratiques pour le quotidien, et incite le patient à mieux se soigner. Tout le monde est concerné puisque si vous n'êtes pas atteint d'arthrose aujourd'hui, alors peut-être le serez-vous demain car un Français sur dix sera touché.

Des bienfaits de l'activité physique

L'arthrose est une maladie chronique de l'articulation qui touche tous les tissus : cartilage bien sûr, mais aussi os, muscles, membrane synoviale, ligaments, etc. L'activité physique permet de compenser la dégénérescence des tissus en augmentant leurs qualités (élasticité, tonicité, extensibilité), et d'entretenir leur trophicité (ensemble des mécanismes qui participent à la nutrition des tissus). On peut parler d'un véritable « combat » entre l'activité physique qui régénère les tissus et l'arthrose qui tend à provoquer une dégénérescence.

Le sport et l'activité physique au sens large sont un vecteur essentiel de prévention primaire, secondaire et tertiaire de l'arthrose. De multiples travaux, études montrent aujourd'hui l'impact de l'activité physique sur tous les tissus de l'organisme et sur toutes ses fonctions.

Les retentissements de l'activité physique sont visibles sur l'appareil cardiovasculaire, pulmonaire, endocrinien, urinaire, reproductif, neurologique, et bien entendu sur l'appareil locomoteur.

Ce livre que vous tenez entre les mains est une synthèse de ce qu'est l'arthrose aujourd'hui et de la façon dont elle influe sur le quotidien de chacun des malades, mais aussi le quotidien de chaque Français puisque, en fin de compte, l'arthrose impacte les finances publiques, et donc la participation sociale et citoyenne de chacun. Il recense l'état actuel des connaissances et leurs applications pratiques pour la vie de tous les jours. Les savoirs transmis le sont avec un maximum de simplicité afin d'être compréhensibles pour n'importe quel lecteur. Ce dernier pourra alors immédiatement appliquer les conseils et exercices contenus dans ce livre.

Notre but au travers de ce livre est triple. Premièrement, nous souhaitons expliquer la maladie arthrosique au grand public avec des mots simples, compréhensibles par tous, permettant ainsi de lutter contre les idées reçues – et elles sont nombreuses dans ce domaine. À partir des données épidémiologiques de l'arthrose, nous détaillons les connaissances essentielles d'une articulation saine et les différents tableaux cliniques associés aux facteurs de risque, et confrontés aux données actuelles de la recherche. Nous présentons les définitions actuelles de la pathologie en expliquant pourquoi il existe « des arthroses » et non pas « l'arthrose ».

Deuxièmement, nous présentons tous les aspects de la prise en charge : éléments de diagnostic, signes cliniques et radiologiques, avancée de la recherche fondamentale, traitements médicamenteux, non médicamenteux et chirurgicaux.

Enfin, une large place est faite à la masso-kinésithérapie et à la compréhension de ce qu'apporte une activité physique régulière essentielle dans la lutte contre l'arthrose.

De nombreux exercices simples sont expliqués et décris dans les moindres détails et très largement illustrés de manière à pouvoir être appliqués et mis en place facilement seul à la maison dès la lecture du livre.

Les chapitres sont organisés par localisation anatomique ce qui vous permettra de vous repérer facilement afin de vous concentrer sur les exercices qui vous concernent directement. Vous serez aussi en mesure de conseiller vos proches et de les aiguiller sur les bonnes pratiques. Ce livre, résolument pratique, sera votre guide au quotidien pour améliorer votre qualité de vie.

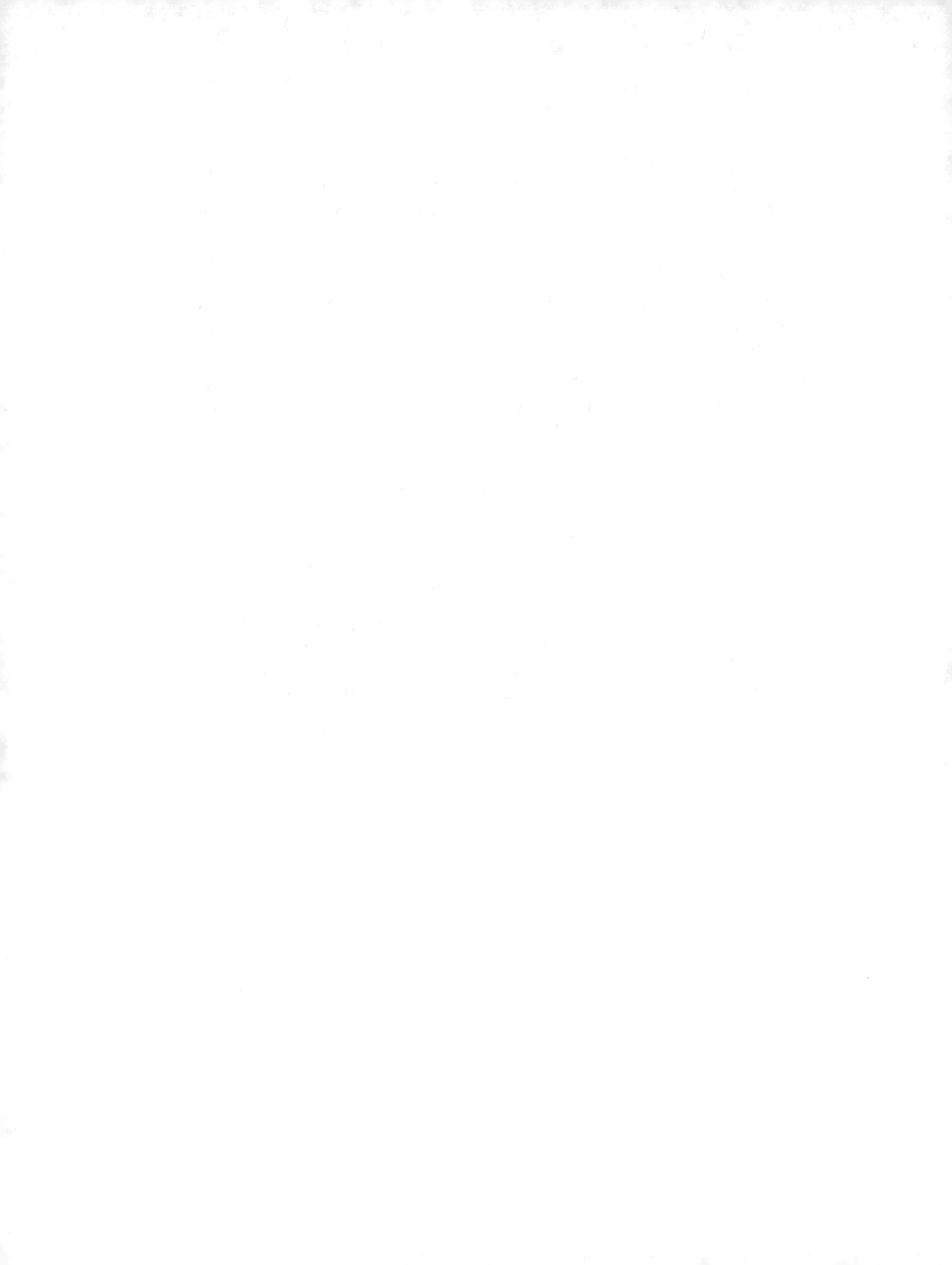

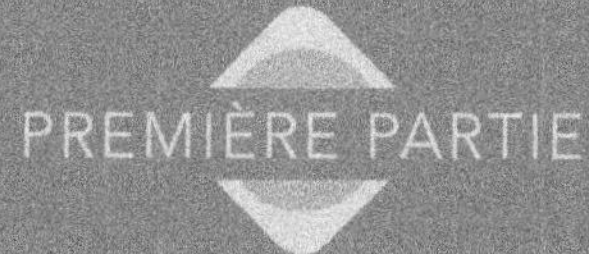

PREMIÈRE PARTIE

L'ARTHROSE, QU'EST-CE QUE C'EST ? QUI EST CONCERNÉ ? ÉTAT DES LIEUX

CHAPITRE 1

QUELQUES DONNÉES FONDAMENTALES SUR L'ARTHROSE

« Je ne plie mon genou devant rien ni personne, j'ai de l'arthrose »
John Scutenaire

L'arthrose est la plus fréquente des maladies rhumatismales. Elle est considérée comme une maladie chronique responsable de douleurs et d'un handicap loco-moteur. L'âge est un des principaux facteurs de survenue d'arthrose, mais ce n'est pas le seul, nous y reviendrons tout au long de l'ouvrage.

Notre mode de vie évolue très rapidement. Un patient de 60 ans atteint d'arthrose est, en 2016, une personne active en pleine activité. La maladie arthrosique, longtemps considérée comme « une maladie de vieux » et cantonnée à une définition trop stricte – et fausse – « d'usure du cartilage », est aujourd'hui de plus en plus étudiée et de mieux en mieux comprise.

La recherche fondamentale sur le tissu cartilagineux et les processus moléculaires à l'œuvre dans ce tissu aboutit à des solutions thérapeutiques nouvelles. La compréhension de l'arthrose comme étant une maladie touchant l'ensemble de l'articulation (et pas seulement le tissu cartilagineux) a permis de proposer des solutions thérapeutiques s'intéressant à l'ensemble des structures intra-articulaires et extra-articulaires (tendons, ligaments, cartilage, ménisques, capsule, membrane synoviale, os, muscles, nerfs).

L'attitude des patients change également. Auparavant, lorsque le diagnostic d'arthrose était posé le patient comprenait implicitement qu'il était vieux, usé, rhumatisant, pour ne pas dire « foutu », pour reprendre ce que nous entendons encore dans les cabinets de consultation. Aujourd'hui, le patient sait qu'il va vivre avec sa maladie arthrosique avec l'objectif de repousser le plus longtemps possible le traitement chirurgical de remplacement prothétique.

L'éducation thérapeutique du patient occupe une place centrale dans la prise en charge de l'arthrose. Les recommandations internationales de l'OARSI (OsteoArthritis Research Society International – Société internationale de recherche sur l'arthrose) insistent sur la prise en charge non médicamenteuse de l'arthrose et, en complément de ce traitement, il apparaît fondamental d'éduquer le patient à sa maladie et à la compréhension de celle-ci.

Épidémiologie

L'arthrose est la première cause de handicap chez les séniors et le premier motif de consultation en France avec 14 millions de consultations par an, qui génèrent autant de prescriptions d'actes. Chaque année, 300 000 examens radiologiques sont prescrits. Le nombre de prothèses a été multiplié par deux et en dix ans, il y a eu 50 % de patients traités en plus. Il y a aujourd'hui 10 millions de Français concernés par l'arthrose. À l'horizon 2030, 25 % de la population française souffrira de l'arthrose et de ses conséquences, soit un Français sur quatre tous âges confondus, et quatre Français sur cinq parmi les plus de 60 ans. Nous sommes tous potentiellement concernés ; en revanche, nous ne sommes pas tous égaux face aux répercussions de l'arthrose.

Selon la Société française de rhumatologie, aujourd'hui seulement 3 % de la population de moins de 45 ans est touchée par l'arthrose, 65 % après 65 ans et 80 % au-delà de 80 ans. La fréquence de la maladie varie en fonction de la localisation :
- L'arthrose de la colonne vertébrale est la plus fréquente dans la tranche d'âge 65-75 ans (70 à 75 % des personnes) mais reste le plus souvent silencieuse.
- L'arthrose des doigts est la deuxième localisation la plus fréquente (60 %) et se traduit par des déformations irréversibles.
- Les arthroses du genou et de la hanche concernent respectivement 30 % et 10 % des personnes de 65 à 75 ans. Elles sont plus invalidantes car elles touchent de grosses articulations qui portent le poids du corps.
- Toutes les autres articulations peuvent être concernées, telles que l'épaule, le coude, le poignet et la cheville mais sont plus rarement atteintes.

Une étude nationale récente permet d'estimer la prévalence de l'arthrose symptomatique du genou à 4,7 % pour les hommes (de 2,1 % à 40 ans à 10,1 % à 75 ans) et à 6,6 % pour les femmes (de 1,6 % à 40 ans à 14,9 % à 75 ans).

La prévalence de la gonarthrose (arthrose du genou) augmente au moment de la ménopause. L'arthrose fémoro-patellaire (arthrose entre le fémur et la rotule) est présente dans 88 % des cas, l'atteinte fémoro-tibiale interne dans 67 % des cas, et fémoro-tibiale externe dans 16 % des cas. La gonarthrose est bilatérale dans 75 % des cas.

La prévalence de la coxarthrose (arthrose de la hanche) augmente avec l'âge, avec une prédominance féminine. Nous estimons que 1 à 7 % de la population est touchée par la coxarthrose symptomatique.

Le nombre de cas de coxarthrose augmente régulièrement chaque année et l'atteinte d'un seul côté prédispose plus facilement à l'atteinte de l'autre côté.

L'arthrose cervicale et lombaire touche 85 % des hommes et 75 % des femmes de plus de 50 ans, parfois sans symptomatologie douloureuse.

L'arthrose des mains peut être très inflammatoire et douloureuse, et touche préférentiellement les femmes.

Vivre avec l'arthrose

Quelles sont les conséquences de l'arthrose du point de vue des malades ? L'étude menée par l'AFLAR (Association française de lutte antirhumatismale) lors de tables rondes organisées en 2015 révèle que :

- 80 % des malades décrivent une baisse de forme psychique et morale. Se sachant atteint d'arthrose et sans même bien comprendre ce que c'est, le malade arthrosique se sent diminué et se compare avec ses prédécesseurs au sein de la famille (« Ma mère était comme ça, elle a souffert toute sa vie », « Mon père était perclus d'arthrose, c'est ainsi »…).
- La qualité de vie est altérée : la qualité de vie est un indice très subjectif et varie d'un individu à l'autre. Cependant, elle est facilement évaluée en médecine avec des questionnaires validés au niveau international (*cf.* « Évaluations de la douleur et de la fonction articulaires » dans la partie 4). Ces évaluations aisément reproductibles (donc fiables scientifiquement) permettent de mesurer les variations au cours de la vie d'un individu. L'arthrose altère la qualité de vie des personnes par ses conséquences directes douloureuses, les raideurs qu'elle entraîne et le manque d'activité qui en découle, et indirectement par les restrictions de participation à la vie sociale.
- La vie professionnelle est diminuée : l'arthrose provoque des pertes de mobilité qui engendrent la restriction du mouvement au sens large. Que votre travail soit physique et/ou intellectuel, l'arthrose entraînera une restriction de mouvement que vous percevrez comme un réel handicap. Cette restriction de mobilité peut être ressentie dans les gestes et déplacements professionnels.

Exemple : un plombier avec une arthrose du genou présentant à l'examen clinique des mouvements du genou perturbés aura beaucoup de difficultés à s'accroupir sans douleur et sera donc très handicapé pour réparer une canalisation. La conséquence de l'arthrose dans ce cas est directe.

- La restriction peut aussi être ressentie dans la capacité à se déplacer. S'il est atteint d'arthrose au genou, un avocat ou un sportif ressentira la baisse de son périmètre de marche, la maladie pourra aussi perturber la conduite automobile, ce qui engendrera une gêne dans toutes les activités de la vie quotidienne avec des répercussions indirectes.
- La vie de couple, relationnelle et sexuelle est altérée : de manière évidente les relations aux autres sont perturbées, qu'elles relèvent du physique ou de la communication.
- L'arthrose entraîne une dégradation de l'image de soi : personne n'aime se sentir ralenti, faible, non libre de la totalité de ses mouvements. Une forme d'injustice ou de mauvais sort est ressentie et s'ajoute à la blessure narcissique. La perte de mobilité (et donc *in fine* de liberté) couplée à la croyance de ne jamais pouvoir la récupérer est ressentie comme une blessure profonde. De plus, des déformations articulaires peuvent apparaître, en particulier aux mains, entraînant une gêne esthétique et fonctionnelle majeure.
- L'arthrose engendre une fatigabilité : 50 % des personnes décrivent se sentir fatiguées par l'arthrose et ses conséquences sans que l'on puisse établir un lien direct entre le symptôme fatigue et la pathologie.
- L'arthrose est source de douleurs : les douleurs de l'arthrose sont très variables d'un individu à l'autre, selon les jours et les activités quotidiennes. Comme nous le comprendrons plus loin dans ce livre, les douleurs de l'arthrose sont difficilement soulagées et sont sources de perturbation dans les relations aux autres. Chacun vit la douleur selon sa propre perception sensorielle, son vécu, sa perception de la maladie et sa capacité à lutter.
- L'activité physique et l'arthrose : les discours sur les bienfaits de l'activité physique commencent aujourd'hui à atteindre l'ensemble de la population et rares sont les personnes arthrosiques totalement inactives. Ainsi, l'étude de l'AFLAR montre que 27 % des malades pratiquent une activité physique quotidienne, 32 % pratiquent une activité physique hebdomadaire, 45 % font de la marche, et seulement 20 % ne font aucune activité physique. Les activités physiques largement recommandées et pratiquées par les personnes arthrosiques sont la natation pour 17 % d'entre elles, la marche rapide pour 45 %, le vélo pour 32 % (parmi lesquels 17 % pratiquent en extérieur et 15 % en intérieur). Même si le nombre de patients ne pratiquant pas d'activité physique est relativement faible, il est néanmoins important d'essayer d'agir pour que chacun soit en mesure de pratiquer un minimum d'exercices quotidiens.

L'arthrose en chiffres[1]

Au XXIe siècle, l'arthrose est devenue un problème de santé publique majeur au niveau mondial. C'est une véritable épidémie qui s'annonce, une catastrophe face à laquelle nous sommes mal préparés et très peu armés, et qui va engendrer un coût exorbitant pour les sociétés modernes.

En France, l'arthrose génère à elle seule 14 millions de consultations par an, 300 000 examens complémentaires de radiologie, la pose de 140 000 prothèses totales de hanche et de 90 000 prothèses totales de genou. En dix ans, nous avons assisté à une multiplication par deux du nombre de patients traités !

En France en 2003, le coût annuel était évalué à 1,8 milliard d'euros. En 2014 ce même coût est estimé à 3,4 milliards soit presque une multiplication par deux en dix ans.

Un malade de l'arthrose en ambulatoire en France coûte environ 750 euros/an (80 % des médicaments, 20 % des consultations).

Un patient hospitalisé pour une prothèse en France coûte environ 9 800 euros/an pour l'arthrose de la hanche et 11 650 euros/an pour un genou.

Le coût d'hospitalisation en France était de 1,955 milliard d'euros en 2010.

On retrouve une augmentation de ces chiffres partout en Europe (+ 46 % en Angleterre, + 64 % en Italie).

Dans le monde, on estime à environ 250 millions le nombre de malades (1 adulte sur 8) (Nature 2014). Les spécialistes prévoient une multiplication par deux du nombre de malades dans les vingt prochaines années, c'est-à-dire 500 millions de malades, soit l'équivalent de la totalité des populations américaine et russe réunies !

Aux États-Unis, le coût de l'arthrose s'élève à 15 milliards de dollars par an avec 1 million de prothèses totales de hanche posées ! D'ici à 2030, ce chiffre sera multiplié par trois.

Dans les pays développés comme en France, aux États-Unis, en Angleterre, au Canada, en Australie, le coût de l'arthrose est évalué entre 1 et 2,5 % du PNB.

---

1. Le Pen C., *Revue du rhumatisme*, 72 (2005), 1326-1330.

Grange L. et coll., *Osteoarthritis in France the cost of ambulatory care in 2010*, 2012 World Congress on Osteoarthritis (Barcelona), 26-29 avril 2012.

Perrot S., *Rhumatologie*, Med-Line, 2002.

Mazières B., *Épidémiologie de l'arthrose en 2011*, Rhumatologie pratique, 1er août 2011.

Le Pen C., Reygrobellet C., Gérentes I., « Financial cost of osteoarthritis in France, The "COART", France study », *Joint Bone Spine*, 2005 Dec. ; 72 (6) : 567-70.

Bitton R., « The economic burden of osteoarthritis », *Am J Manag Care*, 2009 Sep. ; 15 (8 Suppl) : S230-5.

Ce chiffre doit être envisagé en tenant compte du fait que les coûts indirects (arrêt-maladie, retraite anticipée, etc.) sont difficiles à évaluer (estimés à 10 milliards de dollars aux États-Unis). Il existe des coûts monétaires et non monétaires liés à l'arthrose.

Toujours aux États-Unis, la prévalence de l'arthrose est de 43 millions d'individus, et ils seront 60 millions à être touchés en 2020. L'impact de la maladie est énorme à la fois sur le plan physique, psychologique et financier.

Une étude a été menée en 2005 sur les coûts liés à l'arthrose, à la fois les coûts directs et indirects. Ils représentaient alors 149 milliards de dollars. Ils sont aujourd'hui bien plus élevés.

L'Organisation mondiale de la santé (OMS) a estimé que chaque année, l'incidence de l'arthrose de la hanche est de 36 à 38 pour 100 000 hommes et de 51 à 55 pour 100 000 femmes.

En 2000, l'OMS a estimé qu'en Europe 1 484 600 personnes étaient atteintes d'arthrose de la hanche et 5 023 400 personnes d'arthrose du genou. L'arthrose y affecte plus de 70 millions de personnes – et ce chiffre augmente de 10 % par an – et représente un coût pour la santé publique de plus de 80 milliards d'euros. On y pose 500 000 prothèses de hanche et de genou chaque année.

En France, l'arthrose est la première cause de consultation après les maladies cardiovasculaires. C'est aussi la première cause de handicap chez les personnes de plus de 40 ans.

Impact socioéconomique

Les conséquences économiques de l'arthrose ont été évaluées en 2005 par le professeur Claude Le Pen de l'université de Paris-Dauphine. Cette étude révèle que :
- L'arthrose est un problème global. En augmentation régulière, elle a un coût démesuré pour notre société. Celui-ci se décompose en coûts directs (médicaments, consultations médicales, actes de chirurgie, actes de masso-kinésithérapie, radiologie) et en coûts indirects (arrêts de travail, baisse de la participation sociale – celle-ci doit être comprise comme la réduction des activités professionnelles, familiales, de loisirs et sportives). Ce coût indirect varie de 1 à 40. Chaque année, la Sécurité sociale rembourse 14 millions de consultations pour l'arthrose à 10 millions de Français atteints par cette affection. Une prothèse totale de hanche coûte entre 7 000 et 10 000 € à la collectivité.
- Une infiltration dans le genou coûte entre 100 et 250 € par genou.
- Un coût estimé à 12 000 € par genou.
- L'arthrose est la deuxième cause d'invalidité en France et a engendré 5 millions d'arrêts de travail depuis dix ans.

Pourquoi le nombre de malades arthrosiques augmente-t-il ?

Cette augmentation du nombre de cas d'arthrose s'explique par plusieurs facteurs de risque, qui souvent se cumulent et se potentialisent les uns les autres, parmi lesquels on retrouve l'obésité et le vieillissement.

Premièrement, nous observons une augmentation du poids moyen au sein des populations des pays, qu'ils soient riches ou pauvres, entraînant des problèmes de surpoids et d'obésité. En France, nous sommes cependant moins touchés qu'aux États-Unis. Récemment, le président Barack Obama et le Congrès ont pris la mesure de la gravité du problème et ont développé des programmes de rééducation alimentaire qui proposent notamment des menus pauvres en calories. Les distributeurs dans les rues ne sont plus garnis de barres de céréales sucrées et de sodas, mais contiennent désormais des soupes, des fruits et des légumes. C'est une excellente initiative qu'il serait bon de développer en France.

L'augmentation du poids moyen est en effet causée par la « malbouffe », l'augmentation inquiétante de la consommation d'alcool (apports caloriques supplémentaires, notamment des sucres qui déclenchent des envies de manger quelques heures après leur ingestion – entre autres) et de tabac (qui perturbe la pratique sportive douce et positive pour la santé en gênant la respiration d'effort et en limitant de fait la durée de pratique), la baisse du niveau moyen d'activité physique avec un temps de plus en plus long passé devant son ordinateur (informatisation professionnelle, jeux vidéo, digitalisation de l'ensemble des activités de la société), l'inadéquation entre les rythmes professionnels et biologiques. On ne prend plus le temps de manger correctement le matin ; à midi, nous avalons un sandwich en vitesse ; et le soir, nous faisons un festin car nous avons faim, ce qui correspond à l'inverse de ce qu'il conviendrait de faire en termes d'hygiène alimentaire.

Les parents sous pression professionnelle agissent comme cela et, malheureusement, les enfants copient ce mode alimentaire. Beaucoup d'enfants arrivent à l'école le matin sans avoir petit-déjeuné avec une simple boisson sucrée dans le cartable.

La nourriture que nous consommons est trop riche et n'apporte pas suffisamment d'énergie dans la durée, ce qui nous conduit à nous alimenter à nouveau une à deux heures après, créant ainsi un cercle vicieux entre apports et sensation de faim.

Deuxièmement, la vie moderne conduit inévitablement à la sédentarité. Nous vivons assis ou couchés. Tous les déplacements sont limités ou sont en passe de l'être. Tout est automatisé, rapide, accéléré, mécanique, électronique. Tout se fait ou se fera à distance. Même les activités qui, hier, paraissaient impossibles à accomplir à distance, comme la gestion des comptes bancaires et les visites à son conseiller financier, se font aujourd'hui de chez soi. Les créations culinaires des plus grands chefs sont livrées chez vous en moins de trente minutes. Nous diminuons chaque jour notre dépense énergétique, et, au fil des années, avec l'avancée en âge, nous réduisons inexorablement notre activité physique quotidienne.

Paradoxalement, nous sommes appétants pour les activités physiques, puisque la période couvrant la fin du xixe siècle (depuis la révolution industrielle) et le xxe siècle aura vu le développement du sport de masse sans aucune comparaison historique. Tous les sports ou presque ont été inventés à la fin du xixe siècle-début du xxe. Le sport s'est démocratisé et il existe aujourd'hui de nombreuses pratiques sportives qui séduisent depuis les nourrissons (bébés nageurs) jusqu'aux séniors (avec, à l'extrême, l'homme centenaire qui a notamment couru et terminé le marathon de Toronto en 2011) ; et c'est une excellente chose.

Le revers de la médaille est une augmentation importante des traumatismes articulaires, surtout lors d'une reprise sportive à l'âge adulte mûr sans encadrement. Or, les entorses graves, ruptures ligamentaires, tendineuses et fractures articulaires sont des facteurs de risque important d'arthrose.

D'autres causes évidentes de l'augmentation du nombre de malades arthrosiques sont à mentionner. Les moyens diagnostics et la compréhension de la maladie arthrosique progressent grâce à la recherche, et nous dépistons des cas de plus en plus tôt. Nous vivons également plus longtemps. Il y a donc mathématiquement plus de cas d'arthrosiques. L'âge est vraisemblablement le facteur de risque le plus important dans la survenue de l'arthrose.

CHAPITRE 2

DÉFINITIONS

Qu'est-ce que l'arthrose ?

Selon l'OMS, l'arthrose est « la résultante des phénomènes mécaniques et biologiques qui déstabilisent l'équilibre entre la synthèse et la dégradation du cartilage, de l'os sous-chondral et de l'ensemble des tissus conjonctifs de l'articulation ». La Société internationale de recherche sur l'arthrose (OARSI) vient de proposer une nouvelle définition :

« L'arthrose est une affection impliquant les articulations mobiles. Elle se caractérise par un stress cellulaire et par la dégradation du cartilage dû à des micro- et des macro-traumatismes responsables de réponses inflammatoires inadaptées. L'arthrose se manifeste d'abord par un dysfonctionnement moléculaire (métabolisme anormal des tissus de l'articulation), suivi par un dysfonctionnement anatomique et/ou physiologique (caractérisé par la dégradation du cartilage, le remodelage osseux, la formation d'ostéophytes, l'inflammation des articulations et la perte de la fonction articulaire). Ces dysfonctionnements aboutissent à la maladie arthrosique. »

L'arthrose est la plus fréquente des pathologies chroniques de l'ensemble de l'articulation et de ses éléments anatomiques constituants.

Elle peut survenir après une infection, une goutte, une chondrocalcinose, une polyarthrite rhumatoïde, une fracture articulaire. Dans ces cas, on parle d'arthrose secondaire. Sinon, on utilise le terme d'« arthrose primitive ». On connaît plusieurs facteurs de risque d'arthrose primitive, certains modifiables d'autres non (*cf.* tableau du chapitre 5 « Les facteurs de risque de l'arthrose »), parmi lesquels en premier lieu le vieillissement, l'obésité et les traumatismes.

• Une ou des arthroses ? Tuons les mythes !

L'arthrose n'est pas « une maladie de vieux ».

Il n'y a pas encore aujourd'hui de consensus pour définir plus précisément l'arthrose. Néanmoins, on se rend compte que la classification actuelle, qui repose essentiellement sur la localisation (arthrose du genou, de la hanche, des mains, etc.), n'est pas satisfaisante. En effet, cette définition ne fait pas intervenir l'origine de la maladie, et donc aboutit à une limite quant à la recherche de nouveaux traitements ciblés en fonction de la cause. En d'autres termes et en s'appuyant sur un exemple, l'arthrose d'un genou peut survenir aussi bien chez un jeune de 30 ans qui a eu dans son histoire un traumatisme de type résection méniscale, que chez un patient obèse âgé de 65 ans. Dans ces deux cas, les causes de survenue de l'arthrose sont différentes et les traitements à envisager ou à imaginer le seront tout autant. Ainsi, on ne parle plus aujourd'hui de l'arthrose mais *des arthroses*, afin de rendre compte de cette diversité. Il existe donc aujourd'hui plusieurs définitions d'arthroses en fonction :
- de la localisation ;
- de l'âge : arthrose du jeune, de la personne mûre ou de la personne âgée ;
- du temps : arthrose aux stades précoce, avancé ou terminal ;
- de la vitesse d'évolution : arthrose d'évolution commune et arthrose destructrice rapide ;
- du facteur de risque : arthrose post-traumatique, arthrose associée au syndrome métabolique, arthrose de la sénescence, arthrose postménopausique, arthrose sur malformation.

De nombreuses équipes de chercheurs à travers le monde travaillent aujourd'hui non seulement à trouver de nouveaux médicaments, mais aussi à élaborer de nouvelles techniques pour diagnostiquer l'arthrose le plus précocement possible, et ainsi évaluer au mieux le pronostic. Un réseau national des chercheurs travaillant dans le domaine (réseau ROAD) a été récemment labellisé par la Fondation Arthritis. Cette mise au point de nouveaux médicaments passe par un besoin important en recherche fondamentale afin de mieux comprendre les mécanismes physiopathologiques qui aboutissent à la destruction articulaire. On sait d'ores et déjà grâce à ces travaux que l'arthrose n'est pas la conséquence d'une usure de l'articulation, mais bien la conséquence d'une autodestruction du cartilage par des enzymes qui « grignotent » celui-ci. Ces enzymes sont produits par les seules cellules présentes dans le cartilage appelées les « chondrocytes ». Physiologiquement, ces cellules sont là pour fabriquer le cartilage. Mais lorsqu'elles se retrouvent dans un environnement inflammatoire, elles se mettent à produire trop d'enzymes.

Arthrose post-traumatique

Les chondrocytes possèdent des récepteurs à leur surface qui vont « ressentir » le niveau de pression exercé sur eux. C'est ce que l'on appelle des

« mécanorécepteurs ». Lorsque la pression devient trop importante, brutalement ou de façon répétée, ces récepteurs envoient des signaux au cœur de la cellule pour qu'elle se mette à produire des enzymes destructeurs. À l'inverse, si ces cellules ne ressentent plus du tout de pression, comme lors d'une immobilisation prolongée ou d'un manque d'activité physique, alors ces mêmes cellules ne fabriquent plus de cartilage, ce qui est néfaste également pour l'articulation. Ainsi, l'adage « Ni trop, ni trop peu » s'applique parfaitement ici pour comprendre les besoins essentiels en activité physique.

Ce raisonnement peut s'étendre également à l'alitement et/ou à l'immobilisation prolongée subie ou choisie. Ainsi un malade en convalescence et alité (avec un plâtre par exemple après une fracture) verra ses cellules subir moins de contraintes, ce qui entraînera de fait un manque de stimulation néfaste au métabolisme des chondrocytes.

Arthrose du syndrome métabolique

Pendant longtemps, les chercheurs pensaient que la seule raison pour laquelle l'obésité augmentait le risque d'arthrose était liée à la conséquence mécanique du surpoids. Mais plusieurs travaux ont montré que l'obésité augmentait aussi l'arthrose des mains, ce qui excluait cette « exclusivité » (à moins de penser que les obèses atteints d'arthrose ont l'habitude de marcher sur les mains !). Il a donc fallu trouver une explication supplémentaire, et c'est ainsi que les chercheurs ont évoqué la responsabilité de produits inflammatoires sécrétés par le tissu gras, les adipokines, qui agiraient à distance sur les articulations. De manière surprenante, ce risque d'arthrose accru en cas d'obésité l'est encore plus si le surpoids est associé à ce que l'on appelle un « syndrome métabolique », c'est-à-dire un ensemble de circonstances qui augmente le risque d'infarctus ou d'AVC – accident vasculaire cérébral – (diabète, hypertension artérielle, dyslipidémie et bien sûr obésité). C'est la raison pour laquelle la recherche s'oriente actuellement vers une meilleure compréhension du rôle de ces maladies métaboliques dans l'arthrose. On imagine bien sûr les conséquences thérapeutiques que pourrait avoir le fait de démontrer qu'un meilleur contrôle du diabète, de l'hypertension artérielle (HTA) ou de la dyslipidémie peut également être bénéfique pour l'arthrose.

Arthrose liée au vieillissement

Le cartilage vieillit, et les cellules qui le composent, les chondrocytes, vieillissent aussi. Étonnamment, les chondrocytes stressés par un traumatisme (ou pour toute autre raison) se mettent à sécréter plus d'enzymes en vieillissant. Cette « sénescence sécrétoire » est actuellement à l'étude car un contrôle de ce dysfonctionnement pourrait être bénéfique dans les arthroses liées au vieillissement.

Grâce à ces travaux fondamentaux, de nouvelles cibles thérapeutiques (cellules, enzymes) sont en cours d'identification, que ce soit pour contrôler les symptômes ou pour ralentir le processus de destruction articulaire. Des thérapies ciblées sont en cours d'évaluation, y compris chez l'homme. Une autre approche thérapeutique intéressante consiste à injecter dans l'articulation des cellules souches issues du tissu adipeux. Ces cellules ont une capacité à se différencier en chondrocytes. Le mode d'action de cette technique serait de faire produire à ces cellules des molécules anti-inflammatoires à l'intérieur de l'articulation. L'efficacité de ce traitement est en cours d'évaluation chez l'homme.

Enfin, qui n'a pas rêvé de pouvoir inventer la régénération du cartilage une fois celui-ci détruit par l'arthrose ? Avec les progrès fantastiques de la technologie dans le domaine de la régénération du cartilage, et en particulier grâce aux nouvelles imprimantes 3D, on pourrait imaginer la création d'une nouvelle articulation à partir de chondrocytes en culture et d'une matrice synthétique. Cette recherche fascinante progresse rapidement, mais des problèmes spécifiques à l'arthrose limitent aujourd'hui la faisabilité d'une telle approche. En effet, il existe des molécules inflammatoires dans l'environnement du cartilage arthrosique qui gênent la prise de greffe.

Toutes ces pistes thérapeutiques ne pourront aboutir que si nous sommes capables de faire un diagnostic le plus tôt possible, la destruction du cartilage étant irréversible. C'est la raison pour laquelle les chercheurs essaient de trouver d'autres moyens de diagnostic en dehors de la radiographie standard, puisque les anomalies radiographiques ne sont visibles qu'à un stade avancé de la maladie. Deux pistes sont particulièrement étudiées actuellement : l'imagerie par résonance magnétique (IRM) et les biomarqueurs sanguins et urinaires.

• Les biomarqueurs sanguins et urinaires pour dépister l'arthrose

Les biomarqueurs ciblent l'os sous-chondral, la membrane synoviale et le cartilage à travers leurs protéines résidentes.

Leur intérêt est triple pour les chercheurs. Il s'agit de :
- faire le diagnostic d'arthrose au stade précoce avant la survenue de signes radiologiques ;
- émettre un pronostic d'aggravation des lésions anatomiques ;
- suivre l'efficacité des thérapeutiques à visée chondroprotectrice.

Cependant, cette technique d'exploration rencontre des limites :
- Dans l'idéal, il faudrait trouver un marqueur spécifique du tissu cible. En effet, si un marqueur est spécifique de plusieurs tissus en même temps, son intérêt diagnostic devient limité.
- La prudence est de mise dans le cas d'un dosage sanguin au stade précoce de la maladie car les biomarqueurs de l'arthrose ne sont pas spécifiques d'une articulation en particulier.

- En général, tout dosage sérique (obtenu par centrifugation du sérum) ou urinaire est le reflet d'une pathologie systémique (par exemple, la glycémie pour la recherche du diabète qui touche tout l'organisme).
- L'atteinte des zones rachidiennes n'est en général pas prise en compte dans l'étude des biomarqueurs pour l'atteinte de l'arthrose aux membres.
- Il y a également des variations des taux circulants des biomarqueurs en fonction de l'âge, du sexe, de l'indice de masse corporelle, de l'ethnie, et en fonction aussi des comorbidités. L'interprétation est donc pour le moins difficile.
- Il faut enfin faire attention aux variations des taux de ces biomarqueurs chez l'individu entre différentes mesures.

En conclusion, le dosage des biomarqueurs ne se fait pas en pratique courante et la pertinence clinique reste à démontrer tant les limites de la technique sont grandes. Il apparaît cependant que c'est la combinaison de ces dosages qui est la piste la plus encourageante pour les travaux à venir.

Les biomarqueurs génétiques sont également à l'étude.

Une série de technologies innovantes pour la recherche sur les biomarqueurs et des nouveaux essais à base de biomarqueurs pour l'arthrose vont voir le jour grâce aux consortiums européens « D-BOARD » et « APPROACH ». Dépister l'arthrose à une étape asymptomatique permettra d'entamer une thérapie suffisamment tôt pour empêcher ou retarder ses effets.

• IRM et arthrose

L'imagerie par résonance magnétique (IRM) est en règle générale inutile pour faire le diagnostic d'arthrose. En cas de doute diagnostic, et en particulier à un stade précoce de la maladie, préradiologique, il peut être intéressant de procéder à une IRM afin de poser un diagnostic.

Des travaux américains ont montré que 40 % des personnes atteintes d'arthrose du genou présentaient à l'IRM une aggravation des lésions cartilagineuses sans aucune aggravation des critères radiologiques.

L'IRM constitue un outil de choix en recherche permettant une approche morphologique des surfaces articulaires, indispensable à une étude précise du cartilage. Elle permet d'explorer de très petites surfaces cartilagineuses. Cet examen est alors utile pour apprécier la sévérité de l'arthrose : atteinte du cartilage, phénomènes inflammatoires des éléments intra-articulaires et extra-articulaires. De plus, l'œdème osseux sous-chondral et les lésions méniscales ne sont décelables qu'à l'IRM. Néanmoins, cette meilleure visibilité des lésions méniscales peut aboutir abusivement à des gestes opératoires inutiles et néfastes pour l'articulation, expliquant aussi pourquoi l'IRM n'est pas un examen de routine.

Les études biochimiques couplées à l'étude IRM sont à l'étude, permettant peut-être dans le futur de poser le diagnostic à un stade précoce de la maladie arthrosique et de suivre l'évolution des lésions anatomiques cartilagineuses.

Qu'est-ce qu'une articulation et de quoi est-elle formée ?

Nous l'avons évoqué dans l'introduction de ce livre, l'arthrose est une maladie touchant l'ensemble des éléments constituant une articulation. Dans un souci de pédagogie, nous allons passer en revue les différents éléments anatomiques d'une articulation type afin de mieux comprendre les mécanismes pathologiques à l'œuvre. Comprendre le jargon médical et de quoi on parle est la clé pour comprendre la pathologie.

• Définition d'une articulation

Une articulation est la zone de jointure entre les extrémités de deux os. Certaines articulations privilégient le mouvement entre les pièces osseuses. D'autres assurent la stabilité par l'emboîtement, plus ou moins marqué, de ces deux os. Certaines articulations sont encore sujettes à débat quant à leur potentiel mouvement au cours de la vie.

Chaque articulation est plus ou moins mobile en fonction des éléments qui la constituent et de son rôle biomécanique. Par exemple, l'articulation scapulo-humérale située à l'épaule et juxtaposant l'humérus (os du bras) et la scapula (anciennement omoplate) est une articulation non portante (elle ne supporte pas le poids du corps) mais très mobile. Ce qui ne veut pas dire qu'elle ne subit pas de contraintes. La contrepartie est que cette articulation est peu stable et est donc sujette aux traumatismes et aux luxations. À l'opposé, l'articulation du coude présente un emboîtement plus congruent et est de ce fait plus stable.

Congruence articulaire

On parle de congruence articulaire pour une articulation dont les surfaces en contact glissent facilement l'une sur l'autre sans risquer de lésions et sans instabilité. Par exemple, l'articulation coxo-fémorale à la hanche est très congruente.

Concordance articulaire

On parle de concordance articulaire pour une articulation dont les surfaces en contact se « répondent » parfaitement dans leur forme et leur taille. Par exemple, les surfaces articulaires entre les différents os du pied sont très concordantes.

• Les différents types d'articulations

Articulation synoviale

C'est le type articulaire le plus fréquent dans l'organisme. Les deux os sont réunis et entourés par une capsule articulaire qui contient la membrane synoviale et qui sécrète le liquide synovial dans lequel baignent ces articulations. La forme des os et leur apposition déterminent le degré de mobilité.

Articulation cartilagineuse

Il existe un fibrocartilage entre les deux os, comme c'est le cas de la symphyse pubienne qui unit les deux os iliaques. C'est également le cas des synchondroses, des symphyses et des disques intervertébraux. Lors de la croissance il existe un cartilage au sein même de l'os qui est malléable et qui se nomme « le cartilage de croissance » à partir duquel se fabrique l'os adulte.

Articulation fibreuse

Ce sont des articulations avec un tissu fibreux reliant les deux os entre eux (articulation entre le tibia et la fibula inférieure – initialement appelée « péroné »). Ce tissu persiste ou disparaît en fonction des régions et change de nom.

• Éléments et structures anatomiques de l'articulation synoviale

Il convient de distinguer :
- les moyens de protection de l'articulation : la capsule et la membrane synoviale ;
- les moyens de stabilité de l'articulation : la capsule, les ligaments, les tendons des muscles qui s'insèrent à proximité, la morphologie osseuse ;
- les moyens de glissement de l'articulation : le liquide synovial, les cartilages, la morphologie des surfaces articulaires des extrémités osseuses ;
- les moyens d'amortissement : les cartilages, le liquide synovial, les ménisques, les labrums et les fibrocartilages lorsqu'ils existent.

Certains de ces éléments sont intra-articulaires et d'autres extra-articulaires. C'est la capsule articulaire qui détermine en dedans les éléments intra-articulaires, et en dehors les éléments extra-articulaires.

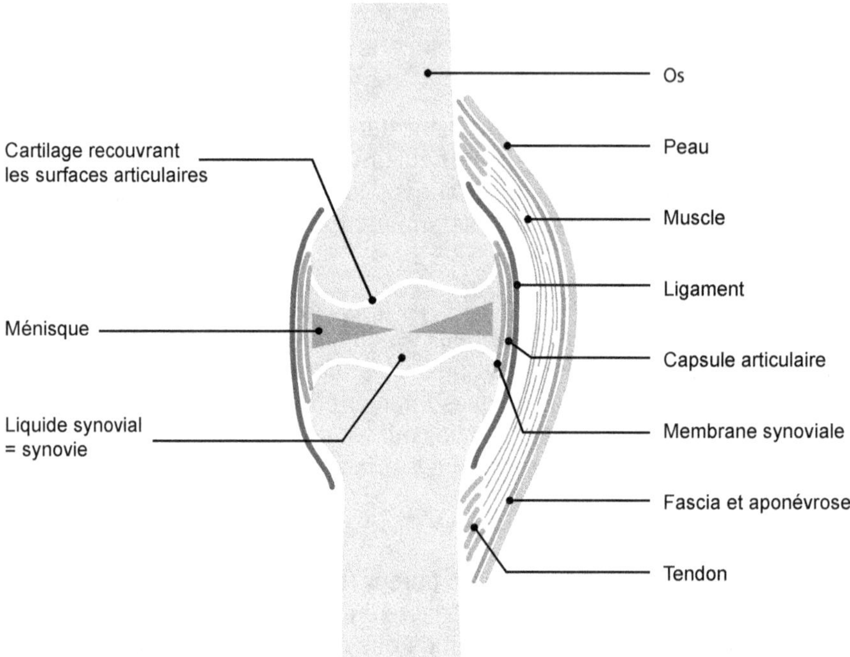

**Différentes structures anatomiques
présentes dans une articulation**

Tous ces éléments ne sont pas forcément présents dans toutes les articulations.
Par exemple, il n'y a des ménisques qu'au genou.

Éléments extra-articulaires

On entend par éléments extra-articulaires l'ensemble des éléments anatomiques
à l'extérieur de la capsule articulaire.

Les os

- Au minimum deux os, comme c'est le cas à l'épaule entre la scapula (omoplate)
  et l'os du bras (l'humérus), ou entre les métacarpiens et les phalanges des
  doigts.
- Parfois trois os, comme c'est le cas au genou entre le fémur, le tibia et la
  patella (rotule), ou au coude entre l'ulna, le radius et l'humérus.
- Et parfois plus, comme c'est le cas pour les articulations du rachis entre la
  vertèbre sus-jacente, la vertèbre sous-jacente, le disque intervertébral et les
  côtes de part et d'autre.

Les muscles

Les muscles striés squelettiques se décomposent entre :
- monoarticulaires s'ils croisent une seule articulation, par exemple : le muscle brachial situé devant le coude ;
- polyarticulaires s'ils croisent plusieurs articulations, par exemple : le droit fémoral qui est un des quatre chefs du quadriceps et qui croise l'articulation de la hanche et du genou.

Il existe d'autres types de muscles, comme les muscles lisses qui tapissent les parois de nos artères, le muscle myocardique.

Les tendons

Les tendons sont les prolongements et/ou les zones d'insertion faisant la jonction entre le corps charnu, contractile, rouge du muscle et l'os où il s'insère. Ils font partie des éléments de stabilité activo-passive de l'articulation. Leur anatomie est variable en fonction des muscles auxquels ils se raccordent, parfois les tendons sont courts comme pour le muscle supra-épineux à l'épaule, parfois très longs comme dans le cas du muscle tenseur du fascia lata situé à la face externe de la cuisse : le tendon part du haut de la cuisse et se termine sous le genou.

La capsule articulaire

Il s'agit d'une membrane fibreuse (un manchon fibreux) très peu extensible qui enveloppe la poche articulaire. Elle est en continuité avec le périoste. Elle contient la membrane synoviale, et présente des zones plus ou moins lâches (les récessifs) et plus ou moins serrées (les freins), permettant ainsi la liberté de mouvement de l'articulation. Parfois très épaissie, la capsule assure une stabilité sans faille et une résistance très forte grâce à la disposition maillée de ses fibres, comme dans le cas des coques condyliennes à l'arrière du genou. C'est donc une structure de maintien et de stabilité passive de l'articulation. Plus la capsule s'insère loin sur l'os et plus l'articulation va être mobile. Inversement, plus la capsule s'insère proche et moins l'articulation sera mobile.

Les fibres de tissu qui composent la capsule peuvent avoir plusieurs formes : droites, croisées, hélicoïdales, spiralées, circulaires ou annulaires. La capsule articulaire est en général très vascularisée par les artères environnantes de l'articulation.

Les ligaments

Ce sont des structures très peu extensibles qui sont des épaississements de la capsule et qui servent d'éléments de contention de l'articulation. Ils sont constitués de fibres de collagène très dense et très résistant, ce qui leur confère une viscoélasticité très faible. Certains sont très peu élastiques, d'autres le sont un peu plus, et l'élasticité a tendance à diminuer avec l'âge. Certains sont d'anatomie simple avec des fibres directes et droites, alors que d'autres présentent des caractéristiques étonnantes (trajets récurrents, réfléchis, circulaires...).

On distingue :
- les ligaments capsulaires : renforcements de la capsule destinés à augmenter le maintien et la résistance de la zone ;
- les ligaments extra-capsulaires : situés à distance de la capsule et indépendants (par exemple : le ligament collatéral fibulaire ou tibial au genou) ;
- les ligaments intra-capsulaires : situés à l'intérieur de la capsule articulaire, comme les ligaments croisés du genou (ils sont cependant extra-synoviaux), les ligaments de l'articulation de la cheville et de la hanche.

Les fascias et les aponévroses

Ce sont les structures qui forment le squelette fibreux du corps humain. Ces tissus très résistants servent de cloison, d'enveloppe, de tissu de soutien, de renfort en fonction des localisations. Certaines sont très résistantes comme les coques condyliennes présentes à l'arrière des genoux et limitant l'extension du genou. D'autres sont plus lâches permettant une plus grande liberté de mouvement.

La peau

La peau est l'organe le plus volumineux du corps humain, c'est également un élément important pour l'articulation compte tenu de la proximité de certaines articulations avec la peau et de l'anatomie de celle-ci permettant le mouvement. Par exemple, la peau à l'arrière du coude est lâche pour permettre le mouvement de flexion du coude, alors que la peau sur les côtés du genou est plus rigide et adhérente aux os sous-jacents afin de participer à la stabilité interne et externe du genou.

La vascularisation et l'innervation

Les articulations synoviales sont très richement vascularisées et innervées à partir du réseau artério-veineux périphérique. Ce réseau constitué à partir des gros troncs artériels et veineux proches est complété par un réseau lymphatique permettant le retour de l'eau et des protéines dans la circulation générale.

Éléments intra-articulaires

Ce sont les éléments contenus à l'intérieur de la capsule articulaire.

Les ménisques

Ce sont des fibrocartilages triangulaires à la coupe, adhérents à la capsule articulaire et qui servent à augmenter la stabilité et la congruence articulaire.

Ils sont très vascularisés et très innervés à leur périphérie, beaucoup moins dans leur partie centrale et plus du tout dans leur partie interne.

Les disques articulaires

Ce sont des fibrocartilages triangulaires à la coupe, adhérents à la partie périphérique interne de la capsule articulaire et pleins en leur centre. Ils séparent l'articulation en deux cavités distinctes (cas du disque articulaire de l'articulation temporo-mandibulaire).

Les labrums

Ce sont des fibrocartilages triangulaires à la coupe, adhérents à la partie périphérique interne de la capsule articulaire mais aussi aux surfaces articulaires des os en présence. Ces structures augmentent la congruence et la concordance des surfaces articulaires permettant ainsi d'améliorer la stabilité passive.

La membrane synoviale

Il s'agit d'une membrane qui tapisse la face profonde de la capsule articulaire et qui a pour fonction de sécréter la synovie, liquide visqueux facilitant le glissement d'un os sur l'autre. La synovie ressemble à du blanc d'œuf et assure un coefficient de frottement très faible.

Les surfaces articulaires

On en recense plusieurs sortes qui présentent des caractéristiques biomécaniques spécifiques et un type d'emboîtement. Nous ne détaillerons pas l'ensemble des types d'emboîtement, mais il existe des surfaces très congruentes et très concordantes permettant un emboîtement maximal avec une stabilité augmentée, comme pour la hanche (un tiers de sphère pleine dans une sphère creuse). À l'opposé, il existe des articulations à surfaces articulaires planes, très peu congruentes avec un risque de luxation (traumatisme qui aboutit à une perte de contact partielle ou totale entre les surfaces articulaires) élevé, comme pour l'épaule.

Une étude biomécanique et anatomique détaillée de chaque type articulaire permet d'analyser et de comprendre le développement de l'arthrose en fonction de la répartition des forces sur les surfaces articulaires.

Les cartilages

Il existe trois types de cartilage :
- le fibrocartilage, composant des labrums, des ménisques et des disques articulaires ;

- le cartilage élastique, que l'on retrouve dans le larynx, le pharynx, les oreilles et l'apex du nez ;
- et enfin le cartilage hyalin, qui recouvre les extrémités de nos os au niveau des surfaces articulaires.

De couleur blanc nacré, lisse, très glissant et très résistant, le cartilage hyalin encroûte les surfaces osseuses articulaires permettant ainsi le mouvement entre les os en contact. Il est formé de plusieurs couches de cellules que nous détaillerons plus loin dans ce livre. Le cartilage est doué d'une capacité d'amortissement exceptionnelle. Sous la pression exercée par le poids du corps, le cartilage se déforme en s'écrasant de 50 % et retrouve sa forme initiale lorsque la pression cesse de s'exercer sur lui.

Les capteurs neurologiques

À la fois éléments intra- et extra-articulaires, les capteurs neurologiques sont responsables des informations perçues et transmises par l'organisme en provenance des articulations. Ils sont présents dans tous les tissus présentés (tendons, ligaments, cartilages, etc.). Il existe des capteurs de pression, des capteurs de tension, des capteurs de mouvements, des capteurs de douleurs, des capteurs de position, des capteurs de vibrations, des capteurs de force, etc. La liste est longue…

Les capteurs proprioceptifs informent en permanence sur la position et l'amplitude des mouvements et des contraintes exercées sur les articulations.

Chacun de ces éléments anatomiques est susceptible d'être altéré directement ou indirectement par la maladie arthrosique et nos réponses thérapeutiques devront les considérer un à un. Comme les capteurs sont présents partout, notamment les algorécepteurs (récepteurs responsables du signal douleur), la douleur de l'arthrose peut provenir des multiples éléments constituant l'articulation. Chaque geste thérapeutique ou préventif cible un ou plusieurs de ces éléments pour lutter contre les conséquences de l'arthrose.

Le tissu adipeux

Il existe, principalement dans le genou, à l'arrière, une boule graisseuse de volume plus ou moins important, appelée « graisse de Hoffa ». Au cours de l'arthrose, cette graisse pourrait libérer dans l'articulation des molécules inflammatoires contribuant à l'aggravation de la maladie.

LA PHYSIOLOGIE DU CARTILAGE HYALIN

Historique de l'étude du cartilage

- 1742 : Hunter montre la relation entre cartilage et propriétés mécaniques.
- 1848 : Hultkranz montre l'existence de fibres de surface.
- 1925 : Bennighoff confirme les travaux de Hultkranz et étudie les différentes couches de cellules de cartilages.
- Années 1920-1940 : études sur l'élasticité, la viscoélasticité et sur les pathologies.
- Années 1960-1970 : description détaillée de l'ultrastructure cartilagineuse.
- Depuis : compréhension du métabolisme cartilagineux pathologique.

Fonctions du cartilage hyalin

Le cartilage hyalin est une structure complexe, un tissu hautement spécialisé, qui recouvre les surfaces articulaires et permet de supporter des contraintes en compression très élevées, sans apparition de lésions, pendant une grande partie de la vie. Il assure le glissement entre les surfaces articulaires, supporte les contraintes exercées et permet leur mobilité.

Il assure trois grandes fonctions :
- transmettre les forces d'un os à l'autre. Le cartilage tapisse les surfaces articulaires et l'os sous-chondral, permettant ainsi l'augmentation de surface de contact entre les os. La force et la pression qui s'exercent par la gravité lors de la mise en charge étant toujours identique, on comprendra donc que plus la surface de contact est importante entre les os et plus la pression exercée par unité de surface sera petite, réduisant ainsi l'intensité de cette contrainte.

En cas de perte de substance localisée, les contraintes de pression exercées sur le cartilage vont augmenter parallèlement à la perte de substance ;
- distribuer les forces sur une grande surface. Ce qui revient à diminuer les contraintes sur les surfaces articulaires en permettant leur amortissement. Un contact os contre os déclencherait une vive douleur et une destruction rapide de l'architecture osseuse. L'amortissement des contraintes est permis par l'architecture histologique du cartilage. Lors d'une mise en charge, le réseau de collagène maintient l'eau piégée par les molécules de protéoglycanes, ce qui assure la résistance du tissu et la viscoélasticité de l'ensemble. Lorsque cette mise en charge est suffisante, l'eau s'échappe du maillage collagénique puis réintègre le collagène lorsque la mise en charge cesse ;
- permettre le mouvement entre les surfaces articulaires avec une friction minimale. Ceci est rendu possible grâce au film de liquide synovial sécrété par les synoviocytes de la membrane synoviale.

Composition du cartilage

Il est composé :
- d'eau à 65 % ;
- d'une matrice extracellulaire abondante à 30 %, composée de collagène (de type 2 majoritairement et de collagènes de type mineur IX et XI) et de protéoglycanes[1]. Elle forme une armature extrêmement solide. Les protéoglycanes sont hydrophiles c'est-à-dire qu'ils piègent l'eau et mettent sous tension les fibres de collagène ;
- de chondrocytes à 5 % qui assurent l'homéostasie de la matrice extracellulaire par le renouvellement de ses composants mais qui ne se répliquent pas. Ils possèdent de nombreux récepteurs à leur surface, notamment des mécano-récepteurs sensibles à la pression.

On entend fréquemment dire que le cartilage ne se régénère pas, mais il s'agit d'une erreur. Il cicatrise, lentement, et le renouvellement de la matrice extracellulaire prend des mois, voire des années. Une extrapolation des courbes analysant ce renouvellement permet de déterminer approximativement que la cicatrisation complète aurait lieu en plusieurs centaines d'années... Alors, à moins de s'armer de patience, il va falloir considérer qu'il ne cicatrise pas ou presque pas. Le renouvellement du collagène de type 2 est quasi nul et la demi-vie des protéoglycanes est de mille jours (c'est le temps mis par une substance ou une cellule pour perdre la moitié de son activité).

---

1. Les protéoglycanes sont un assemblage de protéines et de glycosaminoglycanes (chondroïtine sulfate, kératane sulfate). Ces protéoglycanes se fixent sur une molécule d'acide hyaluronique pour former des protéoglycanes qui se fixent au collagène.

En fait, au cours de l'arthrose, la réalité physiologique est la suivante : la destruction du cartilage est plus rapide que sa synthèse et sa cicatrisation. Pour donner une image, c'est comme s'il s'agissait du périphérique parisien qui se remplit plus vite qu'il ne se vide aux heures de pointe. De la même manière, le cartilage se déstructure plus vite qu'il ne se reconstruit.

Organisation morphologique

Le cartilage est organisé en quatre couches distinctes. De la superficie à la profondeur, on retrouve :
- une couche superficielle (5 à 10 %), composée de fibres de collagène horizontales et de quelques chondrocytes ovales, qui sert de barrière aux macromolécules ;
- une couche intermédiaire (40 à 50 %) composée de nombreuses fibres de collagène et de multiples chondrocytes très actifs isolés par le réseau collagénique ;
- une couche profonde (40 %) composée de fibres de collagène verticales et de chondrocytes empilés en colonnes ;
- une couche calcifiée (5 à 10 %) composée essentiellement de collagène de type X et de chondrocytes.

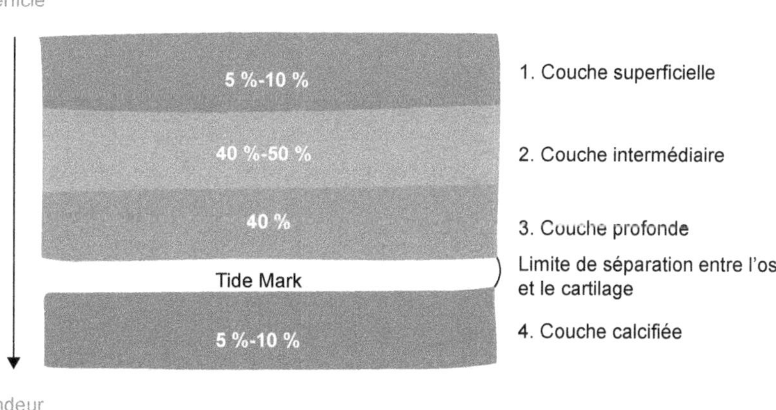

Couches constituantes du cartilage

La « tide mark » sépare les deux dernières couches.

Ces quatre couches de cartilage reposent sur l'os sous-chondral en s'adaptant à l'anatomie de l'os et à la forme des extrémités.

Nutrition du cartilage

Ce sont des mouvements liquidiens intra-articulaires qui permettent de faire circuler les nutriments et l'eau dans le cartilage. On a du mal à s'imaginer des flux d'eau dans le cartilage que l'on représente souvent comme un tissu bleuté inerte, mais il faut considérer que l'échelle d'observation est l'échelle cellulaire, c'est-à-dire de l'ordre du micromètre et du nanomètre. Ces mouvements d'eau sont créés par la surpression née des contraintes de compression-décompression et de pression-dépression que subit naturellement le cartilage au cours des mouvements de la vie quotidienne. Par exemple, lorsque vous êtes en appui sur la jambe gauche, le cartilage du côté gauche est en compression. Lorsque vous êtes en appui sur la jambe droite, le cartilage du côté gauche est en décompression.

Pour illustrer notre propos, nous allons utiliser une image. Le cartilage fonctionne à la manière d'une éponge. Elle se vide de son eau lorsque l'on appuie dessus, et elle se gorge d'eau lorsque l'on relâche la pression. Si l'on ne se sert pas très souvent de son éponge, celle-ci s'assèche et s'effrite très rapidement. Si l'éponge est utilisée régulièrement alors sa durée de vie augmente. Le cartilage hyalin fonctionne exactement de la même manière. En l'absence de mouvements liquidiens, le cartilage se dessèche, s'amincit, devient cassant et s'abîme plus vite. Le maintien d'un niveau suffisant de pressions et dépressions sur le cartilage est donc essentiel pour l'entretien de leurs propriétés, leur physiologie, et leur renouvellement par une nutrition adaptée.

Les contraintes en mécanique et biomécanique

Appliquées aux cartilages, il s'agit des forces qui vont s'exercer sur le tissu au cours de la vie quotidienne. Il existe plusieurs types de contraintes que nous décrivons brièvement pour faciliter la compréhension.

• La compression

Il s'agit de deux forces opposées qui s'exercent dans la même direction. Cela correspond à la force d'appui du poids du corps sur le cartilage. Quand on est debout, par exemple, entre le poids du corps et la réaction du sol.

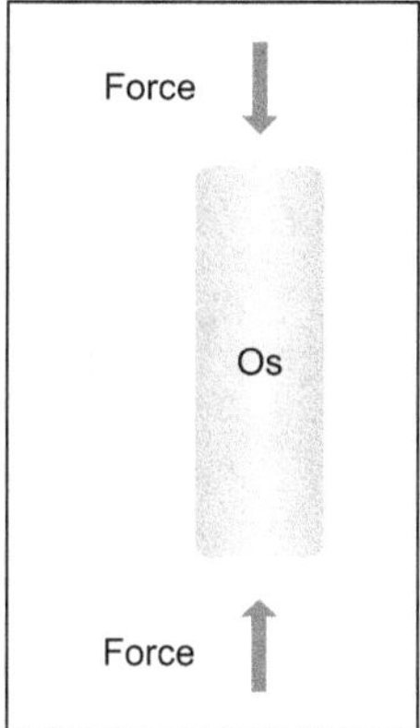

Contrainte en compression

• La traction

Il s'agit de deux forces qui ont la même origine mais qui s'exercent dans des directions opposées, comme dans le jeu de la corde où deux équipes s'affrontent pour tirer la corde le plus possible dans leur camp. Cela correspond à la force d'un muscle exercée sur son insertion osseuse par l'intermédiaire d'un tendon.

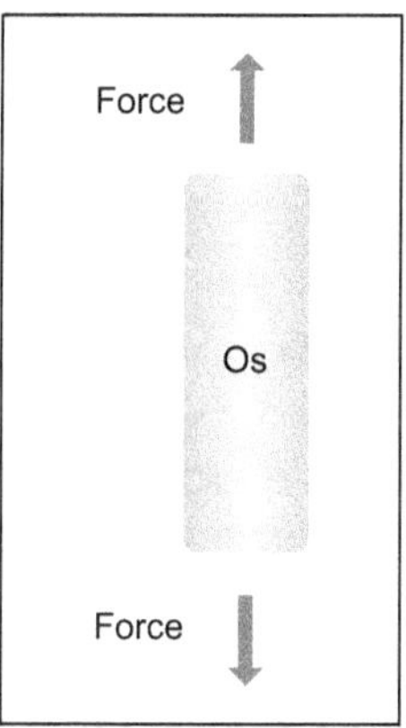

Contrainte en traction

• La torsion

Ce sont deux forces de rotation exercées en sens inverse, comme lorsque l'on essore une serviette.

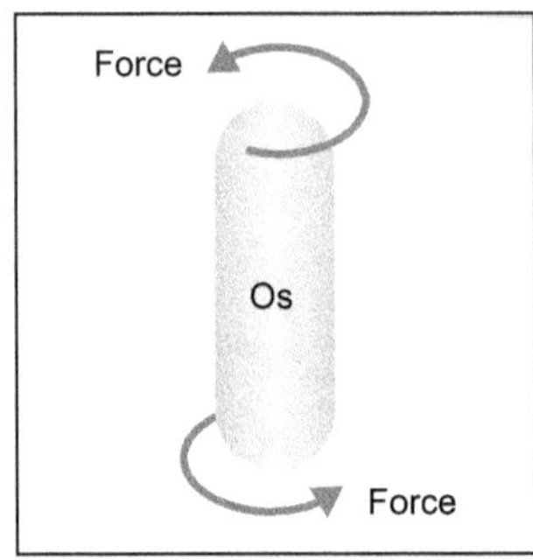

Contrainte en torsion

• La flexion

Il s'agit de deux forces exercées en sens inverse de haut en bas, comme pour casser une brindille entre ses mains.

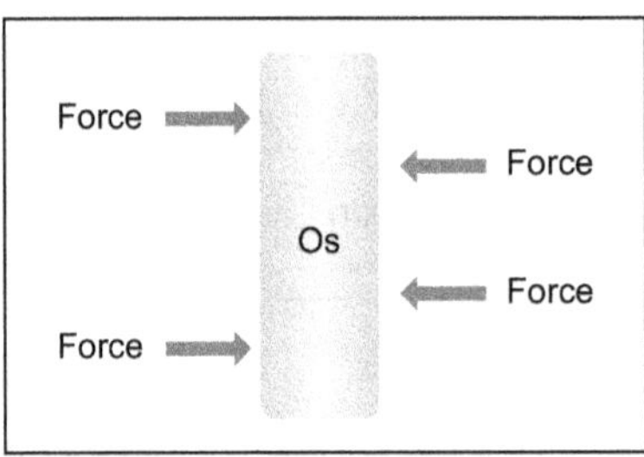

Contrainte en flexion

• Le cisaillement

Il s'agit de deux forces opposées s'exerçant horizontalement mais décalées en hauteur. Les cartilages subissent fréquemment ce type de contraintes (cisaillement, compression) au cours des mouvements.

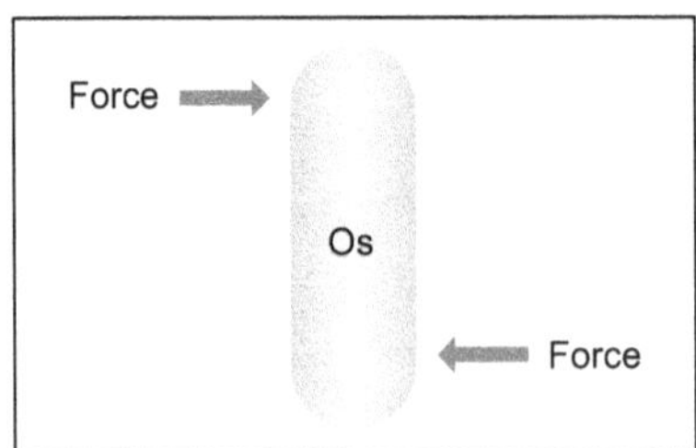

Contrainte en cisaillement

Pour faciliter ce frottement et éviter les usures prématurées, le corps sécrète un liquide visqueux à l'intérieur de chaque articulation, le liquide synovial. Plus les forces de frottements sont importantes et plus le coefficient de frottement est élevé. Le liquide synovial permet de réduire quasiment à zéro ce coefficient de frottement, à condition qu'elle soit sécrétée et qu'elle soit de bonne qualité intrinsèque.

Comme nous l'avons vu plus haut, le cartilage est organisé en couches cellulaires verticales, ce qui lui confère une bonne résistance aux contraintes en compression et une très mauvaise résistance aux contraintes en cisaillement. De ce constat, on comprend que les mouvements de torsion au niveau des genoux – comme les changements de direction rapides que l'on retrouve au football – sont très mal supportés par un cartilage fragile.

Cette lecture rapide amène une conclusion simpliste et fausse qui consiste à dire que, dans ce cas, il faut arrêter tout sport et toute activité dès lors que l'on a de l'arthrose. C'est un raisonnement erroné et un mythe qu'il faut anéantir. Pourquoi faut-il maintenir toute sa vie une activité physique et sportive ? Parce que l'immobilité des articulations (« rester au fauteuil » toute la journée par exemple) est pire que les contraintes liées à une activité physique régulière et modérée. Le cartilage se nourrit des pressions-décompressions exercées sur lui, et s'il n'y a plus de pressions, il n'y a plus de flux liquidiens, et donc plus d'apport de nutriments, *in fine* on assiste à une accélération du processus de destruction arthrosique.

CHAPITRE 4

QUI EST CONCERNÉ ?

L'arthrose du sportif

À la lumière de ce qui précède, nous comprenons que le sportif subit des micro- et macro-traumatismes pendant toute la durée de sa carrière. Le stress cellulaire ressenti dans le cartilage ainsi que les charges d'entraînement prédisposent le sportif avançant en âge au risque d'arthrose. Une blessure traumatique du genou à l'âge de 20 ans pourra déclencher une arthrose à 30 ans. De plus, le sportif a tendance à négliger les blessures sportives pour pouvoir reprendre la compétition plus rapidement. La concurrence féroce qui existe dans certaines disciplines et les faibles rémunérations expliquent en partie le manque d'observance des traitements de la part des sportifs. Les staffs techniques poussent également les sportifs à reprendre plus vite que le temps généralement conseillé par les médecins et les professionnels de santé. Rappelons qu'une blessure mal soignée et un délai de cicatrisation ou de traitement non respecté fera le lit de l'arthrose dans un futur proche et expose à un risque de récidive de blessure de gravité plus importante.

Après dix ou vingt ans de pratique intensive, les sportifs sont 2 à 4 fois plus sujets à l'arthrose de la hanche. Le rôle arthrogène de la compétition est clairement établi. On retrouve une prévalence de 60 % de coxarthrose chez les sportifs d'élite contre 13 % dans un groupe témoin. En revanche, la douleur est moins intense sans doute en raison d'un seuil de tolérance à la douleur plus élevé.

Chez les sportifs, les pathologies traumatiques du cartilage peuvent être :
- des lésions superficielles du cartilage : elles ne cicatrisent pas mais sont d'évolution quasi nulle. Elles sont souvent asymptomatiques ;
- des lésions profondes : elles cicatrisent à partir des cellules sous-chondrales et sont comblées par un tissu de réparation fibrochondral.

• Lésions macro-traumatiques

Une lésion sportive, par exemple une entorse grave, entraîne avec elle une lésion du cartilage qui reste souvent ignorée si elle n'est pas explorée.

Voici les raisons pour lesquelles l'arthrose se développe dans le cas d'une lésion :
- lésion cartilagineuse qui se développe d'elle-même jusqu'à l'arthrose ;
- altération de la stabilité passive de l'articulation qui aboutit à des mouvements spécifiques (glissements, translations, roulements) augmentés entraînant une laxité délétère pour le tissu cartilagineux par augmentation des contraintes de cisaillements et de frottements des surfaces cartilagineuses entre elles.

Les gestes chirurgicaux peuvent contribuer à cette dégénérescence. C'est le cas des résections méniscales en cas d'atteinte de ces structures au genou. La conservation méniscale est aujourd'hui à privilégier pour le pronostic structurel et fonctionnel du genou, dès que cela est possible.

• Lésions micro-traumatiques

Les contraintes qui s'exercent lors d'activités physiques excessives sont de nature à engendrer une arthrose à plus ou moins long terme. Les axes du membre inférieur entre le fémur et le tibia, le centrage de la patella, les angles de torsion osseuse du fémur et du tibia sont des paramètres fondamentaux pour évaluer l'avenir structurel et fonctionnel des articulations portantes (hanche, genou, cheville, pied).

L'alignement du membre inférieur en charge est un facteur essentiel de surcharge d'un compartiment du genou et de l'articulation coxo-fémorale. Une déviation de 2° en varus du genou multiplie par quatre le risque de survenue d'arthrose du compartiment médial du genou. Une déviation de 2° en valgus multiplie par cinq le risque de survenue d'une arthrose du compartiment latéral du genou.

L'arthrose chez la personne atteinte d'un syndrome métabolique

Comme indiqué plus haut, l'arthrose est aujourd'hui comprise comme une maladie globale de l'articulation, en lien avec les autres comorbidités du syndrome métabolique, qui trouve sa place à côté des autres phénotypes (arthrose post-traumatique, arthrose liée au vieillissement).

Le syndrome métabolique se définit par l'association de signes biologiques et cliniques :

* tour de taille élevé : au-dessus de 94 cm pour l'homme et de 80 cm pour la femme ;
* hypertriglycéridémie ≥ 1,50 g/L (1,7 mmol/L) ;
* HDL-C bas (c'est le bon cholestérol) : < 0,40 g/L (1,03 mmol/L) pour les hommes ; < 0,50 g/L (1,29 mmol/L) pour les femmes ;
* pression artérielle élevée ≥ 130 mmHg pour la systolique (1er chiffre) ou ≥ 85 mmHg pour la diastolique (2e chiffre), ou hypertension artérielle traitée ;
* anomalies de la glycémie à jeun ≥ 1,00 g/L (5,6 mmol/L) ou diabète de type 2 traité.

L'arthrose chez la personne âgée

L'âge est le principal facteur de risque de survenue d'arthrose. L'augmentation de l'espérance de vie conjuguée aux méthodes de diagnostic précoce de la maladie augmente mécaniquement le nombre de personnes se sachant atteintes d'arthrose. L'arthrose peut évoluer parallèlement au vieillissement normal du sujet. Dans ce cas-là, l'association des troubles liés au vieillissement et ceux liés à l'arthrose se surajoutent et entraînent des déficits fonctionnels importants. Il faut rappeler que l'arthrose est la première cause d'invalidité dans les pays développés. Les progrès de la médecine, la meilleure éducation des patients et l'augmentation de l'espérance de vie permettent aux jeunes séniors d'avoir de belles années devant eux une fois à la retraite. Cette branche de la population est très active et possède un fort pouvoir d'achat. Il est donc fondamental pour eux de ne pas voir leurs capacités fonctionnelles diminuer avec la survenue d'une arthrose mal diagnostiquée et mal traitée pouvant conduire alors au handicap.

L'arthrose chez la femme

À l'heure actuelle, le lien n'est pas clairement établi entre ménopause et arthrose. Cependant, la forte proportion de femmes atteintes de cette maladie chronique suggère un lien entre les deux. Jusqu'à l'âge de 50 ans, il y a plus d'hommes atteints que de femmes, puis, au-delà de 50 ans, cela s'inverse.

Différents travaux expérimentaux ont montré une action positive des traitements hormonaux substitutifs sur le risque de survenue d'arthrose, sans toutefois réussir à pleinement le démontrer.

L'arthrose chez l'enfant, l'adolescent et le jeune adulte

Les arthroses rencontrées dans ces populations sont le fait des suites de traumatismes survenus dans le jeune âge, ou de troubles intervenus pendant la poussée de croissance, de pathologies tumorales ou infectieuses articulaires ou de maladies génétiques, ou encore sont liées à d'importantes déformations des axes osseux.

L'obésité progressant chez les enfants de manière inquiétante, l'arthrose liée au syndrome métabolique et à la surcharge mécanique va également augmenter en proportion dans cette population.

LES FACTEURS DE RISQUE DE L'ARTHROSE

Nous sommes tous concernés par l'arthrose, mais nous ne sommes pas tous égaux face à cette maladie. Dans ce chapitre, nous allons passer en revue les différents facteurs de risque qui prédisposent à l'arthrose et à ses douleurs.

Il existe des facteurs de risques modifiables et des facteurs de risques non modifiables.

FACTEURS MODIFIABLES	FACTEURS NON MODIFIABLES
Surpoids, obésité, syndrome métabolique	Âge
Traumatismes	Sexe
Posture	Ethnie
	Prédisposition génétique, hérédité
	Morphotype

Facteurs de risque de l'arthrose

Facteurs de risque de l'arthrose primitive

• Facteurs de risque non modifiables

Âge

L'arthrose est typiquement une maladie liée à l'âge. Cela explique pourquoi l'âge est un facteur de risque majeur. Néanmoins, cela ne signifie pas qu'il s'agit d'une maladie de « vieux ». Il n'est pas rare de déceler une arthrose dès l'âge de 40 ans même si le pic de fréquence se situe plutôt autour de 65 ans. La prévalence de l'arthrose augmentant avec l'âge, il n'est pas étonnant de porter de plus en plus fréquemment un diagnostic d'arthrose puisque l'espérance de vie augmente de deux à trois mois chaque année. De plus, nous entrons dans l'ère du papy-boom, suite logique du baby-boom des années 1940-1950. Aujourd'hui, on estime que 80 % de la population de plus de 75 ans est atteinte d'arthrose.

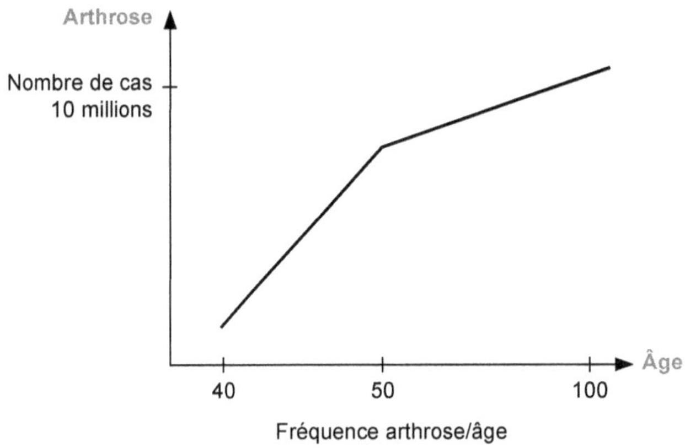

Courbe de fréquence de l'arthrose en fonction de l'âge

Sexe

Alors que l'arthrose périphérique est plus fréquente chez l'homme que chez la femme avant 50 ans, on observe une inversion de courbe après 50 ans. On note donc – malheureusement pour vous, mesdames ! – une prévalence augmentée de l'arthrose chez la femme à partir de la ménopause. Cela pourrait être dû aux modifications hormonales qui surviennent durant cette période, et en particulier à la carence œstrogénique qu'elle entraîne. D'ailleurs, quelques études épidémiologiques ont montré que les femmes sous traitement hormonal substitutif souffraient moins d'arthrose que celles sans traitement. Cela ne veut pas dire que ce traitement doit être prescrit pour prévenir l'arthrose car les preuves ne sont pas suffisantes eu égard aux effets indésirables graves démontrés avec ce traitement. En revanche, l'arthrose du genou est plus fréquente chez l'homme avant 50 ans. De plus, mécaniquement, la longévité plus importante des femmes (à ce jour, huit ans de plus en moyenne comparativement aux hommes) entraîne une prévalence augmentée par rapport aux hommes.

Origine géographique

L'arthrose de la hanche est plus fréquente chez les personnes originaires de Bretagne et d'Auvergne. Cela est dû à des anomalies architecturales de hanche d'origine génétique qui provoquent une instabilité à l'origine d'arthrose. Néanmoins, l'incidence diminue grâce aux mesures préventives de luxation prises chez les nouveau-nés à risque.

Facteurs génétiques

Il est clair qu'il existe une composante génétique dans l'arthrose. Néanmoins, en dehors de quelques familles souffrant de maladies génétiques rares bien particulières, cette part génétique est limitée, complexe, et vient s'intriquer avec tous les facteurs environnementaux décrits dans cet ouvrage. L'arthrose des mains et, dans une moindre mesure, l'arthrose de la hanche, sont deux localisations pour lesquelles le facteur génétique paraît plus important que pour d'autres localisations, comme l'arthrose du genou par exemple. Récemment, il a également été découvert une participation génétique dans l'arthrose rachidienne. Des études sont en cours pour tenter de découvrir les gènes impliqués. Pour le moment, il ne semble pas exister un mais plusieurs gènes participant à la maladie, incluant ainsi l'arthrose dans la grande famille des « maladies chroniques à composante génétique complexe », comme l'est le diabète de type 2, l'infarctus du myocarde ou la maladie d'Alzheimer par exemple.

Morphotype

Le morphotype est l'expression consacrée aux caractéristiques physiques d'un individu. Il existe des anomalies anatomiques aux hanches, aux genoux, au rachis lombaire, etc., qui prédisposent à la survenue d'arthrose. Par exemple, on parle de genu varum quand un sujet a « les genoux arqués » en forme de O. On parle de genu valgum quand un sujet a « les genoux en croix » en forme de X. Au niveau des hanches, on parle de coxa vara, coxa valga, coxa retorsa… Chaque type de hanche ou de genou a un nom caractéristique, et certains sont plus volontiers pourvoyeurs d'arthrose. L'étude de la biomécanique permet de connaître les contraintes qui s'exercent sur un sujet en charge sur une surface articulaire prédéfinie.

Une articulation met en relation plusieurs éléments anatomiques. La plus simple est l'emboîtement de deux surfaces articulaires, parfois plus comme au genou où elles sont au nombre de trois (fémur, tibia, patella). L'anomalie congénitale peut toucher un seul os ou plusieurs à la fois.

• Facteurs de risque modifiables

Surpoids, obésité et syndrome métabolique

Selon l'OMS, le surpoids et l'obésité sont définis comme « une accumulation anormale ou excessive de graisse qui présente un risque pour la santé ».

Pour les adultes, le surpoids peut être déduit par l'indice de masse corporelle (IMC), en acceptant l'imprécision et le manque de particularité de cet indice. Il s'agit de calculer le poids divisé par le carré de la taille. Le résultat est exprimé en kg/m^2.

Le surpoids est défini par un IMC supérieur ou égal à 25, l'obésité par un IMC supérieur ou égal à 30.

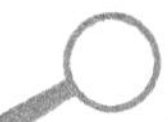

FOCUS

Rapport de l'OMS en 2014

- À l'échelle mondiale, le nombre de cas d'obésité a doublé depuis 1980.
- En 2014, plus de 1,9 milliard d'adultes – personnes de 18 ans et plus – étaient en surpoids. Sur ce total, plus de 600 millions étaient obèses.
- Toujours en 2014, 39 % des adultes âgés de 20 ans et plus étaient en surpoids et 13 % étaient obèses.
- Une grande partie de la population mondiale vit dans des pays où le surpoids et l'obésité tuent plus de gens que l'insuffisance pondérale.
- Le surpoids et l'obésité concernent près de 42 millions d'enfants de moins de 5 ans en 2013.
- L'obésité est évitable.

Les principales causes de l'obésité et du surpoids

- L'augmentation des calories ingérées et une diminution des calories dépensées.
- L'augmentation des aliments riches en sucres et riches en graisses.
- La diminution du niveau moyen d'activité physique par l'augmentation de la sédentarité, l'automatisation du travail et des tâches quotidiennes, le développement des transports, le développement des moyens de communication.
- Le manque d'éducation à la santé dès l'enfance. L'éducation thérapeutique au sens large devrait être un enseignement obligatoire dans la formation du citoyen (gestes de premiers secours, connaissances rudimentaires en matière de médicaments, exercices physiques, alimentation, sommeil, tabac…).

Quelles sont les conséquences du surpoids et de l'obésité ?

Outre les maladies cardiovasculaires et le diabète, le surpoids et l'obésité sont un facteur de risque majeur pour la survenue de la maladie arthrosique, tant d'un point de vue mécanique avec la surcharge pondérale qui augmente les contraintes sur le cartilage, que métabolique avec le stress inflammatoire créé par la dyslipidémie et l'hypercholestérolémie.

Il est important de comprendre qu'il existe une corrélation entre un IMC élevé et le risque de voir la maladie se développer. Autrement dit, plus on est en surpoids, plus on court le risque de voir une maladie non transmissible se développer.

Le surpoids entraîne une augmentation des contraintes quotidiennes et répétées sur les articulations portantes. Cela équivaut à un surmenage à chaque pas de l'articulation, qui est néfaste pour le cartilage. D'ailleurs, l'obésité multiplie par trois le risque de développer une arthrose au genou. De façon étonnante, on s'est aperçu que l'obésité multipliait par deux le risque d'avoir de l'arthrose aux mains. L'explication avancée est que le tissu adipeux sécréterait des produits inflammatoires qui passeraient dans la circulation sanguine et atteindraient à distance les articulations. Très récemment, on a remarqué que non seulement l'obésité augmentait le risque d'arthrose, mais que les patients ayant en plus une maladie métabolique (diabète, hypertension, dyslipidémie) avaient encore plus de risques. On essaie actuellement de comprendre pourquoi.

Recommandations de l'OMS en matière de surpoids et d'obésité

- Limiter l'apport énergétique provenant de la consommation de graisses totales et de sucres.
- Consommer davantage de fruits et légumes, de légumineuses, de céréales complètes et de noix.
- Avoir une activité physique régulière (60 minutes par jour pour un enfant et 150 minutes par semaine pour un adulte).

Traumatismes

Les traumatismes aigus ou les micro-traumatismes répétés, le surmenage mécanique et le malmenage articulaire sont des facteurs de risque d'arthrose importants, compte tenu des fortes contraintes qui s'exercent sur les cartilages. Par exemple, les anciens joueurs professionnels de football sont très souvent touchés par une arthrose du genou ou de la hanche.

Les atteintes méniscales au genou, les entorses des ligaments croisés, les fractures articulaires, les luxations sont des exemples classiques. Une rupture du ligament croisé antérieur, très fréquent en pathologie sportive chez les jeunes, entraîne de fortes contraintes en cisaillement sur le cartilage, du fait du manque de stabilité passive de l'articulation. Mais des micro-traumatismes répétés, comme on les observe dans certaines professions (carreleur, ouvrier qui manipule un marteau-piqueur, couturière, etc.), augmentent aussi significativement le risque d'arthrose. Ces traumatismes modifient les rapports articulaires et, de fait, augmentent les contraintes sur les surfaces articulaires.

Le manque d'exercice physique et la sédentarité

Selon l'OMS, « l'exercice physique s'entend de tout mouvement corporel produit par les muscles qui requiert une dépense d'énergie. La sédentarité, ou l'absence d'exercice physique, est un facteur de risque pour les maladies chroniques. On estime qu'elle est à l'origine de 1,9 million de décès dans le monde ».

Cette définition de l'exercice physique n'est selon nous pas assez complète car elle ne prend en compte que le versant moteur. Puisque l'on oppose l'augmentation des calories ingérées et la faiblesse des calories dépensées, il nous faut considérer la dépense énergétique sous les versants moteur et calorique. À titre d'exemple, la pratique du jeu d'échecs serait exclue de cette définition car les pratiquants sont immobiles et assis pendant des heures. Leur seul mouvement est de tendre le bras pour effectuer leur tour de jeu. En revanche, la dépense énergétique au cours d'une partie d'échecs est très importante. Des travaux français en 2010 montrent que : « une partie d'échecs de 20 minutes est comparable du point de vue dépense énergétique à 12 minutes de promenade à 5 km/h, ou encore à 8 minutes de vélo à 15 km/h ».

Le manque d'activité physique est le 4e facteur de risque de décès dans le monde. Concernant l'arthrose, le manque d'activité physique retentit sur le métabolisme osseux, le métabolisme du cartilage, le volume musculaire, la capacité d'endurance musculaire et les fonctions de l'organisme. L'activité physique est un moyen préventif et une arme thérapeutique de premier ordre pour contrer les symptômes de l'arthrose. Nous verrons plus loin les détails des bienfaits de l'activité physique.

Facteurs de risque des arthroses secondaires

Il s'agit de toutes les atteintes qui ont pour conséquence le développement secondaire d'une arthrose, c'est-à-dire des maladies qui ont déformé ou détruit l'articulation : pathologies d'origine métaboliques, traumatiques, inflammatoires, infectieuses et tumorales. À titre d'exemple, on peut citer la goutte, la chondrocalcinose, la polyarthrite rhumatoïde, la pelvi-spondylite rhumatismale, l'ostéonécrose aseptique, la maladie de Paget, et l'ensemble des infections touchant l'articulation. Toutes ces pathologies, que nous ne détaillerons pas dans cet ouvrage, peuvent conduire à l'arthrose de l'articulation touchée. Les lésions anatomiques de l'articulation créent une fragilité du cartilage, sur lequel vont s'exercer des contraintes qui seront alors mal réparties.

Il ne s'agit pas seulement de pathologies survenues sur le côté atteint par l'arthrose mais aussi d'autres pathologies intervenues dans l'histoire du malade. Par exemple : un homme de 60 ans opéré d'une prothèse totale de hanche droite nous relate avoir subi un accident sportif sur le genou gauche à l'âge de 35 ans suivi d'un geste chirurgical sur le genou (sans traitement rééducatif). Le déficit de force du côté gauche n'a jamais été traité et donc le membre n'a jamais récupéré toute sa force et ses fonctions. Ainsi, le manque de récupération associé à la modification posturale du bassin et la boiterie d'esquive du pas à gauche ont peut-être fait le lit de l'arthrose de la hanche droite par surmenage mécanique.

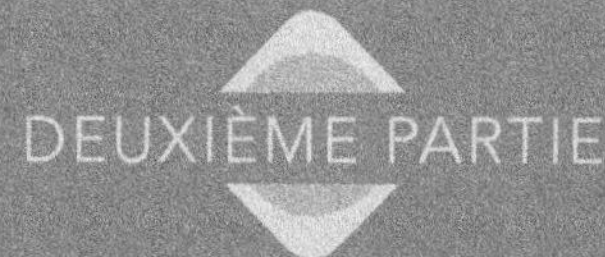

PRISE EN CHARGE
DE L'ARTHROSE

CHAPITRE 6

SIGNES CLINIQUES ET DIAGNOSTICS

Ce chapitre présente les différents signes cliniques et radiologiques de l'arthrose qui permettent d'établir le diagnostic et de déterminer les traitements et la prise en charge médicale à mettre en œuvre pour lutter contre cette pathologie. Nous allons aborder quelques concepts simples pour vous aider à comprendre et à déchiffrer vos radiographies.

Signes cliniques

Les signes cliniques sont très variables en fonction des personnes mais aussi en fonction des jours en ce qui concerne la douleur et la gêne fonctionnelle découlant de l'arthrose.

• La douleur

Le diagnostic d'arthrose peut se faire soit sur une simple radiographie (et parfois même par hasard alors qu'il n'existe aucune gêne ou douleur articulaire), soit devant des douleurs associées à une raideur articulaire. La douleur est donc le signe principal et très souvent le motif de consultation qui amène la personne chez son médecin traitant.

C'est une douleur que l'on caractérise de « mécanique » par opposition aux douleurs « inflammatoires ». Cette distinction n'est pas aussi simple qu'il y paraît au premier abord, car les deux types de douleur peuvent se superposer et être présents en même temps dans la pathologie arthrosique, en raison de phénomènes inflammatoires pouvant survenir par poussées.

Les caractéristiques de la douleur mécanique sont :
- une augmentation de la douleur à l'effort et lors des mouvements se calmant au repos ;
- une augmentation de la douleur au fur et à mesure de la journée qui devient maximale le soir ;
- une augmentation de la douleur en cas de surmenage articulaire (par exemple : lors de la marche rapide ou à la montée/descente d'escaliers, à l'accroupissement ; lors de l'élévation du bras pour l'arthrose de l'épaule) ;
- une augmentation de la douleur au cours des postures prolongées, comme rester debout ou assis longtemps ;
- l'absence de recrudescence douloureuse nocturne.

Attention néanmoins à ne pas confondre les douleurs mécaniques avec les douleurs provoquées la nuit par des positions maintenues longtemps ou causées par un changement de position. Dans ce dernier cas, la douleur ne réveille pas le sujet mais elle accompagne son réveil. Une prudence est également nécessaire en cas de poussées arthrosiques inflammatoires pouvant associer une douleur mécanique et une douleur inflammatoire. La douleur a comme conséquence une perturbation de la fonction articulaire, laquelle doit être comprise comme l'utilité et l'utilisation de l'articulation dans la vie de tous les jours. Nous allons illustrer cela grâce à un exemple. Les fonctions du genou sont de rapprocher le haut du corps du sol (comme dans l'action de s'accroupir ou de se mettre à genoux), et d'effectuer des rotations du haut du corps lorsque les pieds sont au sol (comme dans le geste de saisir une caisse, de pivoter en s'accroupissant un peu pour déposer la caisse à côté de soi). Avec l'arthrose du genou, les activités d'accroupissement et la mise à genoux sont très perturbées, ce qui peut entraîner un handicap au cours d'activités professionnelles ou de la vie quotidienne.

Sur ce fond douloureux mécanique, souvent présent en continu, peuvent survenir des poussées inflammatoires, dites congestives, qui se caractérisent par des réveils nocturnes dus à la douleur avec la nécessité d'un temps pour dérouiller l'articulation qui peut durer d'une demi-heure à plusieurs heures. Il s'y associe le plus souvent un gonflement de l'articulation, lié à un épanchement de synovie dans l'articulation, que l'on appelle « hydarthrose ».

Il faut noter qu'il n'existe pas de relation stricte entre d'une part l'intensité des douleurs et la gêne fonctionnelle, et d'autre part l'importance des signes radiographiques de destruction du tissu cartilagineux. Une articulation très abîmée avec un cartilage très altéré peut être totalement indolore alors que certains patients dont la radiographie est quasi normale ont des douleurs très importantes.

Le cartilage hyalin est un tissu non innervé, ne conduisant donc pas d'informations douloureuses au cerveau et à la moelle épinière. En réalité, un cartilage en cours d'altération et de destruction avec des ulcérations dans son tissu ne conduit pas de message douloureux directement. Ce qui fait mal, c'est la sollicitation des tissus innervés situés au contact du cartilage endommagé, comme l'os ou le tissu synovial. Il s'ensuit un gonflement créé par la réaction inflammatoire (de nombreuses cellules sont activées au cours de la réaction inflammatoire et l'articulation gonfle). Cet œdème étire les tissus alentours et c'est cela qui provoque la douleur. Il y a aussi l'activation des algorécepteurs par différents processus chimiques qui ont lieu au cours de la réaction inflammatoire.

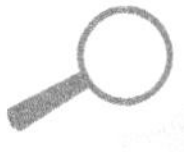

FOCUS

Étapes de la réaction inflammatoire

- Lésion du tissu.
- Prolifération de médiateurs chimiques (histamine, prostaglandines, kinines, complément).
- Vasodilation des artérioles, augmentation de la perméabilité membranaire, attraction des granulocytes neutrophiles et lymphocytes dans la région lésée.
- Hyperhémie, fuite des liquides hors des capillaires, fuite des protéines de coagulation.
- Signes cardinaux de l'inflammation : chaleur, rougeur, tuméfaction, douleur.
- Parallèlement, migration des leucocytes et leucocytose (augmentation du nombre de leucocytes dans le sang) qui va aboutir à la phagocytose des agents pathogènes et à l'élimination des débris dans la région lésée.

Il faut cependant se prémunir de conclusions trop hâtives et d'hypothèses non vérifiées, car la douleur est un symptôme que chacun perçoit différemment en fonction de son système nerveux et subit de manière différente en fonction de son vécu. Nous comprenons aisément qu'une personne déjà habituée à la douleur réagira différemment d'une personne pour qui il s'agit de la première crise douloureuse. Cela dépend aussi de l'activité quotidienne du sujet. Bien que l'on ne s'habitue jamais à la douleur, on peut néanmoins mieux s'y résoudre.

• La raideur articulaire

Par sa localisation sur les articulations et ses effets sur les tissus intra- et extra-articulaires environnants, l'arthrose entraîne une raideur articulaire qui se définit simplement comme une diminution des amplitudes articulaires :
- pour la hanche, dans la plupart des cas, nous constaterons une diminution de l'amplitude de flexion, de l'abduction et de la rotation externe, responsable généralement d'une boiterie à la marche. Cette raideur articulaire provoque à son tour une diminution de la fonction articulaire ;

- pour l'épaule, les mouvements extrêmes seront altérés : élever le membre supérieur au zénith sera perturbé, ce qui entraînera une gêne dans les activités d'habillage et de toilette, mais aussi et surtout dans les activités sportives et professionnelles ;
- pour le genou, nous assisterons à une diminution de la flexion et de l'extension. Lorsque l'atteinte est sévère, on retrouve à l'examen clinique des attitudes vicieuses. Ce sont des positions articulaires dans lesquelles l'articulation ne peut plus aller au maximum de l'amplitude physiologique normale. Dans le cas du genou, il peut se constituer un « flexum » du genou, position patho-logique dans laquelle le genou est en flexion de 5 ou 10°. La problématique alors rencontrée est que ce flexum, qui est une conséquence de l'arthrose, contribue lui-même à augmenter le processus pathologique initial de l'arthrose.

Nous pouvons nous interroger sur la causalité de la raideur dans l'arthrose. Pourquoi le mouvement est-il diminué lorsque l'on souffre d'arthrose ? Cela est aisé à comprendre lorsque l'on connaît les modifications architecturales du cartilage et de l'os de l'articulation atteinte. Nous étudierons les signes radiologiques plus loin dans ce livre, mais nous pouvons déjà affirmer que le glissement des os l'un sur l'autre est altéré, et que l'arthrose provoque une fabrication d'os à la périphérie de l'articulation (les ostéophytes), qui viennent buter sur l'os réduisant ainsi l'amplitude articulaire.

L'altération du tissu cartilagineux, la diminution de son épaisseur, la dégradation du tissu synovial conduisant à sa fibrose sont autant de causes qui entraînent des pertes de mobilité.

Il existe aussi une cause musculaire. La douleur limite les mouvements et donc les muscles sont de moins en moins sollicités. Par voie de conséquence, les muscles sont altérés dans l'arthrose et ils perdent ou réduisent leur capacité d'étirement parce qu'ils se fibrosent. Ils se remplissent progressivement de graisse et perdent leurs propriétés mécaniques. Les muscles contribuent ainsi à perturber les capacités d'amplitude articulaire. C'est le cas des muscles autour de la hanche que l'on nomme le « groupe des muscles pelvi-trochantériens ». Ces muscles se retrouvent graisseux, fibrosés, en raison de leur proximité anato-mique avec l'articulation coxo-fémorale.

La gêne fonctionnelle

Comme nous l'avons déjà souligné, l'arthrose entraîne une perturbation de la fonction articulaire, variable selon l'individu et la localisation arthrosique :
- Dans les cas d'arthrose du genou ou de la hanche, la fonction principale du membre inférieur étant la marche, on assistera à une diminution du périmètre de marche. Ceci sera associé à une boiterie pour éviter l'appui du côté doulou-reux au cours de la marche, ce qui, outre le problème d'ordre esthétique,

contribuera à augmenter les contraintes sur le côté opposé et à accélérer le développement de l'arthrose de ce même côté.

- Pour l'arthrose de l'épaule, du coude, de la main et des doigts (dont la fonction principale est la préhension et l'écriture), la gêne sera manifeste au cours des activités quotidiennes : habillage, toilette, hygiène, port d'objet, lancé d'objet, écriture, couture, travail sur ordinateur.

L'arthrose des doigts a un impact esthétique car les doigts grossissent, et paraissent boudinés et déformés. La fonction esthétique est une des principales causes de consultations chez les femmes. Le port de bijoux sera difficile, voire impossible.

On observe une restriction fonctionnelle dans la vie quotidienne et sociale. Une personne qui a une arthrose de la hanche et qui habite dans une maison avec de nombreuses marches à gravir tous les jours sera beaucoup plus handicapée que si elle vivait dans une maison de plain-pied.

Dans la vie professionnelle, la restriction fonctionnelle est à l'origine de nombreux arrêts de travail et de cas d'impossibilité de retravailler. Dans le cas de l'arthrose de l'épaule, un peintre en bâtiment sera beaucoup plus handicapé que la personne qui travaille dans un bureau. On comprend ici les enjeux d'une rééducation bien menée, individualisée et efficace dont le but est de reprendre ses activités comme avant si possible.

La gêne fonctionnelle retentit aussi sur la vie privée. Parfois au cours d'activités intimes, la douleur et la raideur articulaire entraînent une incapacité qui peut être très mal vécue par les personnes. Là encore le succès de la récupération fonctionnelle est fondamental.

Signes radiologiques

En cas de douleur articulaire de type mécanique, votre médecin traitant va le plus souvent vous prescrire des radiographies.

Les radiographies comportent en général plusieurs incidences (face, profil, de trois quarts, défilé, articulation en charge) afin de bien visualiser un élément anatomique suspecté de lésion. C'est le travail du radiologue et sa compétence est précieuse pour les thérapeutes. Il faut comprendre qu'une radiographie est une projection de l'anatomie humaine en 3D sur un support plan. On a donc superposé tous les éléments anatomiques de la zone examinée, qui se retrouvent empilés les uns sur les autres.

Dans le cas de l'arthrose, nous recherchons quatre signes essentiels plus ou moins intriqués les uns avec les autres. Nous allons les définir et les expliquer afin de vous aider à comprendre ce qui se passe.

Nous insistons sur le fait qu'il n'existe aucun parallèle entre l'état radiologique d'une articulation et son état clinique et fonctionnel. Nous pouvons avoir une radiographie très évocatrice d'arthrose et pour autant avoir un état clinique satisfaisant sans douleur. L'inverse est également possible, nous pouvons découvrir une radiographie normale et pourtant souffrir énormément d'une articulation. Tout cela pose des problèmes diagnostiques aux médecins.

• Signes radiologiques évocateurs d'arthrose

1er signe : ostéophytes

Il s'agit du signe le plus spécifique permettant d'affirmer l'existence d'une arthrose. Les ostéophytes sont des excroissances osseuses qui se développent en périphérie de l'interligne articulaire, la ligne entre deux os. Ce sont des ossifications marginales de l'articulation. Il existe aussi des ostéophytes centraux à l'articulation.

2e signe : pincement de l'interligne articulaire

C'est une diminution de l'espace situé entre les os de l'articulation. Ceci correspond à l'altération du cartilage articulaire et à sa destruction progressive. Le calcul du pincement de l'interligne articulaire doit se rechercher comparativement à l'articulation du côté opposé (le médecin demande donc presque toujours une radiographie du côté douloureux *et* non douloureux). Ce pincement peut être localisé à une partie de l'articulation (le plus fréquent) ou alors être globalisé à l'ensemble de l'articulation (à un stade très avancé). Là encore c'est au radiologue d'explorer au mieux l'articulation à l'aide de différents clichés.

3e signe : condensation sous-chondrale

L'os sous-chondral (os situé juste en dessous du cartilage) devient plus opaque (plus blanc sur la radio). Il se condense.

4e signe : géodes osseuses

Des trous apparaissent dans l'os, près de l'articulation. En fait, ces trous sont remplis de liquide synovial. Il en existe de différentes formes (ovales, ronds), et de différentes tailles (petits ou grands).

Ces quatre signes peuvent être isolés, associés ou absents… C'est bien souvent là que les problèmes diagnostiques se posent pour le médecin.

Il n'existe pas de corrélation entre signes radiologiques et signes cliniques et l'évolution de l'arthrose est capricieuse car encore mal comprise.

La radiographie permet de rechercher différentes causes d'arthrose au cours d'un même examen. On recherchera des déviations des axes osseux, des angles trop ou pas assez ouverts, des séquelles de traumatismes. Par exemple, au cours de radiographies du genou à la recherche du syndrome radiographique arthrosique, on recherchera des causes anatomiques, comme un genu varum qui est très générateur d'arthrose. Dans le cadre d'une arthrose de la hanche, on calculera par exemple les angles entre le col fémoral et la diaphyse fémorale (angles entre le col du fémur et l'axe de la cuisse).

Les autres examens d'imagerie

Aucune autre imagerie en dehors de la radiographie standard n'est en général utile pour poser un diagnostic d'arthrose. Dans de rares cas, douleur persistante avec radiographie normale, une IRM peut être demandée.

La biologie

Aucun examen sanguin n'est utile au diagnostic en pratique courante. Mais comme il a été vu plus haut, des biomarqueurs pourraient permettre à l'avenir d'établir un diagnostic précoce (*cf.* chapitre 2 « Définitions »). En cas d'épanchement de synovie, il est utile de ponctionner l'articulation afin d'analyser le liquide pour s'assurer qu'il n'y a ni infection, ni goutte, ni rhumatisme inflammatoire chronique.

En définitive, le diagnostic d'arthrose est en général aisé à poser pour un patient de plus de 50 ans ayant des signes évocateurs (douleur mécanique, raideur articulaire, gêne fonctionnelle), et ceci depuis plusieurs mois, avec des radiographies montrant les signes décrits ci-dessus. En revanche, il y a un problème de diagnostic lorsque les radiographies sont normales et que les signes cliniques sont évocateurs. Il existe aussi des pièges diagnostiques lorsque nous avons affaire, par exemple, à une arthrose à destruction rapide. Ce type d'arthrose (presque toujours de la hanche) qui touche plus souvent (mais pas uniquement) les femmes peut aboutir à la destruction complète de l'articulation en quelques mois. Elle s'accompagne souvent d'une pathologie de type chondrocalcinose.

Pronostic

L'évolution d'une arthrose périphérique se fait souvent vers l'aggravation de la destruction, mais à une vitesse très variable en fonction des individus. Par exemple, la nécessité de poser une prothèse pour une arthrose de la hanche se décide en moyenne après une dizaine d'années d'évolution, mais on peut voir des hanches se détruire en un ou deux ans (coxarthrose destructrice rapide), et d'autres toujours peu atteintes après vingt ans ! Aujourd'hui, on n'a malheureusement aucun moyen de déterminer chez un patient donné la vitesse d'évolution de la destruction cartilagineuse. Mais les méthodes d'exploration modernes, comme l'IRM ou des biomarqueurs sanguins ou urinaires, permettront, on l'espère, de mieux suivre les malades à l'avenir.

CHAPITRE 7

PRISE EN CHARGE MÉDICALE ET CHIRURGICALE

Prise en charge médicale

Le traitement médical de l'arthrose s'appuie sur deux piliers indissociables : des médicaments et une prise en charge non médicamenteuse, associés à une formation du patient lui permettant de mieux se soigner.

• Le traitement médicamenteux de l'arthrose

Face à l'épidémie d'arthrose qui est en cours, la médecine a peu d'armes dans son arsenal. Il n'existe à ce jour aucun médicament capable de ralentir la destruction articulaire à l'œuvre dans l'arthrose, ni aucun traitement curatif de l'arthrose. Seul un traitement symptomatique est possible, incluant la prévention, des séances de kinésithérapie et quelques médicaments pour soulager la douleur.

Les antalgiques par voie générale

On distingue les médicaments antalgiques agissant rapidement et les médicaments à action lente.

Les médicaments antalgiques à effet rapide

Le paracétamol
À la dose maximale de 3 g/jour, le paracétamol a, en général, une efficacité limitée dans l'arthrose, mais a l'avantage d'être le plus souvent bien supporté. Néanmoins, il n'est pas anodin pour autant, en particulier pour le foie, l'estomac et les artères. La plus grande prudence est donc nécessaire à son utilisation.

53

Les AINS (anti-inflammatoires non stéroïdiens)

Les AINS sont plus efficaces mais au prix d'effets indésirables qui peuvent être gênants voire graves. Ils peuvent provoquer, entre autres, des douleurs gastriques, de la diarrhée, des ulcères à l'estomac, des complications cardiovasculaires, de l'hypertension artérielle, etc. Une consultation médicale est donc indispensable avant toute prise d'AINS, même si on les trouve en vente libre en pharmacie (ibuprofène par exemple). Le mode d'action des anti-inflammatoires n'est pas connu des patients. Ces derniers croient que ces médicaments fonctionnent comme le paracétamol. En caricaturant un peu, on imagine une personne qui a mal prendre du paracétamol pour calmer la douleur, et lorsque cela ne marche pas prendre de l'ibuprofène. Attention : ce raisonnement est erroné et il est indispensable de consulter pour obtenir le traitement adapté à la bonne posologie.

Les opioïdes faibles (type tramadol) ou forts (type codéine)

- Les opioïdes faibles ou forts ont une grande efficacité théorique s'ils sont prescrits à la bonne posologie, mais leur mauvaise tolérance empêche en général d'atteindre cette posologie (nausées-vomissements, vertiges, chutes, confusion mentale).
  Le tramadol peut parfois réduire la douleur et améliorer la raideur et les capacités fonctionnelles. Mais le tramadol peut provoquer des effets secondaires tels que des nausées, des vomissements, des étourdissements, de la constipation, de la fatigue et des céphalées. Les bénéfices du tramadol sont donc limités et ses effets secondaires peuvent entraîner un arrêt rapide du traitement, ce qui limite son utilité pour le traitement de l'arthrose.
- La prise d'opioïdes forts à base d'oxycodone est rarement prescrite. Cependant, il n'existe pas de preuve clinique suffisante d'efficacité et de tolérance sur une utilisation à long terme. Ces médicaments sont proposés à des patients présentant des formes d'arthrose très sévère du genou ou de la hanche où les autres solutions médicamenteuses décrites précédemment et couplées au traitement physique ont échoué, et avec une contre-indication à la mise en place d'une prothèse totale.

Les médicaments antiarthrosiques symptomatiques d'action lente (AASAL)

On désigne sous cette dénomination des molécules le plus souvent naturelles développées spécifiquement pour lutter contre l'arthrose et dont l'effet antalgique n'apparaît pas aussi rapidement qu'avec les médicaments précédents. Ils sont indiqués pour soulager les douleurs et non pour ralentir la destruction articulaire. On retrouve dans cette famille la glucosamine, la chondroïtine, les insaponifiables d'avocat et de soja par exemple. Ils ont l'avantage de n'avoir que peu d'effets secondaires, mais leur efficacité a été récemment remise en cause, à tel point qu'ils ont été déremboursés.

Les antalgiques par voie locale

Lorsqu'une seule articulation est atteinte, il peut être intéressant de ne traiter que localement. Pour cela on dispose de trois types de médicaments : les crèmes/gels (appelés aussi topiques), les infiltrations de corticoïdes et les injections d'acide hyaluronique.

Crèmes/gels

Ces topiques sont le plus souvent à base d'AINS. Plusieurs études ont démontré leur efficacité antalgique, par exemple sur les genoux ou les mains, à condition qu'ils soient appliqués régulièrement et à la dose prescrite.

Les AINS topiques peuvent apporter un bon soulagement des douleurs. C'est le diclofénac qui a été le plus étudié et les travaux montrent que son efficacité est équivalente à celle des AINS administrés par voie orale dans l'arthrose du genou et de la hanche. Les AINS topiques présentent l'avantage de réduire les effets indésirables rénaux et gastriques par rapport aux AINS par voie générale, mais leur inconvénient est d'augmenter l'incidence d'effets indésirables locaux, tels que des allergies par exemple.

Infiltrations de corticoïdes

Ce type d'infiltration est proposé lors des poussées inflammatoires, lorsqu'un épanchement de synovie est apparu. L'effet antalgique est puissant, apparaît rapidement, mais s'épuise au bout de quelques semaines, ce qui suffit en général pour contrôler la poussée. On peut être amené à renouveler le geste après quelques semaines. En général, on ne dépasse pas trois infiltrations pour une même poussée, non pas du fait de la toxicité du produit mais simplement parce que cela signe son inefficacité dans ce cas.

Les effets indésirables des infiltrations de cortisone sont très rares, mais ils existent. On trouve en particulier l'arthrite infectieuse, mais ce risque infectieux est vraiment exceptionnel si les règles d'asepsie sont bien respectées. Les infiltrations de corticoïdes ne sont pas toxiques pour le cartilage, même si le geste est répété.

Injections d'acide hyaluronique

L'acide hyaluronique est un composant du liquide synovial, lubrifiant de nos articulations. C'est un produit visqueux et élastique. On a remarqué qu'au cours de l'arthrose le liquide synovial perdait sa viscosité. On a alors imaginé la possibilité de suppléer ce problème en injectant directement dans l'articulation de l'acide hyaluronique. C'est ce que l'on appelle la « viscosupplémentation ». Elle se réalise en général en dehors des poussées inflammatoires, lorsque persistent des douleurs invalidantes malgré un traitement antalgique bien suivi. On les réserve en général au genou car c'est dans cette articulation que les études scientifiques ont montré l'efficacité de la viscosupplémentation. Mais elle est parfois proposée pour d'autres arthroses, telles que la hanche, la cheville ou l'épaule. Le plus souvent, trois injections sont réalisées à une semaine d'intervalle (il existe un conditionnement à une injection unique). Elles sont renouvelées seulement au bout de six mois, et uniquement si la viscosupplémentation initiale a été efficace. L'effet du traitement peut aller jusqu'à un an en moyenne.

• La phytothérapie : traitements oraux à base de plantes

Qu'est-ce que la phytothérapie ? « Les médicaments phytothérapeutiques sont définis comme des produits médicinaux finis et étiquetés qui contiennent comme ingrédients actifs des parties de plantes aériennes ou souterraines ou d'autres matières végétales, ou des combinaisons de celles-ci, à l'état brut ou sous forme de préparations végétales (par exemple des extraits, huiles, teintures)[1]. »

Des recherches récentes ont été menées sur trente-trois différents produits à base de plantes médicinales. Ces produits ont été comparés à des groupes témoins traités par placebo. Les produits à base de *Boswellia serrata* (une seule plante) et d'insaponifiables d'avocat/soja (IAS) (association de deux plantes) ont été évalués.

Résultat de cette étude : la douleur a faiblement diminué avec la prise de ces produits par rapport à un placébo.

Il ne faut pas oublier que la phytothérapie peut provoquer des effets secondaires, même s'ils restent mal connus.

Prise en charge chirurgicale

Le chirurgien orthopédique peut intervenir à deux niveaux : pour prévenir l'installation d'une arthrose ou pour remplacer l'articulation malade.

• Prévention

Les déformations des membres inférieurs sont un facteur de risque établi d'arthrose. Si un patient jeune avec ce type de problème commence à décrire des douleurs mais sans signes radiographiques évolués, il peut être intéressant de corriger chirurgicalement ces déformations en espérant ainsi retarder la maladie. Il s'agit par exemple d'une ostéotomie tibiale de valgisation au genou ou d'une transplantation de la tubérosité tibiale au genou.

---

1. Cameron M, Chrubasik S. Oral herbal therapies for treating osteoarthritis. Cochrane Database of Systematic Reviews 2014, Issue 5. Art. No.: CD002947. DOI: 10.1002/14651858.CD002947.pub2

Une autre procédure chirurgicale est parfois proposée pour l'arthrose du genou, appelée débridement arthroscopique. Ce geste consiste à « nettoyer » l'articulation et la surface du cartilage en utilisant des outils qui passent à travers un petit tuyau, l'arthroscope, placé dans le genou. Même si ce geste reste encore très pratiqué, il n'y a pas de preuve formelle de son efficacité.

• Le lavage articulaire du genou

Le lavage articulaire consiste à faire passer une grande quantité de sérum physiologique (1,5 l environ) dans le genou. Un trocart injecte le liquide d'un côté du genou pendant qu'un second trocart à l'opposé de l'articulation laisse sortir le liquide. L'hypothèse repose sur le fait que des débris de cartilage tombés dans l'articulation provoqueraient une inflammation et donc des douleurs. En lavant l'articulation ainsi, on éliminerait ces débris et donc on ferait disparaître la douleur. Même si l'hypothèse est alléchante, les études scientifiques les plus récentes n'arrivent pas à démontrer l'efficacité de cette procédure. Cela ne signifie pas nécessairement que ce geste est inefficace pour tous les patients mais il est tout de même de moins en moins proposé.

• Remplacement prothétique

Le remplacement de l'articulation par une prothèse artificielle est proposé, en général, chez les malades arthrosiques ayant des signes radiographiques importants et un handicap majeur malgré la mise en œuvre des traitements médicamenteux et non médicamenteux décrits plus haut, bien conduits et bien observés. La hanche et le genou sont les deux articulations les plus couramment remplacées.

Le geste chirurgical par lui-même est très standardisé. Dans des mains expertes, il s'agit d'une opération qui ne pose pas de véritable problème. Les résultats sont le plus souvent excellents et le patient recouvre une autonomie qu'il ne connaissait plus depuis bien longtemps.

Néanmoins, il faut rappeler que les risques ne sont jamais nuls quelle que soit l'opération. Il s'agit de complications liées à l'anesthésie ou à des infections. De plus, sans que l'on comprenne bien pourquoi, environ 15 % des patients opérés pour une prothèse du genou continuent à ressentir des douleurs à distance de l'opération. Enfin, la durée de vie d'une prothèse est estimée à quinze ou vingt ans. C'est la raison pour laquelle on essaie de retarder la pose d'une première prothèse après 60 ans. Cependant, les patients qui consultent pour arthrose sont de plus en plus jeunes (sans doute à cause de la fréquence de l'obésité qui augmente chez les jeunes), et l'âge de pose d'une première prothèse diminue, augmentant le risque d'un remplacement de prothèse au troisième voire au quatrième âge et les problèmes potentiels de tout geste chirurgical à cet âge.

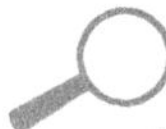

Implantation chirurgicale de chondrocytes autologues
pour le traitement des lésions d'épaisseur totale
du cartilage articulaire du genou

Souvent les patients posent des questions sur les greffes de cellules cartilagineuses. Cette technique est rappelée ci-dessous pour information, mais elle concerne le traitement des lésions traumatiques du cartilage, dans le cas où la perte de tissus est faible. Elle ne peut être utilisée dans la prise en charge de l'arthrose compte tenu du nombre très important de cellules à implanter et des difficultés de prise de greffe en cas d'arthrose.

La chirurgie de remplacement de la couche cartilagineuse peut être effectuée à l'aide de techniques de stimulation de la moelle (telles que la micro-fracture), une greffe en mosaïque (également connue sous le nom de greffe de cylindres ostéochondraux) et, plus récemment, par l'implantation de cellules cartilagineuses saines (chondrocytes). La technique de l'implantation de chondrocytes autologues (ICA) consiste à prélever un petit morceau de cartilage de l'articulation du genou. Ce morceau est digéré en laboratoire pour libérer les chondrocytes ; ces cellules sont ensuite placées dans un milieu de culture. Une seconde chirurgie est alors pratiquée pour implanter les cellules dans les lésions articulaires afin de tenter de produire un tissu capable de remplacer le cartilage altéré. Les preuves sont insuffisantes pour tirer des conclusions définitives concernant l'utilisation de l'ICA.

CHAPITRE 8

PRISE EN CHARGE MÉDICALE : KINÉSITHÉRAPIE, ÉDUCATION THÉRAPEUTIQUE, ACTIVITÉ PHYSIQUE

La masso-kinésithérapie dans l'arthrose

Ce chapitre passe en revue les apports de la kinésithérapie dans le cadre de la prise en charge de l'arthrose. L'activité physique est centrale dans la lutte contre l'arthrose. La masso-kinésithérapie est le traitement du mouvement et non pas seulement le traitement par le mouvement.

Toute altération du mouvement, de sa qualité et de sa quantité, qu'elle soit liée à l'atteinte de l'appareil locomoteur (os, cartilage, muscle, ligament) ou à l'atteinte de la commande motrice (nerf, plaque motrice – la jonction entre le nerf et le muscle –, moelle épinière, cortex cérébral…), est sujette à récupération grâce à l'action d'un masseur-kinésithérapeute formé aux techniques issues de la recherche scientifique et/ou fondées sur les preuves.

La qualité d'un mouvement se mesure à l'économie énergétique utilisée par l'organisme pour réaliser ledit mouvement, à sa fluidité, à sa précision et à son esthétisme, à l'absence de bruits articulaires, de contractures musculaires de défense. Un mouvement physiologique est un mouvement fluide, souple, indolore, la qualité du mouvement devra donc comporter ces caractéristiques.

La quantité du mouvement s'évalue en mesurant l'angle entre deux segments osseux (par exemple l'angle de flexion du genou mesuré entre le fémur et le tibia).

À ce jour, beaucoup de techniques masso-kinésithérapiques issues du savoir ancestral et empirique ne sont pas validées scientifiquement. Elles appartiennent au patrimoine thérapeutique bien qu'aucune étude ne soit parvenue à démontrer leur intérêt ou leur inintérêt. Elles sont bien souvent citées dans la lutte contre l'arthrose.

Différentes catégories de pathologies sont à l'origine de troubles pour le mouvement humain et pour son support, l'appareil locomoteur. Pour ne citer que les principales, ce sont les affections traumatologiques, neurologiques ou rhumatologiques dont fait partie l'arthrose.

La kinésithérapie est le traitement de fond de toute localisation arthrosique afin de ralentir son évolution, contrer ses méfaits et maintenir une bonne qualité de vie pour les patients.

Elle permet une intervention à trois niveaux :
- libérer le mouvement par des techniques manuelles et instrumentales (mobilisations passives, étirements, postures, massages), par la physiothérapie (chaud, froid, ultrasons, électrothérapie) ;
- maintenir les gains de mobilité par des techniques de reprogrammation neuro-sensori-motrice, et des techniques de renforcement musculaire ;
- entretenir le mouvement dans le temps avec ces techniques et l'activité physique en général.

La rééducation dans l'arthrose

• Pour qui ?

La rééducation concerne chaque personne présentant, de manière isolée ou associée, un déficit de mobilité, un déficit de force et/ou un déficit fonctionnel.

La douleur n'est pas le critère majeur qui doit orienter le médecin pour la prescription de masso-kinésithérapie. Cette spécialité traite la qualité de la mobilité, la quantité de la mobilité et l'exploitation fonctionnelle par la musculature de cette mobilité. La douleur, souvent présente dans l'arthrose, est une problématique des cas cliniques traités en masso-kinésithérapie. En revanche, lorsque la douleur est mal contrôlée par les médicaments antalgiques de niveau 1 et les AINS, alors les techniques de physiothérapie peuvent être une bonne alternative avant l'administration d'opioïdes.

Nous décrivons classiquement trois profils de malades arthrosiques en fonction de la sévérité de l'atteinte et du degré d'avancement clinique de la pathologie.

En fonction du profil, il existe des objectifs thérapeutiques différents. En fonction de ces objectifs, nous utiliserons des plans de traitements différents.

Arthrose débutante

Il s'agit de lutter contre la douleur si elle existe, d'assurer la prévention des déficits musculaires et articulaires, et d'obtenir un gain en amplitude si cela est nécessaire, mais aussi, souvent, de récupérer les derniers degrés des amplitudes articulaires.

L'éducation thérapeutique est centrale afin de prévenir les déficits qui vont s'installer avec l'évolution de la pathologie.

Arthrose avancée

À ce stade de la pathologie, la destruction du tissu cartilagineux et synovial augmente, les ostéophytes sont plus nombreux et l'épaisseur du cartilage a diminué, ce qui entraîne des raideurs articulaires plus importantes.

Il s'agit de lutter contre la douleur si elle existe, de restaurer les amplitudes articulaires et un niveau de force satisfaisant ainsi qu'un bon volume musculaire, un bon niveau d'endurance musculaire, et de lutter contre les perturbations fonctionnelles. Lors de poussées inflammatoires, la rééducation consistera simplement à aider le traitement anti-inflammatoire par des techniques de physiothérapie (cryothérapie notamment).

La prévention concerne l'aggravation future de la pathologie. L'éducation thérapeutique occupe ici aussi une place centrale pour prévenir au maximum l'évolution.

FOCUS

Les trois types de prévention
- La prévention primaire : éviter la survenue de la pathologie sur une population à risque.
- La prévention secondaire : prévenir l'aggravation des symptômes.
- La prévention tertiaire : limiter les conséquences de la pathologie et éviter les rechutes.

Arthrose sévère

Il s'agit de lutter contre la douleur et de proposer des situations de travail fonctionnel afin de restaurer le maximum de fonction. La lutte contre les douleurs, qui peuvent être intenses, et le maintien d'une fonction optimale sont les deux objectifs majeurs lors de cette phase.

L'éducation thérapeutique est centrale pour que le patient intègre les gestes thérapeutiques.

• Pourquoi ?

En kinésithérapie, les principaux axes de travail contre l'arthrose sont :
- le travail articulaire contre les raideurs pour gagner en amplitude et restaurer une mobilité physiologique ;
- le renforcement musculaire pour lutter contre l'atrophie et amortir les contraintes. L'objectif est double. Le premier est facilement compréhensible et le second demande l'explication du mécanisme de la « poutre composite ». La poutre composite est l'association de deux matériaux différents (os et muscle) unis solidairement et qui partagent les contraintes auxquelles ils sont soumis. Lorsque deux éléments sont solidaires, la résistance est élevée au carré et non simplement doublée. L'os est résistant en compression, le muscle est résistant en traction. L'association des deux résistances confère une meilleure transmission et une meilleure répartition des contraintes sur les cartilages ;
- le travail fonctionnel pour améliorer la qualité de vie en s'exerçant à répéter des exercices reproduisant les gestes de la vie quotidienne. La répétition améliore les connexions nerveuses et la coordination entre les différents muscles, ce qui permet d'être plus efficace et plus performant.

• Comment ?

Pour vous aider à mieux comprendre la démarche menée depuis l'examen clinique jusqu'à la réalisation du traitement, nous allons l'illustrer par un exemple : le cas d'un homme retraité atteint de gonarthrose (arthrose du genou) et aimant jardiner.

Bilan initial

La prise en charge masso-kinésithérapique et rééducative commence par un bilan/diagnostic qui sert d'état des lieux au moment où le malade est adressé par son médecin traitant ou son rhumatologue. Le kinésithérapeute s'attache à faire la liste la plus exhaustive et précise possible des déficits articulaires, musculaires, cutanés, trophiques et circulatoires, ainsi que des incapacités et handicaps du patient, et à les décrire. On appelle cette liste « un recueil de données ». Il s'agit pour cela de soumettre l'ensemble des éléments et structures anatomiques à l'examen clinique par différents moyens d'investigation que sont l'interrogatoire, l'observation, la palpation, la mobilisation et les mesures.

Dans notre exemple, nous retrouvons un déficit de flexion du genou, qui entraîne une incapacité à marcher normalement en raison d'une boiterie, et qui handicape le patient pour jardiner car il ne peut plus s'accroupir et se mouvoir comme il le souhaiterait sans douleurs.

Diagnostic par le kinésithérapeute

L'action du kinésithérapeute sera d'établir un diagnostic et de proposer un cadre de traitement permettant la récupération du potentiel de mouvement, son exploitation fonctionnelle et son maintien dans la durée. L'acte de diagnostic kinésithérapique est peu connu et peu valorisé, mais il est essentiel pour une action efficace de la masso-kinésithérapie. Cela consiste à déterminer l'origine des dysfonctions et des restrictions de mobilité. La principale question à laquelle doit répondre le kinésithérapeute est celle de la cause de la raideur. L'acte de diagnostic consiste à rechercher les causes des déficiences. Il s'agit donc de déterminer quels sont les muscles responsables de la perte de mobilité, ou de la perte de force, quelles parties du cartilage sont les plus atteintes, quel secteur articulaire pose le plus de problème, etc. Il s'agit de rechercher les causes de la diminution du mouvement dans sa quantité et sa qualité et de formuler l'ensemble des hypothèses diagnostiques susceptibles de donner un tableau clinique. La démarche diagnostique consiste donc à invalider au fur et à mesure chacune des hypothèses afin de cerner la ou les causes des déficiences.

Le diagnostic kinésithérapique est une étape fondamentale dans la réussite du traitement. Il est essentiel à la compréhension de la cause des déficits retrouvés pour fixer des objectifs thérapeutiques, définir des principes et poser un pronostic fonctionnel. Le diagnostic consiste à rechercher les liens causaux entre le déficit, l'incapacité et le handicap.

Dans notre exemple, le déficit en flexion de genou pourrait être causé par les ostéophytes liés au processus arthrosique, mais aussi par la diminution de l'épaisseur du cartilage et des adhérences tissulaires, elle-même due aux réactions inflammatoires et à la perte des mouvements spécifiques en roulement-glissement de l'articulation du genou.

Attention : il ne s'agit pas de s'attacher à décrire le lien entre déficience, incapacité et handicap. En effet, n'importe qui est capable de dire que cet homme est atteint d'arthrose au genou, et que par conséquent il ne peut plus s'accroupir, ni jardiner. Le diagnostic qui va orienter le choix de techniques de traitement consiste à expliquer pourquoi le genou n'a plus sa mobilité physiologique, à rechercher la cause de la perte de mobilité afin de proposer un geste thérapeutique ciblant spécifiquement le tissu lésé et contrant la physiopathologie.

Choix des objectifs thérapeutiques

Le plan de traitement est défini en fonction du bilan initial, du diagnostic et du pronostic fonctionnel. Le nombre de séances et la durée du traitement permettant d'atteindre les objectifs thérapeutiques sont précisés au patient et communiqués au prescripteur. Les choix d'objectifs thérapeutiques se font en fonction du temps alloué au traitement kinésithérapique. En effet, en deux séances il peut être impossible de muscler un quadriceps déficient, mais on peut considérablement améliorer les symptômes douloureux.

FOCUS

Effets thérapeutiques dans un contexte d'arthrose induits par la thérapie du mouvement

- L'activité physique entraîne une augmentation de la dépense énergétique qui permet de lutter contre le surpoids en diminuant la masse grasse adipocytaire et en limitant indirectement les contraintes sur les surfaces articulaires.
- L'activité physique permet la lutte contre l'amyotrophie d'immobilisation et le déconditionnement musculaire qui participe à la perte de stabilité de l'articulation arthrosique.
- L'activité physique, par les pressions et dépressions qu'elle fait subir aux tissus osseux, permet la minéralisation des os.
- L'activité physique entraîne une augmentation des contraintes de pression et dépression sur le cartilage, ce qui provoque l'augmentation des flux liquidiens intra-articulaires permettant une bonne nutrition du cartilage.
- L'activité physique permet le maintien du schéma corporel et des connexions neuronales pour une meilleure efficacité du geste.

Choix des principes et techniques à mettre en œuvre ainsi que des moyens d'évaluation

Le kinésithérapeute choisit les principes de traitement en fonction du cas clinique. Les moyens d'évaluation (initiale, intermédiaire et finale) permettent d'évaluer l'efficacité du traitement sur des paramètres tels que l'amplitude articulaire, la force isométrique d'un muscle ou d'un groupe musculaire, la fonction (par exemple : durée de maintien en équilibre sur une seule jambe), le niveau de la douleur. Pour ce faire, on utilise des tests chronométrés, des échelles fonctionnelles (*cf.* « Évaluations de la douleur et de la fonction articulaires » dans la partie 4), un goniomètre pour mesurer l'amplitude articulaire, un dynamomètre pour mesurer la force.

La métrologie est la science de la mesure. La profession de kinésithérapeute est un art à l'heure de la preuve. Nous devons nous attacher à évaluer aussi précisément que possible chaque paramètre afin de suivre la récupération et d'apporter la preuve de l'efficacité des traitements. L'*Evidence based medicine*[1]

---

1. Médecine qui se fonde sur des preuves et non sur des suppositions.

concerne aussi la kinésithérapie et elle est la contrepartie à plus d'autonomie dans la prise en charge des malades et le remboursement des soins.

Éducation thérapeutique : coacher sa vie et son arthrose

Selon l'OMS, l'éducation thérapeutique du patient « vise à aider les patients à acquérir ou maintenir les compétences dont ils ont besoin pour gérer au mieux leur vie avec une maladie chronique.

« Elle fait partie intégrante et de façon permanente de la prise en charge du patient.

« Elle comprend des activités organisées, y compris un soutien psychosocial, conçues pour rendre les patients conscients et informés de leur maladie, des soins, de l'organisation et des procédures hospitalières, et des comportements liés à la santé et à la maladie. Ceci a pour but de les aider (ainsi que leurs familles) à comprendre leur maladie et leur traitement, collaborer et assumer leurs responsabilités dans leur propre prise en charge, dans le but de les aider à maintenir et améliorer leur qualité de vie. »

Les critères qui ont poussé les professionnels de santé à s'intéresser aux programmes d'éducation thérapeutique sont :
- la douleur ;
- les fausses croyances et les préjugés ;
- les preuves d'efficacité de ce qui existait déjà aux États-Unis *(Stanford Arthritis Self Management Program)*.

Les objectifs visés par les programmes d'éducation thérapeutique sont :
- l'autonomie du patient ;
- la lutte contre les douleurs ;
- la réduction des dépenses publiques ;
- l'augmentation de la qualité de vie.

Les moyens utilisés sont :
- l'explication de la pathologie ;
- la compréhension des poussées douloureuses ;
- l'observance des traitements ;
- l'aide à la gestion du surpoids et de l'obésité ;
- la compréhension des aides techniques ;
- l'apprentissage d'exercices de kinésithérapie réalisés par le patient en dehors des séances. Nous insistons sur ce point car le masseur-kinésithérapeute, par la relation thérapeutique particulière qui l'unit au patient et par le contact kinesthésique, est dans une position privilégiée pour faire changer les habitudes des malades.

Les conseils d'hygiène de vie donnés au patient en fin de séance sont loin d'être de simples astuces ou remèdes de grand-mère. Il faut que le patient se prenne en charge, aidé par les professionnels, afin de maintenir les acquis et de ne pas être dépendant d'un traitement et d'un kiné.

• Les programmes de formation à l'autogestion

Les programmes de formation à l'autogestion sont des interventions comportementales conçues pour encourager les patients atteints de maladie chronique à jouer un rôle dans la prise en charge active de leur propre affection. Ces programmes visent à améliorer les résultats chez les patients en favorisant, sans remplacer, les soins médicaux. Le contenu utilisé pour aider les patients à optimiser la prise en charge de leurs symptômes varie selon les programmes. Il existe environ 120 programmes d'éducation thérapeutique recensés en France.

Conseils pour l'économie articulaire et la qualité de vie au quotidien

- Évitez le surpoids en surveillant votre ligne. Chaque kilogramme en trop se ressentira au niveau des cartilages du genou. Perdre du poids est de loin la meilleure chose à faire pour diminuer les conséquences de l'arthrose du genou.
- Évitez les piétinements. Privilégiez des pauses assises lorsque vous êtes amené à piétiner.
- Pour économiser vos genoux, veillez à ne pas porter de charges trop lourdes. Faites-vous aider si nécessaire et faites-vous livrer les packs d'eau.
- Évitez de rester longtemps debout.
- Évitez les accroupissements répétés.
- Évitez de rester assis longtemps ou dans n'importe quelle position maintenue longtemps.
- Utilisez une canne simple en T si votre équilibre est trop précaire et qu'il existe un risque de chute élevé.
- Pratiquez des exercices d'entretien musculaire comme nous allons l'aborder dans la partie 3.
- Pensez à maintenir votre genou dans le vide quand vous êtes assis, ce qui nécessite un siège assez haut de façon à ce que vos pieds ne touchent pas le sol.
- Surélevez les W.-C. pour éviter de trop grandes flexions. (Je connais une patiente qui est restée bloquée toute une nuit sur ses W.-C. car elle n'arrivait plus à se relever – authentique !)
- Utilisez des fauteuils rigides pour aider les transferts.
- Utilisez des valises à roulettes pour les voyages et un caddie pour faire vos courses afin d'éviter de porter des charges lourdes.
- Analysez votre mode de vie et votre espace de vie. Évitez autant que possible les câbles électriques, toujours mal placés, et qui ont tendance à faire trébucher.

- Si votre équilibre est précaire, n'envisagez pas d'avoir un animal de compagnie susceptible de vous faire chuter.
- Éclairez suffisamment votre intérieur car une zone plus sombre peut provoquer des chutes.
- Installez des rampes dans vos escaliers pour vous aider en cas de fatigue.
- Apprenez à ralentir certaines activités. (Nous connaissons des patients qui manquent de tomber à chaque fois que le téléphone sonne et qu'ils se précipitent pour aller répondre.)
- Lorsque vous traversez la rue, fixez un point sur le trottoir d'en face afin de stabiliser votre corps et ainsi de limiter les déséquilibres.
- Évitez les pièces de la maison qui nécessitent de franchir des petites marches ou des pas-de-porte. Un jour de fatigue, vous pourriez oublier de lever suffisamment le pied…

Prévenir et traiter l'arthrose par l'activité physique et artistique (« l'effort dans le confort »)

Il existe des programmes de formation à l'autogestion de la maladie et d'éducation thérapeutique chez les personnes souffrant d'arthrose. Ces programmes sont composés d'informations sur la maladie, de sensibilisation, d'informations sur les traitements, d'exercices physiques, d'autotraitements et de conseils pour le soutien psychosocial.

Ces programmes d'éducation thérapeutique dans le cadre de l'arthrose ont montré une diminution de la douleur et une amélioration de la qualité de vie.

Les contenus des programmes d'éducation thérapeutiques améliorent les résultats. Ces programmes ont été évalués et les résultats des études montrent une amélioration clinique des patients.

L'éducation thérapeutique du patient (ETP) est au centre de la prise en charge de cette pathologie. À chaque instant les patients et/ou les aidants doivent apprendre des gestes et des postures pour mieux se sentir et mieux gérer la maladie. Nous avons une double mission à travers ce livre : d'une part, exposer les connaissances actuelles en matière d'arthrose (mécanismes pathologiques, traitements), et d'autre part, enseigner des exercices et des conseils pour mieux gérer la maladie et être autonome.

Vous vous devez d'acquérir un savoir-faire adéquat, afin d'arriver à un équilibre entre votre vie et le contrôle optimal de la maladie. L'ETP est donc un processus continu qui fait partie intégrante des soins médicaux.

L'activité physique est au centre du traitement de la pathologie arthrosique. Le tableau ci-dessous montre de manière claire les effets positifs d'une activité physique raisonnée pour contrer les effets pathologiques de l'arthrose.

	EFFETS CAUSÉS PAR L'ARTHROSE	APPORTS DE L'ACTIVITÉ PHYSIQUE
PROCESSUS ARTHROSIQUE : DÉFICIENCES	Destruction du cartilage Perte osseuse Perte de la viscoélasticité du cartilage Ostéophytes Hydarthrose Perte de volume musculaire Condensation Géodes sous-chondrales Diminution de la sécrétion de synovie Douleur Raideur Perte de fonctions Perte d'amplitudes articulaires Perte de force musculaire Instabilité articulaire	Nutrition du cartilage Remodelage osseux Remodelage articulaire Brassage synovial Diminution de l'hydarthrose Augmentation de la force musculaire Diminution des douleurs Augmentation des amplitudes articulaires Augmentation de l'élasticité musculaire Augmentation de la stabilité articulaire
FATIGUE	Diminution de la vitesse de marche Diminution du périmètre de marche Sommeil non reposant Réveils fréquents État dépressif (sensation de « mal vieillir », d'être « foutu »)	Augmentation de la vitesse de marche Augmentation du périmètre de marche Augmentation de la longueur des pas et du balancement des membres supérieurs Augmentation des activités de la vie quotidienne Baisse de la sensation de fatigue Meilleur sommeil Baisse de l'anxiété, meilleur moral (« se sentir jeune »)
PROCESSUS ARTHROSIQUE : PARTICIPATION SOCIALE	Baisse de la participation sociale (amis, famille, travail, loisirs, sports, arts, etc.) Baisse de la qualité de vie Déconditionnement cardiovasculaire Augmentation de la comorbidité (diabète, HTA, pathologies cardiovasculaires, hypercholestérolémie) Inactivité Baisse de la stabilité de l'emploi Baisse des fonctions rénales, respiratoires, endocriniennes, digestives, neurologiques, sensorielles	Augmentation de l'état de santé général Augmentation de la forme physique Augmentation de la qualité de vie Augmentation de l'activité sociale Augmentation des fonctions rénales, cardiaques, vasculaires, hormonales, neurologiques, digestives, respiratoires, sensorielles (fonctions visuelles, auditives, kinesthésiques, gustatives)

• Activité physique et inflammation

En janvier 2016, il a été publié un dictionnaire Vidal des activités physiques et de la prescription du sport sur ordonnance par les médecins. Chaque activité y est décortiquée pour exposer les effets physiologiques positifs sur l'organisme :

« Il est maintenant bien établi que la plupart des maladies chroniques sont associées à un syndrome inflammatoire chronique souvent infraclinique qui a un rôle important dans la pérennisation de la pathologie. Lors de la réalisation d'un exercice, le niveau d'inflammation augmente, transitoirement et grossièrement, proportionnellement à l'intensité et à la durée de l'effort. Mais la pratique régulière et adaptée individuellement d'une activité physique est associée à une baisse du niveau inflammatoire et du stress oxydatif. L'exercice physique régulier et d'intensité modérée a des propriétés anti-inflammatoires systémiques. Outre le cortisol, plusieurs interleukines (IL), comme IL-6, IL-10 et l'antagoniste du récepteur de l'IL-1, sont libérées. Ces substances ont une action anti-inflammatoire directe et limitent aussi la production de substances délétères comme le tumor necrosis factor alpha (TNF-alpha). » (Médicosport-santé du CNOSF, 2015)

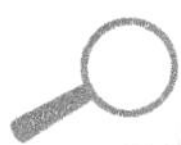

FOCUS

Recommandations de l'OMS en matière d'activité physique

- Pratiquer 30 minutes d'activité physique par jour 5 fois par semaine pour améliorer son état de santé.
- S'il est impossible de se ménager 30 minutes d'activité physique, pratiquez 3 fois 10 minutes.
- Aller au travail à pied, ou descendre deux arrêts avant et finir à pied.
- Utiliser son vélo.
- Monter et descendre les escaliers plutôt que d'utiliser les ascenseurs.

Le point de vue des patients et des aidants

Il est préférable d'être questionné par les patients plutôt que de devoir éduquer le patient directement. George Bernard Shaw disait : « Si tu veux apprendre quelque chose à quelqu'un, il ne le saura jamais. »

Dans de nombreux cas, les patients nous posent les questions suivantes :
- « Est-ce que je peux continuer le sport/mon sport ? »
- « Quels sont les sports que je peux pratiquer ? »
- « Est-ce que je peux continuer le football/le tennis… ? »
- « Est-ce que je dois continuer si ça fait mal ? »

Nous allons répondre à ces questions et faire le point sur les activités possibles, conseillées et déconseillées, et souligner celles qui sont totalement contre-indiquées.

Peut-on faire du sport lorsque l'on est atteint d'arthrose ?

Pour le dire simplement, oui on peut continuer le sport ; il faut continuer le sport. Mais un sport est une activité physique raisonnée, régulière, raisonnable ; c'est ce que l'on appelle la règle des « 3 R ».

Nous faisons la différence entre le sport, compris comme une activité physique de compétition, encadrée, avec des règles strictes, et l'activité physique, comprise comme toute activité impliquant un mouvement et/ou un effort physique. Il n'est pas aisé de donner une définition du sport le plus large possible. Dans le cas de l'arthrose, nous définissons l'activité physique comme toute activité qui entraîne un effort physique et des contraintes au sens biomécanique.

Le sport intensif est pourvoyeur d'arthrose. Comme nous l'avons déjà évoqué, il n'est pas rare de rencontrer en pratique quotidienne des sportifs de haut niveau présentant des stades avancés de la maladie arthrosique, et ce très précocement, alors même que la carrière sportive n'est pas terminée. Une blessure dans le jeune âge, un vice architectural est susceptible de voir se développer une arthrose précoce.

D'un point de vue biomécanique, le sport intense impliquant des entraînements fastidieux et durs physiquement est un ensemble de contraintes intenses, mal dosées, appliquées quotidiennement sur les articulations (surtout les articulations portantes comme les genoux, les chevilles, les hanches) pendant une carrière qui dure environ quinze ans en moyenne, à laquelle s'additionne le temps de formation du jeune sportif. Ce sont des micro-traumatismes répétés qui se rajoutent aux macro-traumatismes. En plus des contraintes excessives que doivent supporter les articulations et les cartilages chaque jour, il faut ajouter les multiples blessures qui ne manquent jamais de jalonner la carrière des sportifs. Toute entorse, fracture, luxation, contusion participe à la destruction cartilagineuse. Les liens entre sport intensif, blessures et arthrose sont établis et démontrés depuis longtemps.

Lorsque l'on a 20 ans et que l'on est victime d'une entorse grave du genou au football par exemple, l'arthrose se développe progressivement et le sujet commence à souffrir de ses conséquences dix ans plus tard, soit vers l'âge de 30 ans, ce qui est très jeune pour ce type de pathologie. De plus, les sportifs vivent très mal le moment où nous leur annonçons qu'ils doivent diminuer leur activité, voire la stopper complètement, pour ralentir la destruction du cartilage. À la perspective d'une fin de carrière qui les effraie s'ajoutent les douleurs et l'évolution inexorable de la maladie arthrosique.

Le problème est que tout arrêter et ne plus rien faire est encore pire pour les tissus de l'organisme. L'inactivité physique ajoutée à la pathologie arthrosique décuple les lésions sur l'articulation. Nous conseillons donc aux sportifs de maintenir une activité physique, mais une activité raisonnée sous la conduite d'un kinésithérapeute. Des recherches récentes ont démontré que l'inactivité prolongée réduisait l'épaisseur de l'interligne articulaire. En restant inactif on obtient donc un cartilage mou, peu épais, peu résistant, incapable d'apporter des nutriments à ses cellules, ce qui n'est pas acceptable quand on sait que ce cartilage est déjà abîmé par l'arthrose.

Il nous semble important de préciser que les sportifs de haut niveau ne sont pas les seuls à être exposés. Le sportif du dimanche, le sportif de niveau intermédiaire, l'expert évoluant à un bon niveau dans sa discipline sont également exposés à des risques de survenue d'arthrose plus importants s'ils pratiquent leur sport avec excès. Nous rencontrons beaucoup de sportifs qui ne se rendent pas compte qu'ils mènent une vie de sportif de haut niveau, parfois même ils dépassent de loin en intensité et en nombre d'heures d'entraînement certains sportifs professionnels. Mais à la différence des sportifs de haut niveau, ils n'ont ni le staff médical, ni le staff technique, ni le suivi nutritionnel et psychologique de ces derniers. Un sportif de haut niveau gagne parce qu'il calcule tout. Rien n'est laissé au hasard, et la récupération est l'un des facteurs déterminants de la performance de haut niveau.

Quels sont les sports conseillés ?

Maintenant que nous avons répondu à la question « Est-ce que je dois continuer le sport ? », il faut répondre à la question « Quels sont les sports conseillés ? ». Il faut trouver des sports variés, doux, réguliers, avec peu de contraintes. L'effort dans le confort. On peut continuer à jouer au football, au tennis, au basket-ball, si le jeu vous procure du bien-être, mais il faudra ajouter à votre programme des activités complémentaires qui tranchent avec les efforts intensifs du football par exemple. On pratiquera alors la marche, le stretching, le qi gong, la natation, le vélo…

Voici les conseils à appliquer pour chacune des activités :
- Le crawl est souvent mieux supporté que la brasse en raison des contraintes qui s'exercent sur la patella (rotule) lors du mouvement des jambes dans la brasse. De plus, l'amplitude demandée aux épaules est proche du maximum, ce qui n'est pas toujours possible. Si une nage complète est trop compliquée ou trop douloureuse, alors vous veillerez à placer une planche sous les mains et/ou un flotteur sous les pieds. Cette technique permet d'avoir un seul mouvement à effectuer, comme le battement des pieds lors du crawl par exemple.
- Pour la course à pied et la marche, il faut se munir de bonnes chaussures amortissantes, d'une paire de semelles de podologue de façon à diminuer les contraintes et à amortir les vibrations et les chocs. Il faudra éviter les terrains accidentés comme les sols vallonnés des forêts et le sable mou à la mer. À l'inverse, il faudra autant que possible éviter le bitume qui augmente la réponse du sol à l'impact du pied et donne beaucoup trop de contraintes sur les articulations du membre inférieur. L'idéal est donc de courir sur une piste d'athlétisme qui apporte amorti et souplesse.

- Le stretching est sans douleur, et il associe la respiration au mouvement. L'assouplissement des ensembles de groupes musculaires est important pour conserver une bonne mobilité et diminuer les raideurs. Il faut maintenir des exercices de renforcement musculaire, mais ces exercices doivent être doux, réguliers et globaux. De plus, il convient de privilégier des exercices en isométrie, c'est-à-dire qu'il n'y a pas de mouvement. Par exemple : la flexion-extension des membres inférieurs lors du mouvement de squat. Il vaut mieux plier un peu les genoux et tenir cette position pour muscler les quadriceps, plutôt que de faire plusieurs fois le mouvement de montée et descente.
- Pour le vélo, il ne faut mettre aucune résistance, et préférer « mouliner » que pédaler très fort. Le pédalage rapide et sans résistance permet un polissage des surfaces cartilagineuses. Il convient de bien régler la selle (jambe tendue au maximum en position de pédale basse) et de bien régler les pédales pour éviter des contraintes en torsion sur les genoux. Toutefois, il peut être conseillé de pédaler contre une légère résistance pendant cinq minutes afin d'obtenir un renforcement des muscles des membres inférieurs.

ACTIVITÉS CONSEILLÉES	ACTIVITÉS TOLÉRÉES	ACTIVITÉS DÉCONSEILLÉES
Golf	Tennis	Football
Marche	Beach-volley	Basket-ball
Vélo	Plongée sous-marine	Rugby
Natation	Musculation	Sports de combat
Qi gong		Body-building
Tai-chi		Handball
Yoga		
Aquabiking		
Aviron		
Randonnée		
Stretching		
Fitness		
Tir		
Ski (fond, alpin)		
Marche nordique		

Les activités physiques et l'arthrose

Ces quelques conseils doivent vous inciter à poursuivre vos activités sportives malgré l'arthrose. Mais il convient de « coacher sa vie », c'est-à-dire d'établir un programme complet d'activités physiques associant la natation, le vélo, la marche et des sports plus traumatiques pratiqués dans le confort.

Ces programmes peuvent être conçus avec votre kinésithérapeute et votre médecin traitant. Vous trouverez dans la partie 3 des exercices que vous pourrez réaliser seul à la maison en complément de votre traitement. Ils sont le fruit de plusieurs années d'expérience clinique auprès des patients et de nombreuses heures passées auprès de sportifs de haut niveau afin de leur apporter les meilleures performances en conservant leur santé le plus longtemps possible. Ces exercices sont classés par localisation et région anatomique. N'hésitez pas à aller directement au chapitre vous concernant.

Exercice et vieillissement

Malgré les recommandations et les multiples campagnes d'information menées par les professionnels de santé et les gouvernements, force est de constater que peu de malades bougent suffisamment.

Il est établi qu'il existe une baisse de l'appétence pour les activités physiques et l'exercice après 50 ans. Et avec l'âge, cette baisse s'accentue encore.
- Les mouvements en amplitude sont difficiles, la sueur est mal supportée, les courbatures perturbent la fonction pendant 48 heures après les efforts musculaires, les activités présupposant une dépense énergétique élevée sont mal perçues. La fatigue induite par ces efforts s'ajoute à la fatigue ressentie préalablement, et il est très difficile de faire percevoir les bienfaits de l'activité physique lorsque le patient relate ce qu'il ressent.
- Le vieillissement du système nerveux diminue l'aptitude physique au même titre que le vieillissement de l'appareil locomoteur.
- Le VO_2max (volume de consommation d'oxygène par minute), qui est le meilleur indicateur des capacités physiques d'un individu, diminue régulièrement à partir de 25 ans, il est réduit d'un tiers à 60 ans et de moitié à 80 ans.
- Le système musculaire vieillit également et les muscles sont plus fatigables.

Techniques masso-kinésithérapiques utilisées

• Les exercices à visée articulaire

Nous appelons ces techniques des « mobilisations ». Il s'agit d'appliquer une force extérieure pour mobiliser l'articulation dans les différents secteurs de mobilité permis par l'anatomie. La force extérieure peut être exercée par le kinésithérapeute lui-même, on parle alors de « mobilisation passive ». Cette force peut être exercée par une machine mobilisante, on parle alors de « mobilisation passive mécanique ». Enfin, cette force peut être exercée par vous-même, on parle alors d'« automobilisation ».

La mobilisation passive a plusieurs effets physiologiques démontrés et validés.
- augmentation de la température locale des tissus permettant une meilleure qualité du mouvement (plus fluide, plus souple) ;

- augmentation de l'amplitude du mouvement. Cet effet et celui cité ci-dessus sont liés ;
- amélioration de la qualité tissulaire. Lorsque l'on observe au microscope les tissus avant et après des séances de mobilisation passive, on s'aperçoit que les tissus sont de meilleure qualité après ;
- les fibres de collagène dont sont constitués quasiment tous les tissus de notre organisme s'orientent dans le sens des contraintes qu'elles reçoivent. La mobilisation passive permet en quelque sorte de « peigner » les fibres de collagène pour les orienter dans le sens du mouvement et ainsi améliorer son efficacité.

Parfois la douleur ou des processus inflammatoires perturbent le mouvement et le patient est incapable de se relâcher pendant la mobilisation passive. On pratique alors la mobilisation activo-passive : le patient et le kinésithérapeute bougent en même temps l'articulation. Dans ce cas, le kinésithérapeute sollicite le patient en lui demandant de suivre activement les mouvements qu'il lui dispense. Ainsi les muscles travaillent de concert avec le kiné et la mobilisation s'en trouve facilitée. C'est aussi un excellent moyen de faire travailler les muscles dans leur fonction quotidienne.

• Les exercices musculaires

Exercices en décharge ou en charge partielle

Il s'agit de proposer au patient des exercices musculaires en s'affranchissant de la gravité et du poids du corps. Par exemple, lorsque nous sommes debout, le quadriceps freine la descente du haut du corps vers le bas. Pris dans l'autre sens, le quadriceps sert à faire une extension de la jambe sur le fémur. Lorsque nous sommes allongés au sol sur le dos, ce mouvement d'extension de la jambe est facilité parce qu'il n'y a pas le poids du corps à gérer pour le muscle, mais son intensité est de ce fait moindre.

L'exercice est dit « en décharge totale » quand le poids du corps ne s'exerce pas sur le segment en mouvement (par exemple : lorsque nous sommes immergés). L'exercice est dit « en charge partielle » lorsque seule une partie du poids du corps s'exerce sur le segment en mouvement (par exemple : lorsque nous sommes assis, le poids du corps n'appuie pas sur le genou, seule une partie de la cuisse pèse sur le genou).

Exercices en charge

Ce sont les exercices où la totalité du poids du corps pèse sur le segment ou l'articulation. Parfois, nous ajoutons une charge supplémentaire pour rendre l'exercice encore plus difficile (poids, haltères, résistances élastiques).

Exercices aérobies

Il s'agit d'exercices de longue durée qui ont pour but de solliciter les capacités aérobies du sujet, c'est-à-dire d'intensité modérée mais de durée supérieure à trente minutes.

• La physiothérapie : thermothérapie, électrothérapie, ultrasons…

Thermothérapie

Qu'est-ce que la thermothérapie et comment peut-elle améliorer l'arthrose du genou ? La thermothérapie consiste à appliquer de la chaleur ou du froid sur les articulations pour améliorer les symptômes de l'arthrose au moyen de sachets, serviettes, cire, etc. La chaleur permet d'améliorer la circulation et de détendre les muscles, tandis que le froid atténue la douleur, réduit le gonflement, resserre les vaisseaux sanguins, et bloque les impulsions nerveuses vers l'articulation. La thermothérapie est utilisée aussi bien dans le cadre d'un processus de réadaptation qu'à domicile.

En chauffant une région corporelle, on l'assouplit, c'est un phénomène physique naturel qui est à la base de nombreuses techniques de kinésithérapie : le massage qui chauffe les structures anatomiques massées, l'échauffement sportif ou la chaleur que l'on se propose d'appliquer ici. Cela permet d'augmenter la mobilité.

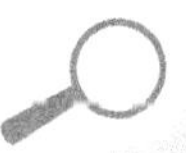

Thermothérapie et arthrose[1]

Pour traiter ce sujet, trois études ont été identifiées et analysées par des scientifiques. Plus de 170 personnes souffrant d'arthrose ont continué à prendre leurs médicaments mais ont également utilisé des sachets/serviettes chaud(e)s, froid(e)s ou glacé(e)s avec ou sans massage, ou aucun traitement. Les études n'étaient pas de haute qualité, mais cette revue Cochrane fournit les preuves les plus concluantes à ce jour.

Pour les douleurs mécaniques, nous utilisons la physiothérapie à base de compresses humides chaudes variant de 50 à 70 °C, enveloppées dans une serviette pour éviter les brûlures. Il y a quelques années, on utilisait beaucoup les infrarouges comme moyen antalgique, ceux-ci étaient délivrés par une

…/…

1 Brosseau L, Yonge K, Welch V, Marchand S, Judd M, Wells GA, Tugwell P. Thermotherapy for treatment of osteoarthritis. Cochrane Database of Systematic Reviews 2003, Issue 4. Art. No.: CD004522. DOI: 10.1002/14651858.CD004522.

machine avec une lampe chauffante. Aujourd'hui, même s'ils sont encore beaucoup utilisés, ce n'est plus l'indication première pour la mise en place d'une physiothérapie chaude. En effet, ils n'ont pas fait la preuve clinique de leur efficacité, et l'exposition du corps à quelque rayonnement que ce soit n'a jamais eu bonne presse. Je les mentionne néanmoins car vous avez peut-être été nombreux à en bénéficier et avec succès. Ils sont dorénavant à éviter, surtout quand le pack de boue ou de parafango chaud est bien plus efficace et sans danger.

Le chaud peut être également administré de façon indirecte par l'immersion en balnéothérapie dont l'eau est proche des 35 °C. L'avantage est que la chaleur enveloppe complètement le membre, à la différence des compresses ou des infrarouges. La balnéothérapie est une technique de choix pour permettre de recouvrer une liberté de mouvement.

Quelle est l'efficacité de la thermothérapie ? Une étude montrait qu'un massage avec de la glace pendant 20 minutes à raison de 5 jours par semaine pendant 2 semaines améliorait la force musculaire de la jambe et l'amplitude de mouvement du genou, et réduisait la durée nécessaire pour parcourir 15 mètres à pied par rapport à l'absence de traitement.

Une autre étude montrait que la réduction de la douleur à la suite de l'application de sachets de glace 3 jours par semaine pendant 3 semaines était similaire à l'absence de traitement.

Une autre étude encore montrait que l'application de sachets froids pendant 20 minutes au cours de 10 séances permettait de réduire davantage le gonflement que l'absence de traitement. L'application de sachets chauds pendant la même durée avait le même effet sur le gonflement que l'absence de traitement.

Aucun effet secondaire n'a été rapporté pendant ces études. De manière générale, ces études indiquent que la thermothérapie est sûre lorsqu'elle est appliquée avec précaution.

Quelles conclusions peut-on en tirer ? La taille et la qualité de ces études ne permettent pas de tirer des conclusions définitives. Des preuves de niveau « argent » indiquent que les massages utilisant de la glace peuvent améliorer l'amplitude de mouvement, la force du genou et les capacités fonctionnelles des personnes souffrant d'arthrose du genou. Des sachets froids peuvent être utilisés pour réduire le gonflement.

Électrothérapie

On utilise des courants électriques afin de diminuer la conduction nerveuse du message douloureux. Les principes et les modalités des courants étant un peu complexes, je me bornerai à décrire succinctement la technique. Dans le cas de l'arthrose, on utilise des courants à visée antalgique sur les zones douloureuses et des courants ayant pour but la sécrétion d'endorphines. Le placement des électrodes se fait en fonction du but recherché.

Le but de ces courants est d'inhiber la transmission du signal douloureux au cerveau. C'est le même principe que le paracétamol, et le même mécanisme qui est à l'œuvre lorsque l'on se frotte après s'être cogné le coude pour calmer la douleur. Ces courants ne présentent quasiment aucune contre-indication. De plus, les patients reprennent confiance en eux lorsqu'ils voient leur douleur diminuer.

Votre kinésithérapeute sera apte à vous conseiller dans l'acquisition d'un appareil d'électrothérapie destiné au grand public, afin de maintenir les effets dans le temps et de contribuer chez vous au succès du traitement dans son ensemble. Il est recommandé d'appliquer les deux méthodes alternativement. Il a été démontré qu'un traitement médicamenteux de Doliprane® + TENS *(Transcutane Electro Nerve Stimulation)* diminuait de 80 % les douleurs.

L'électrothérapie pourra aussi être utilisée pour le renforcement musculaire avec des courants appelés « excito-moteurs ». Nous y reviendrons plus loin.

Ultrasons

On utilise les ultrasons pour leur effet supposé anti-inflammatoire et leur action supposée défibrosante, fibrolytique (c'est-à-dire qu'ils permettraient de « casser » les adhérences tissulaires). Leur utilisation consiste à balayer les zones douloureuses avec la tête à ultrasons pendant quelques minutes en fonction des programmes et des effets recherchés. Votre kinésithérapeute choisira d'utiliser ou non cette technique.

Attention : les ultrasons ne sont jamais utilisés lorsqu'il existe du matériel chirurgical. En d'autres termes, vous ne bénéficierez jamais des ultrasons si vous êtes porteur d'une prothèse de hanche.

• Le massage

C'est une technique extrêmement riche et qui présente plusieurs intérêts sur les différents tissus de l'organisme. Il existe de nombreux ouvrages et vidéos en la matière, qui présentent chacun leurs techniques et les bienfaits pour le corps et la santé.

L'essentiel est un contact manuel entre un soignant et un soigné, une relation thérapeutique, des effets réflexes de la peau sur les organes et les tissus sous-jacents, et des effets physiologiques : échauffement des tissus, apport sanguin, antalgie de la zone massée, meilleure mobilité des tissus massés entre eux, sensation psychique de bien-être ou de mieux-être. Le massage chauffe les tissus, détend les muscles, soulage les douleurs, assouplit. C'est le moyen le plus apprécié (à raison !) et qui est le préalable à toute autre technique manuelle. Il permet une prise de « contact » entre le kinésithérapeute et son patient.

D'un point de vue musculaire, le massage permet de détendre l'ensemble des muscles de la région de la hanche, notamment les petits muscles profonds (les muscles pelvi-trochantériens) qui sont toujours contracturés et atrophiés à cause de l'arthrose.

D'un point de vue articulaire, le massage permet de frictionner les éléments anatomiques de l'articulation comme les ligaments, les cartilages, les tendons, les os. La perception sensorielle s'en trouve améliorée et le massage améliore la vascularisation de l'articulation massée, augmentant ainsi le potentiel de cicatrisation.

Les massages concerneront la cuisse, le genou directement et tous ses plans cutanés, ainsi que la jambe jusqu'au pied. Rappelons que d'après la célèbre expression de Dolto « Le genou est un valet soumis à deux maîtres : la hanche si souvent altérée par la gravité et le pied qui se débrouille ». Tout traitement du genou, tout massage du genou doit combiner des techniques sur la hanche et sur le pied.

• Les étirements et les autoétirements

Lorsque les douleurs sont d'origine musculo-tendineuse, on pratiquera des étirements et des postures. Celles-ci cibleront les muscles contracturés et rétractés. Dans le cas de la gonarthrose, nous aurons l'ensemble des muscles polyarticulaires qui croisent l'articulation du genou : le droit fémoral qui est un chef du quadriceps, les ischio-jambiers (semi-membraneux, semi-tendineux, biceps fémoral), les adducteurs (notamment le grand adducteur et le gracile), le sartorius en dedans de la cuisse (appelé anciennement muscle couturier puisqu'il suivait la couture du pantalon), et enfin le TFL (tenseur du fascia lata) en dehors de la cuisse. Tous ces muscles auront besoin d'être massés, étirés, et/ou posturés à chaque séance et quotidiennement chez vous en pratiquant des autoétirements ou des autopostures comme vous le découvrirez dans la suite de cet ouvrage.

• La balnéotherapie : moyen thérapeutique de choix pour l'économie articulaire

La balnéothérapie, ou hydrothérapie, est un traitement ancien et populaire. Elle implique de passer du temps dans une piscine intérieure remplie d'eau minérale à une température comprise entre 31 et 34 °C (88 à 93 degrés Fahrenheit). Elle traite aussi bien l'arthrose du genou, du dos, de l'épaule.

Pourquoi la balnéothérapie ? Parce que l'eau porte[1], donc quand nous sommes immergés il ne s'exerce plus de contraintes de gravité, on va alors pouvoir travailler plein de choses pour soigner l'arthrose et lutter contre les douleurs.

---

1. *Cf.* la poussée d'Archimède.

Dans l'eau, on peut tout faire, encore mieux qu'à sec. On peut travailler allongé sur le dos, allongé sur le ventre, assis, debout. On peut faire contracter chaque muscle un par un, faire bouger n'importe quelle articulation. La grosse différence avec le travail à sec, c'est que le poids du membre inférieur ne s'exerce pas sur l'articulation. Pour prendre un exemple simple, nous allons imaginer le mouvement qui consiste à écarter le membre inférieur sur le côté dans le plan frontal : l'abduction. À sec, il faut, pour réussir, vaincre une résistance : le poids de la jambe qui représente environ 15 % du poids du corps total. Dans certains cas (rares dans la coxarthrose), les muscles utiles au mouvement ne sont pas assez forts pour vaincre cette résistance et donc le mouvement n'a pas lieu. *A contrario*, dans l'eau, le poids de la jambe est porté par l'eau, le mouvement, aidé par la poussée d'Archimède, peut donc avoir lieu.

L'eau est donc un espace de liberté unique, dédié à la mobilité où l'on redécouvre un potentiel de mouvement que l'on croyait perdu à jamais. Le mouvement humain renaît dans l'eau. Le déplacement s'y opère de façon totalement différente par rapport à la marche.

Lors de la marche, nous avons une vision verticale (l'œil humain s'oriente et s'équilibre en fonction des verticales), un déplacement du corps à la verticale. Nous utilisons les membres inférieurs pour avancer en nous équilibrant par un léger mouvement des membres supérieurs. Nous subissons les impacts au sol et la force gravitaire. Nous n'avons aucune sensation de résistance de l'air (sauf condition de vent). Et enfin, nous gérons un déséquilibre en permanence rattrapé d'un pied sur l'autre (la marche est une succession de déséquilibres vers l'avant).

Alors que dans l'eau, nous sommes immergés, nous avons une vision horizontale, nous avons un déplacement horizontal, les membres supérieurs sont utilisés pour avancer en appuyant contre la résistance de l'eau, les membres inférieurs servent à rééquilibrer le corps. Il n'y a pas d'impacts, il n'y a pas de sensation de déséquilibre, nous flottons à la surface, nous sentons une résistance de l'eau liée aux frottements qui s'exercent contre notre déplacement.

L'intérêt de la balnéothérapie est de pouvoir combiner ces différents effets entre eux. Il est tout à fait possible de simuler la marche dans l'eau. On peut utiliser une bouée qui nous maintient verticalement et nous pouvons marcher contre la résistance de l'eau et ainsi renforcer les muscles des membres inférieurs sans abîmer les cartilages. Nous pouvons utiliser aussi des couloirs de marche, qui sont des couloirs remplis d'eau afin de marcher sans appui sur les pieds (très utile lorsque nous voulons éviter la mise en charge sur un membre récemment équipé d'une prothèse).

Lorsque nous sommes immergés jusqu'au sternum, seulement 5 % du poids du corps est en charge sur les pieds. Nous trouvons là des avantages pour toutes les pathologies où l'appui est interdit pendant quelque temps, et pour l'arthrose si nous ne voulons aucune contrainte.

Le matériel utilisé en balnéothérapie est rudimentaire. Il consiste en des planches, des flotteurs, des bouées, des ballons, des plaquettes, des coussins, etc., qui permettent d'adapter à chacun les conditions d'un mouvement approprié et calculé en vue d'une récupération progressive des amplitudes articulaires, des qualités musculaires (extensibilité, force, endurance).

L'eau des balnéothérapies est souvent chaude, proche de 34 °C, ce qui permet une détente musculaire et articulaire semblable à celle provoquée par la physiothérapie utilisée en masso-kinésithérapie. De plus, vous pouvez associer les bienfaits du sauna, du hammam, du jacuzzi, des jets d'eau qui permettent de masser l'ensemble des zones du corps, des bains écossais, ainsi vous bénéficierez d'un ensemble de soins de thalassothérapie et de thermalisme qui ont montré leur efficacité dans les cas d'arthrose.

Les exercices qu'il est possible d'exécuter dans l'eau dans le but de maintenir et d'entretenir les acquis du traitement kinésithérapique pour l'arthrose sont les mêmes que ceux utilisés à sec dans le cadre du travail fonctionnel que nous détaillerons plus loin dans cet ouvrage. Ce sont des exercices de pédalage, de marche dans l'eau, de montée des genoux, d'accroupissement, de poussée avec les pieds contre un mur en se laissant glisser dans l'eau. En faire une liste exhaustive en tentant de regrouper tous les exercices utiles à l'arthrose serait illusoire et sortirait du propos de ce livre. En revanche, vous pouvez exécuter dans l'eau tous les gestes qui vous semblent durs à faire à sec : la poussée d'Archimède vous aidera !

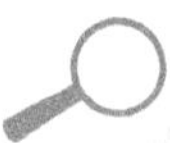

Pour les voyageurs intéressés, il est reconnu que la mer Morte procure des bienfaits supérieurs à l'eau « classique », car elle possède une densité beaucoup plus importante en raison de la quantité de sel contenue dans l'eau. Le corps est alors porté encore plus et la mobilité s'en trouve facilitée. Prendre un bain à l'argile rose dans un spa procure un peu la même expérience sensorielle. L'argile rose est réputée pour sa densité, le corps flotte et s'y meut sans effort. J'en ai fait l'expérience et c'est absolument extraordinaire. On a la sensation d'être en apesanteur et de pouvoir bouger en haut, en bas, en rotation, exactement comme dans l'espace. Si vous en avez l'opportunité, n'hésitez pas à essayer, je peux vous garantir que vous n'oublierez jamais ce moment.

En conclusion, la balnéothérapie est un excellent et indispensable moyen pour combattre l'arthrose et ses conséquences morbides pour votre qualité de vie. N'oublions pas que cette maladie est la principale cause d'invalidité dans les pays développés et que ce n'est pas en restant dans son fauteuil sans rien faire que cela changera quoi que ce soit.

J'ajouterai encore une recommandation générale concernant la balnéothérapie, et plus généralement la piscine et les activités aquatiques dans leur ensemble. Nous entendons souvent dire que la piscine n'est pas recommandée dans les cas d'arthrose ou d'autres pathologies rhumatologiques chroniques car elle ne stimulerait pas assez le métabolisme osseux et irait à l'encontre des recommandations décrites plus haut (marcher, avoir des contraintes sur le cartilage pour stimuler son métabolisme et lutter contre les conséquences de l'arthrose). C'est ne pas prendre en compte l'action musculaire dans sa globalité. Si l'on considère le muscle comme un simple moteur du mouvement, on commet une erreur. Le muscle sert aussi à stabiliser les articulations, il est riche en capteurs proprioceptifs et en mécanorécepteurs, il est un lit vasculaire pour les tissus environnants. Il permet aussi la minéralisation de l'os par les contraintes de traction qu'il exerce sur celui-ci à ses insertions. Les muscles ne s'attachent pas tous sur l'os par le biais d'un tendon, beaucoup s'insèrent par de larges bandes de fibres myo-aponévrotiques, ce qui augmente la surface de contact entre l'os et le muscle, et sollicite ainsi une large zone osseuse, utile à la minéralisation de l'os.

La forme des os est en général déterminée par les reliefs musculaires qui l'entourent. Un creux osseux est caractéristique du passage d'un muscle. Une bosse ou une excroissance osseuse est le signe d'un muscle qui s'insère dessus et qui, à force de contraintes en traction, a développé dans le temps la morphoanatomie de l'os.

• La crénothérapie

La crénothérapie est le nom donné aux soins prodigués en cure thermale pendant un séjour d'une durée de dix-huit jours dans une station thermale située à proximité d'une source thermale. Ces soins sont remboursés à condition de choisir une station thermale accréditée par la Sécurité sociale.

Ces traitements associent des soins à base d'eau thermale, des soins de masso-kinésithérapie et de rééducation fonctionnelle, un changement de climat, d'environnement et de mode de vie.

Pendant les trois semaines de cure, les soins à base d'eau thermale sont répétés et comprennent :
• enveloppement à base de boue, vapeurs d'eau thermale ;
• douches, bains, massages au jet d'eau, et autres dérivés d'hydrothérapie ;
• kinésithérapie, balnéothérapie et thalassothérapie à base de soins de spa (modelages, gommages, enveloppements...) ;
• massages ;
• séances d'éducation thérapeutique en groupe ;

- alimentation équilibrée ;
- changement de cadre de vie.

Les indications de la prescription de cure thermale sont : affections rhumatologiques chroniques en particulier l'arthrose, la polyarthrite rhumatoïde, les lombalgies, les cervicalgies, la spondylarthrite ankylosante.

Les contre-indications sont :
- poussée inflammatoire ;
- altération de l'état général ;
- insuffisance cardiaque grave, hypertension artérielle instable ;
- infection ;
- lésions cutanées non cicatrisées ;
- cancers récents ;
- traitement immunomodulateur ou immunosuppresseur récent.

L'évaluation de l'efficacité des cures thermales est difficile compte tenu de la difficulté à réaliser un placebo ou une étude en aveugle, mais elles ont néanmoins démontré leur efficacité par une diminution de la consommation médicamenteuse dans les mois qui suivent la cure.

• Pédicurie – podologie

Les soins de pédicurie sont utiles pour corriger les défauts d'appui du pied au sol. Un mauvais entretien des ongles des pieds et la formation de zone kératinisée (cornée) sous les pieds entraînent des défauts de marche qui perturbent l'équilibre général du corps et potentialisent les conséquences de l'arthrose en modifiant l'axe des membres inférieurs.

Les orthèses plantaires confectionnées en podologie permettent de corriger les défauts d'axe (alignement des segments osseux) que nous avons évoqués plus haut. La correction en vue de la réduction d'un genu varum ou un genu valgum permet de diminuer les contraintes délétères qui s'exercent sur les plateaux tibiaux.

Ces soins concernent surtout l'arthrose des membres inférieurs, et leur efficacité est limitée. Cependant, le soulagement des zones en hyperappui à la hanche ou au genou peut permettre de diminuer significativement les douleurs de l'arthrose.

Arthrose et aides techniques

Les aides techniques sont des attelles et des orthèses confectionnées dans le but de soulager les douleurs des articulations :
- les orthèses de genou ;
- les attelles de repos pour l'arthrose de la base du pouce et l'arthrose du poignet ;
- les orthèses plantaires pour l'arthrose de la hanche et de genou.

• Attelles et orthèses pour l'arthrose

L'arthrose peut affecter différentes zones du genou ou l'ensemble du genou. Selon la zone affectée, l'arthrose peut modifier l'alignement des articulations. Les attelles et les orthèses sont des appareils qui soutiennent l'articulation du genou. Les orthèses sont des semelles qui s'insèrent confortablement dans les chaussures. Les attelles se composent de métal, de mousse, de plastique, de matériau élastique et de bandes de fixation. Une attelle de genou peut être conçue sur mesure pour le patient.

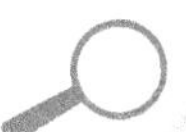

Effet des attelles et orthèses sur l'arthrose du genou[1]

- Le port d'une attelle de genou, par rapport à l'absence d'attelle :
  – augmente la distance pouvant être parcourue à pied ;
  – ne ferait aucune différence en matière de douleur, de fonction du genou ou de qualité de vie.
- Le port d'une orthèse à coin pronateur, par rapport au port d'une orthèse neutre, ne ferait aucune différence en matière de douleur, de fonction du genou ou de bien-être général.
- Le port d'une semelle à bandes élastiques, par rapport au port d'un coin pronateur classique après six mois, pourrait améliorer la douleur et les capacités fonctionnelles.
  Dans de nombreux cas, nous ne disposons pas d'informations précises concernant les effets secondaires et les complications. Les effets secondaires potentiels peuvent inclure une douleur à l'arrière du genou, une lombalgie, une douleur de la plante du pied, une irritation de la peau et un ajustement inapproprié. L'évaluation à long terme des changements des articulations visibles à la radiographie n'a pas été mesurée dans ces études.
- Les personnes atteintes d'arthrose qui utilisent une attelle de genou sont capables de marcher 1,8 km de plus après avoir porté une attelle de genou pendant un an. Ces résultats reposent sur des preuves de haute qualité.
- Pour les personnes atteintes d'arthrose qui portent une orthèse de pied ou de cheville, la douleur diminuait de 14 points supplémentaires sur une échelle de 0 à 100 après le port d'une orthèse pendant six mois. Ces résultats reposent sur des preuves de faible qualité.
- Les aides techniques utilisées dans l'arthrose :
  – les cannes simples en T utilisées notamment dans l'arthrose des membres inférieurs ;
  – les cannes anglaises utilisées après chirurgie de remplacement prothétique des membres inférieurs ;
  – les cannes simples utilisées pour mettre en décharge des compartiments des membres inférieurs dans les arthroses non opérées ;
  – pour les membres supérieurs, on utilise la mise en décharge de l'épaule par une écharpe en cas de poussée douloureuse inflammatoire.

---

1 Duivenvoorden T, Brouwer RW, van Raaij TM, Verhagen AP, Verhaar JAN, Bierma-Zeinstra SMA. Braces and orthoses for treating osteoarthritis of the knee. Cochrane Database of Systematic Reviews 2015, Issue 3. Art. No.: CD004020. DOI: 10.1002/14651858.CD004020.pub3.

La consultation

Qui consulter ? L'équipe pluridisciplinaire autour du malade arthrosique :
- le médecin traitant : c'est lui qui coordonne les différents intervenants autour du malade. C'est lui qui oriente pour une consultation spécialisée chez le rhumatologue lorsque cela est nécessaire, ou vers le chirurgien orthopédique lorsque l'indication opératoire est évoquée ;
- rhumatologue : spécialiste des maladies des os, des articulations et de l'appareil locomoteur en général ;
- kinésithérapeute : la rééducation du patient arthrosique lui est confiée, avec pour objectif de restaurer la mobilité, lutter contre l'atrophie musculaire et prévenir le retentissement fonctionnel ;
- autres : nutritionniste, podologue, ergothérapeute… Ces autres professionnels apportent un plus lors de l'atteinte arthrosique localisée au membre inférieur, en cas de désaxations des segments (genoux en X) pour le pédicure ou le podologue, et à la main (pouce en Z) pour l'ergothérapeute.

La vie associative pour les malades arthrosiques

En 1972, l'Association française de lutte antirhumatismale (AFLAR) est née de la Ligue française contre les rhumatismes (LFCR), elle-même créée en 1928.

• L'AFLAR entre dans l'histoire de la rhumatologie

En 1928, la rhumatologie n'existe pas. C'est l'hydrologie médicale et le thermalisme qui en font office. À part la goutte et la spondylarthrite ankylosante, toutes les maladies rhumatismales sont englobées sous la dénomination de « rhumatisme déformant ». Aucune thérapeutique majeure du type de celles actuellement utilisées n'est reconnue. Les malades les plus atteints sont voués à l'impotence progressive et terminent leur vie en souffrant au fond d'une salle d'hôpital. Personne ne s'occupe d'eux, ni les pouvoirs publics ni les instituts privés. Seuls quelques hommes généreux tentent sans grand succès d'améliorer leur sort.

Déjà avant la Première Guerre mondiale, quelques médecins ont pressenti le coût des rhumatismes (surtout en Allemagne), et plusieurs praticiens font ressortir le fait que l'invalidité rhumatismale est alors huit fois supérieure à celle provoquée par la tuberculose, alors véritable fléau. Ainsi, lors du IVe Congrès international de physiothérapie à Berlin, en mars 1913, le Dr J. Van Breemer d'Amsterdam lance un appel pour la création d'un institut international pour la recherche sur les maladies rhumatismales, souhaitant que cet organisme ait à la fois une vocation scientifique et sociale. Après la guerre, en 1921, à Londres, lors d'un congrès de thermalisme, est créée la Société internationale d'hydrologie médicale, dont le premier président est le Dr R. Fortescue Fox.

Dans le cadre de cette société, à Paris, en 1921, sous la présidence d'Henri Forestier, thermaliste mondialement connu d'Aix-les-Bains, J. Van Breemer réussit à concrétiser ses projets d'avant-guerre. Des personnalités médicales européennes fondent le Comité international pour le rhumatisme, lequel est agréé par la section d'hygiène de la Société des Nations ; le Dr Fortescue en devient le président, le Dr J. Van Breemer, le secrétaire général. L'objectif de ce dernier est de créer des comités nationaux dans tous les pays européens, et, effectivement, entre 1928 et 1990, suivant l'exemple de la France, une dizaine de pays créent leur ligue nationale. En octobre 1928, le Comité international pour le rhumatisme devient la Ligue internationale contre le rhumatisme (LCR), dont le siège est basé à Amsterdam pour dix ans. Parmi les nouveaux objectifs figurent une publication trimestrielle, *Actea Rheumatologica*, et l'instauration de congrès bisannuels, dont le succès s'est confirmé avec le temps.

Les grands événements qui ont fait l'AFLAR

- 1937 : La LCR obtient la reconnaissance d'utilité publique.

- 1938 : Création d'une commission permanente du rhumatisme à la section supérieure de l'hygiène sociale.

- 1949 : Création de la première chaire de rhumatologie à la faculté de médecine de Paris, dont le titulaire est F. Coste.

- 1953 : Création de la section sociale de la LFCR par modification des statuts de la LCR. Les présidents de cette section spéciale sont alors F. Layiani, puis J. Forestier et F. Delbarre.

- 1969 : Création de la Société française de rhumatologie, individualisant les activités scientifiques de la LFCR.

- 1972 : La LFRC est remplacée par l'AFLAR qui a pour mission de coordonner et d'optimiser la lutte contre les douleurs et les handicaps d'origine ostéo-articulaire, les actions de toutes les personnes physiques et morales concernées : malades, acteurs de santé (médecins, pharmaciens, infirmières, kinésithérapeutes, ergothérapeutes, psychologues, assistantes sociales, économistes de santé, etc.).

- 2002 : Grâce à des legs, l'AFLAR, longtemps hébergée par la Société française de rhumatologie (SFR) à la Pitié-Salpêtrière, s'installe dans ses propres locaux au 2 rue Bourgon, à Paris 13e. Elle dispose ainsi de locaux, parfaitement administrés par deux secrétaires, pour l'accueil, les réunions et les conseils d'administration.

L'AFLAR aujourd'hui

Les affections rhumatismales constituent aujourd'hui l'une des priorités de santé publique comme en témoigne la reconnaissance des années 2010-2020 comme la décennie des « maladies des os et des articulations ». La reconnaissance des affections rhumatologiques dépend de l'information procurée aux différents acteurs de santé, mais aussi à la population générale.

La révolution récente des thérapeutiques en rhumatologie ouvre des espoirs considérables dans ces maladies. La meilleure compréhension des mécanismes pathologiques grâce à des projets de recherche, la place du patient mieux établie comme participant à sa propre thérapeutique ont augmenté le rôle de chacun des acteurs, soignants, soignés et associations de patients.

• Les missions de l'AFLAR

L'Association française de lutte antirhumatismale est la seule association dédiée à l'ensemble des affections ostéo-articulaires. Fondée en 1928, elle est reconnue d'utilité publique depuis 1937. Cette organisation ombrelle regroupe de nombreuses associations affiliées, des professionnels de santé et des patients. Impliquée dès leur création dans les ligues sociales européennes de patients atteints de rhumatismes, l'AFLAR représente la France au comité permanent de l'EULAR PARE (EUropean League Against Rheumatism of People with Arthritis/ Rheumatism in Europe). L'AFLAR a été actrice de la « Décennie des os et des articulations » (2010-2020), démarche de multipartenariat mondial sous l'égide des Nations unies et de l'Organisation mondiale de la santé, visant à promouvoir la recherche, les soins et la prévention pour l'amélioration de la qualité de vie des personnes atteintes de rhumatismes.

Ces grands combats ont contribué, entre autres, à l'émergence des biothérapies, au remboursement de la densitométrie osseuse et des traitements anti-ostéoporotiques avant la première fracture.

Objectifs

L'AFLAR s'attache depuis plus de quatre-vingts ans à faire progresser les grands objectifs de la lutte antirhumatismale :
- Sensibiliser le grand public pour faire prendre conscience des retentissements de ces maladies au-delà des préjugés.
- Diffuser la connaissance sur les maladies ostéo-articulaires, leur prise en charge, l'état de la recherche et de la prévention.
- Améliorer la qualité des soins en transmettant le savoir-faire et en assurant la formation des professionnels de santé.
- Aider les patients à mieux vivre leur maladie au quotidien et à s'impliquer activement dans la chaîne de santé.

- Faire participer activement les patients à leur propre prise en charge et aux réflexions guidant la politique de santé.
- Permettre l'égalité d'accès aux soins pour tous les patients atteints d'affections ostéo-articulaires.
- Faire pleinement reconnaître le poids humain et socioéconomique majeur des rhumatismes auprès des pouvoirs publics.
- Faire progresser la prise en charge sociale, les moyens de prévention et la recherche.

Services aux patients

- L'AFLAR informe activement par ses brochures et documents audiovisuels thématiques, par son journal trimestriel *Bouge ton rhumatisme*, et par ses sites Internet (www.aflar.org et www.stop-arthrose.org).
- Elle possède un fonds documentaire thématique unique regroupant toutes les documentations des associations qui lui sont affiliées, des grandes institutions (l'Agence du médicament, l'HAS, l'Inpes…) et de tous les acteurs de la lutte antirhumatismale.
- Elle anime l'information-éducation de proximité par des réunions et des journées portes ouvertes organisées par ses sections régionales en collaboration avec les associations affiliées.
- Elle met à disposition du grand public deux numéros d'écoute : « Allô Rhumatismes » (N° Azur 0 810 42 02 42) et « Allô Ostéoporose » (N° Azur 0 810 43 03 43). Cette écoute se veut attentive et réconfortante, et permet aux malades de recevoir le soutien de bénévoles, le plus souvent eux-mêmes atteints d'arthrose.
- Elle met à la disposition des patients et de leurs proches des permanences délivrant des conseils dans les CHU de France.
- Elle mène un programme de sensibilisation auprès des dirigeants d'entreprises et de l'ensemble des acteurs du monde du travail.
- Elle conçoit et met en place des outils de bonnes pratiques : ETP, programme entreprises…
- Elle représente les patients français au sein de l'EULAR (Ligue européenne contre les rhumatismes).
- Elle organise des actions de plaidoyer visant à défendre les droits des patients avec notamment une pétition qui a rassemblé plus de 170 000 signatures pour le maintien de la prise en charge des traitements de l'arthrose.
- Elle soutient la recherche, notamment par le prix de recherche Arthrose de l'AFLAR, commun avec la SFR.
- Elle organise un congrès, les Rencontres nationales sur les rhumatismes, en collaboration avec deux autres associations de patients, l'AFS et l'ANDAR, et la Société française de rhumatologie. Ce congrès annuel réunit des professionnels de santé, des acteurs de santé non médecins, des gestionnaires d'établissements, des responsables d'associations de malades, des patients et leur entourage.

En 2011, l'AFLAR a créé l'Alliance nationale contre l'arthrose avec comme objectifs :
- réunir l'ensemble des parties prenantes impliquées dans la prise en charge de l'arthrose et impulser une mobilisation collective autour d'une problématique de santé publique sous-estimée : l'arthrose ;
- mener des réflexions sur les enjeux de la prise en charge de l'arthrose ;
- développer des actions de communication et de visibilité ;
- transmettre des messages de prévention ;
- identifier et faire remonter les besoins des personnes souffrant d'arthrose ;
- mobiliser les pouvoirs publics autour de cette pathologie.

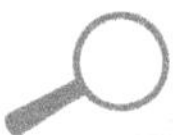

FOCUS

De septembre 2014 à juin 2015, l'AFLAR a organisé les états généraux de l'arthrose dans les grandes villes de France autour de tables rondes qui ont permis d'élaborer 9 champs d'actions qui regroupent 80 propositions destinées à améliorer l'information sur l'arthrose et la prise en charge des personnes souffrant de cette pathologie. Nous les reproduisons ici :

Rendre disponibles et accessibles pour les professionnels de santé et les patients les référentiels de la prise en charge de l'arthrose

Le diagnostic de l'arthrose peut être très long à poser et les patients ont l'impression de perdre du temps dans leur prise en charge. La radiographie est l'examen diagnostic de référence de l'arthrose. Pourtant, il n'est pas toujours réalisé.

Par ailleurs, les professionnels de santé ne maîtrisent pas toutes les alternatives thérapeutiques pour prendre en charge l'arthrose. Les patients cherchent par conséquent leurs propres solutions et se tournent parfois vers des prises en charge dont l'efficacité n'a pas été démontrée.

Favoriser la prise en charge non pharmacologique

La prise en charge de l'arthrose concerne plusieurs professionnels de santé. Il est important que les différents intervenants du parcours de soins se coordonnent pour faciliter et améliorer la prise en charge des personnes arthrosiques. Cette dernière comprend, en plus des solutions médicamenteuses, des soins tels que l'activité physique adaptée ou la kinésithérapie. Or ces solutions non pharmacologiques sont insuffisamment utilisées.

Favoriser l'accès aux interventions éducatives et aux programmes d'entraide entre pairs

Les personnes souffrant d'arthrose se plaignent du manque d'information concernant les différents médicaments. Elles aimeraient également pouvoir échanger plus facilement avec d'autres personnes concernées par la maladie.

Mieux informer et communiquer sur la maladie auprès des patients, des professionnels de santé, du monde du travail et du grand public

Bien que l'arthrose soit la maladie qui compte le plus de personnes touchées en France et qu'elle soit la première cause d'invalidité chez les personnes de plus de 40 ans, elle reste méconnue et très peu de messages d'information et de prévention sont diffusés auprès du grand public. Il paraît indispensable de développer les canaux d'information quant à cette pathologie – brochures, sites Internet de référence… – vers lesquels les professionnels de santé pourront orienter leurs patients.

Organiser le parcours de soins de la personne ayant de l'arthrose : diagnostic précoce, prise en charge pluridisciplinaire et coordination entre intervenants

Pour de nombreux patients, la prise en charge de l'arthrose s'apparente à un véritable parcours du combattant ! La coordination entre les différents professionnels de santé est souvent faible, voire inexistante, et le patient se voit dans l'obligation d'apporter à chacun de ses rendez-vous l'ensemble de son dossier médical (radios, prises de sang…). Ceci pourrait être évité s'il existait un référent du parcours de soins de la personne arthrosique et si une consultation de coordination était proposée.

Favoriser la recherche sur les traitements et les marqueurs de la maladie

Dans le domaine de la recherche, l'arthrose est une fois de plus le parent pauvre de la rhumatologie. De ce fait, certains traitements ne sont pas évalués de manière scientifique.

Réduire le reste à charge (optimiser l'utilisation des ressources existantes)

Du fait d'un manque d'évaluation de certains soins et de l'absence de véritable stratégie de prise en charge de l'arthrose, de nombreuses solutions thérapeutiques restent à la charge du patient.

Renforcer la prévention de l'arthrose

Les campagnes de communication grand public s'intéressent aux rhumatismes de manière générale ou aux troubles musculo-squelettiques, mais ne ciblent jamais spécifiquement l'arthrose. De plus, contrairement à d'autres pathologies, les déterminants de santé tels que l'activité physique, la diététique ou la lutte contre le surpoids ne sont jamais mis en avant dans la prévention contre l'arthrose.

Maintenir l'autonomie sociale et professionnelle

L'arthrose est la cause de nombreux arrêts de travail qui conduisent à terme à une désinsertion professionnelle, voire à un isolement social. Ceci est amplifié par la diminution de la mobilité et des activités des personnes arthrosiques du fait de la douleur.

Pour plus d'information sur le soutien aux malades ou pour approfondir vos connaissances sur l'arthrose, vous pouvez consulter la liste des liens utiles en fin d'ouvrage.

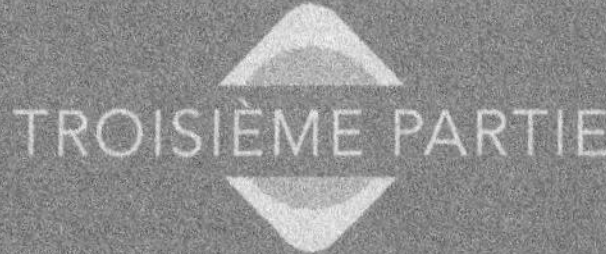

LES TRAITEMENTS PAR KINÉSITHÉRAPIE

« Kinésithérapeute. Guérisseur non médecin qui soigne
les malades des médecins non guerisseurs »
George Elgozy

Dans cette partie, vous allez découvrir des gestes, des postures, des conseils, des exercices pratiques simples à comprendre et à mettre en œuvre. Le classement localisation par localisation permet de gagner du temps afin d'aller lire directement les conseils dans le chapitre qui vous correspond.

Vous constaterez que certains conseils et exercices apparaissent plusieurs fois dans ce livre. Cela signifie qu'ils sont adaptés à plusieurs localisations.

CHAPITRE 9

LES MEMBRES INFÉRIEURS

L'arthrose de la hanche ou « coxarthrose »

C'est l'une des causes les plus fréquentes de douleur et d'incapacité fonction-nelle chez les personnes de plus de 55 ans. La coxarthrose a un retentisse-ment socioéconomique d'autant plus important que sa fréquence est en nette augmentation du fait du vieillissement de la population et de la progression de certains facteurs de risque comme l'obésité, la sédentarité, les pathologies métaboliques. L'arthrose touche autant les hommes que les femmes, même si nous constatons parfois une prédominance féminine.

Au même titre que le genou, on pose chaque année des milliers de prothèses de hanche. Appliquer quotidiennement les conseils suivants peut contribuer à retarder cette échéance et à entretenir les résultats des traitements déjà entrepris.

Dans 50 % des cas, un vice architectural est à l'origine de la coxarthrose. Dans les autres cas, nous parlons d'arthrose primitive. L'incidence est de 0,5 ‰ individus et la prévalence est de 0,5 % après 55 ans.

Les douleurs se manifestent principalement sur quatre zones :
- au pli de l'aine car il s'agit de la projection antérieure de l'articulation entre l'os coxal (la hanche) et la tête fémorale. L'articulation étant profonde, les douleurs retentissent dans le pli de l'aine ;
- en regard de l'articulation sacro-iliaque, située postérieurement, joignant l'os coxal au sacrum ;
- dans la région du grand trochanter, zone d'insertion musculaire et ligamentaire du fémur. Le grand trochanter est situé sur la face externe de la cuisse et il correspond à la zone osseuse que l'on sent juste sous la peau en haut et sur le côté de la cuisse ;

- dans le genou, car en raison de l'innervation de celui-ci, les douleurs de hanche se propagent jusqu'à lui. On parle alors de douleur « projetée ». Face à une douleur du genou, les professionnels de santé envisagent toujours une pathologie de hanche.

Les mouvements les plus déficitaires sont la flexion, l'extension et les rotations de la hanche. Parfois, il existe un temps de dérouillage matinal plus ou moins long en fonction du stade de la maladie et de la présence ou non d'une poussée inflammatoire. Enfin, l'ensemble de la musculature du membre inférieur est atrophié, notamment les muscles grand fessier, moyen fessier et le quadriceps.

Le retentissement fonctionnel est important. Le périmètre de marche est diminué et il faudra l'explorer très précisément à l'aide de tests cliniques. Il existe une attitude vicieuse de la hanche ainsi qu'une boiterie d'esquive du pas.

Les gestes de la vie quotidienne sont perturbés, comme l'habillage (enfiler des chaussettes ou des bas), la toilette (se laver les pieds), aller aux toilettes (il est fréquent pour les personnes atteintes d'arthrose de la hanche de devoir rehausser le siège des toilettes). La maladie n'a pas d'incidence sur l'alimentation, mais les déplacements pour l'approvisionnement sont problématiques. De plus, les malades décrivent une sensation de fatigue qui les gêne dans leur alimentation. Il convient donc de bien surveiller son équilibre alimentaire.

• Rappels anatomiques

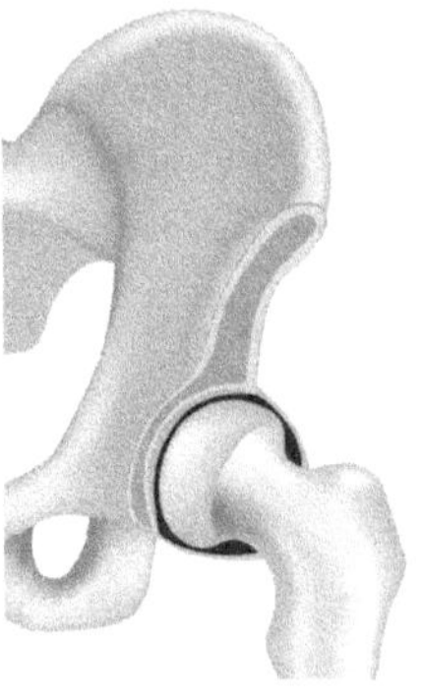 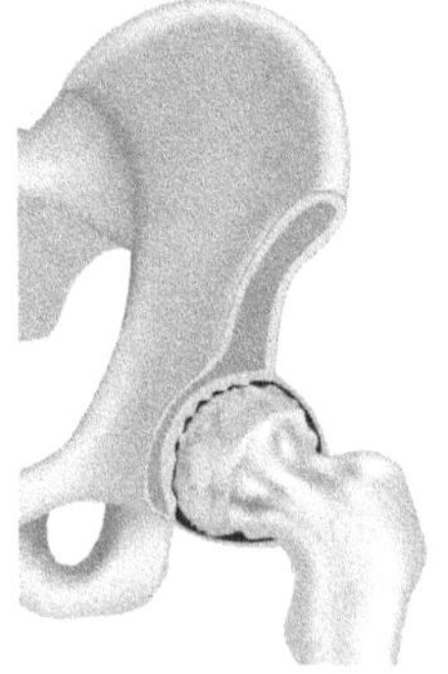

Articulation
de la hanche saine

Arthrose
de la hanche

Os

La hanche est une des plus grosses articulations du corps, elle est située à la racine du membre inférieur. C'est une articulation portante et durement sollicitée dans la vie quotidienne. Elle est composée de l'os coxal et de la tête fémorale. C'est un ensemble très solide qui doit associer deux paramètres paradoxaux : stabilité et mobilité, ainsi que robustesse.

La hanche, ou articulation coxo-fémorale, met en rapport la fosse acétabulaire (surface semi-lunaire) de l'os coxal (ou le bassin). Elle est située sur la face externe et l'extrémité supérieure du fémur avec la tête fémorale, séparée du reste de l'os par le col du fémur.

La tête fémorale est paradoxalement plus petite que la tête humérale (à l'épaule), car cette articulation est destinée à la stabilité plus qu'à la mobilité. Sa petite taille permet un meilleur emboîtement dans la fosse acétabulaire.

La tête fémorale couvre un angle d'environ 240°. Cela correspond à deux tiers de sphère pleine. Le cartilage qui la recouvre est très épais (supérieur à 5 mm). Il existe une particularité de la tête fémorale : elle a un ligament qui la relie à la hanche. Une des particularités des membres inférieurs (à la hanche, au genou [ligaments croisés] ou au pied) est qu'ils ont un système de ligaments à l'intérieur des articulations.

L'acétabulum est formé par la réunion des trois os primitifs de la hanche : l'ischion, l'iliaque et le pubis. La moitié seulement de l'acétabulum est articulaire. C'est un segment de sphère creux avec une couverture angulaire de 180° environ.

La tête fémorale regarde en haut, en dedans et en avant, alors que l'acétabulum regarde en bas, en dehors et en avant, ce qui découvre la partie antérieure de l'articulation. Les ligaments sont donc plus nombreux et plus puissants en avant de l'articulation.

En position debout, la tête fémorale est mal couverte par l'acétabulum. La couverture maximale est atteinte lorsque la hanche est fléchie à 90° (ce qui correspond à la position assise).

Entre l'os coxal et le fémur, il existe un labrum, fibrocartilage triangulaire très adhérent, qui permet d'augmenter la congruence et la concordance des surfaces articulaires.

Un ligament transverse termine la surface semi-lunaire du bassin et permet d'augmenter la congruence articulaire.

Éléments de stabilité passive

- Capsule articulaire avec des zones plus épaisses et plus souples permettant la mobilité.

- Quatre gros ligaments dont un ligament interne : ilio-fémoral, ischio-fémoral, pubo-fémoral, et un ligament qui est situé à l'intérieur de l'articulation : le ligament de la tête fémorale.
- Membrane synoviale qui tapisse la capsule.

Éléments de stabilité active

- Muscle droit fémoral.
- Muscle ilio-psoas.
- Muscle tenseur du fascia lata.
- Muscles fessiers.
- Muscles pelvi-trochantériens.
- Muscles adducteurs : pectiné, court, moyen, long, grand adducteur.

• Éléments de biomécanique simple

L'articulation coxo-fémorale joint la tête fémorale avec l'os coxal. Elle unit le tronc au membre inférieur. C'est une articulation portante, très solide, congruente, concordante, devant à la fois assurer stabilité du corps et mobilité du membre inférieur.

Mobilité

La hanche est mobile dans les trois plans de l'espace et offre la possibilité de six mouvements dont nous présentons les normes dans le tableau ci-dessous.

	HANCHE NORMALE	HANCHE ARTHROSIQUE
FLEXION	90-100°	80°
EXTENSION	10-20°	0°
ABDUCTION	45°	10°
ADDUCTION	30°	35°
ROTATION MÉDIALE (INTERNE)	30°	10°
ROTATION LATÉRALE	60°	30°

Les amplitudes des mouvements passifs sont supérieures à celles des mouvements actifs. La hanche de la femme est en général plus souple que celle de l'homme.

Stabilité

La stabilité de la hanche est assurée par :
- des éléments passifs : ligaments puissants qui limitent les amplitudes, capsule articulaire et membrane synoviale qui tapisse la capsule, labrum, tendons musculaires ;
- des éléments actifs : muscles mono- et polyarticulaires qui croisent l'articulation et situés sur le pourtour de l'articulation.

Contraintes

La transmission des contraintes se fait selon l'axe des travées osseuses des os en présence.

En équilibre sur une jambe, la hanche est similaire à un point de balance avec, d'un côté, la force des muscles latéraux, et, de l'autre, le poids du corps. Sur une hanche saine, lorsque l'on est en équilibre sur une jambe, il s'exerce une pression d'environ 6 kg/cm^2, soit l'équivalent de 4 fois le poids du corps.

Les contraintes sont modifiées par les vices architecturaux et la perte de mobilité de la hanche causée par l'arthrose. Les ostéophytes modifient également les axes des travées osseuses.

Les pathologies et la prise de poids augmentent et modifient la répartition des contraintes sur l'articulation.

Coxométrie

La coxométrie est l'ensemble des mesures effectuées sur les clichés radiographiques des hanches. Des valeurs existent, permettant de déterminer si cela est pathologique ou pas.

• Principaux vices architecturaux

Il s'agit de dysplasies qui peuvent toucher la hanche (40 % des dysplasies) et/ou le fémur.

Dysplasies supéro-latérales
- Coxa valga : col fémoral trop vertical, ce qui augmente l'angle cervico-diaphysaire (l'angle entre le corps du fémur et le col du fémur).
- Coxa vara : col fémoral trop horizontal, ce qui diminue l'angle cervico-diaphysaire.
- Coxa retorsa : col fémoral trop avancé (antétorsion trop exagérée).
- Aplatissement de la tête fémorale qui est mal contenue dans l'acétabulum.

Dysplasies internes

- Coxa profunda : protrusion acétabulaire plus marquée.
- Coxa plana : fragmentation de la tête fémorale, qui est le plus souvent une séquelle de maladies survenues au cours de la croissance, telles que l'ostéochondrite disséquante, la maladie de Leggs, Perthe et Calvé.

Il existe d'autres vices architecturaux secondairement acquis comme :
- l'inégalité de longueurs des membres inférieurs si elle est avérée et objectivée à la radiographie (supérieure à 2 cm) ;
- les séquelles de fractures et de luxations de l'articulation ;
- l'ostéonécrose de la tête fémorale ;
- la coxite infectieuse.

• Les traitements des articulations de la hanche

Les moyens

La mobilisation passive

Cette technique permet de solliciter le système articulaire dans toutes les amplitudes avec pour effets d'entretenir la synthèse de synovie et de maintenir l'orientation du collagène. Ces deux effets physiologiques permettront glissements, nutrition et amortissement du cartilage.

On distingue trois types de mobilisation passive :
- mobilisation passive globale : il s'agit de mobiliser l'articulation dans toute l'amplitude disponible, en associant plusieurs plans de mobilité (par exemple : la circumduction) ;
- mobilisation passive analytique : il s'agit de mobiliser la hanche selon un plan et un axe (par exemple : la flexion) ;
- mobilisation spécifique : il s'agit de mobiliser la hanche dans des mouvements qui ne peuvent pas être reproduits activement (par exemple : la décompression articulaire – acte de séparer les deux surfaces articulaires).

La posture

Cette technique consiste à mettre en position d'étirement une structure anatomique et à maintenir cette position pendant une vingtaine de minutes. Le principe est simple : laisser le temps agir pour déformer la structure viscoélastique (comme un élastique que l'on tend suffisamment longtemps pour qu'il soit déformé).

Votre kinésithérapeute pratiquera sur vous des postures en fonction du type de frein articulaire qu'il rencontrera. L'extension de la hanche est très souvent déficitaire dans la coxarthrose. Un flexum de hanche s'accompagne quasiment toujours d'un flexum du genou. Les deux doivent être traités systématiquement. Vous trouverez ci-dessous la description d'une autoposture en extension que nous vous conseillons de réaliser quel que soit votre cas.

Les exercices articulaires : 10 autopostures et automobilisations pour gagner en mobilité de la hanche

Lorsque l'on souffre d'arthrose de la hanche, il existe de nombreuses raideurs articulaires qui perturbent le mouvement et contribuent chaque jour à une perte progressive de mobilité. Il faut impérativement lutter contre ces raideurs afin d'augmenter ses capacités fonctionnelles et de retrouver ses amplitudes articulaires.

Cette série d'exercices simples, à pratiquer le plus souvent possible, vous permettra de retrouver la liberté du mouvement.

Automobilisation en flexion

Position de départ
Décubitus dorsal (couché sur le dos) sur votre lit ou au sol.

Action
À l'aide de vos bras, tractez les cuisses et les genoux vers la poitrine afin de provoquer une flexion de hanche. Le genou doit se laisser fléchir naturellement et se rapprocher de la poitrine.
L'amplitude doit être maximale mais sans douleur.

Fréquence
20 répétitions par jour.

Variante
Le même exercice est possible allongé sur le côté.

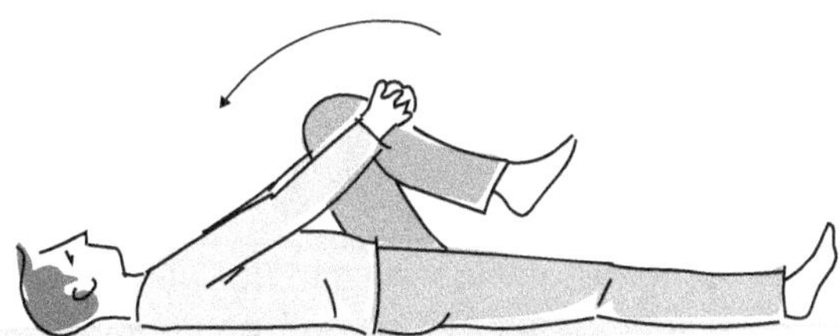

Automobilisation en quadrupédie

Position de départ
Quadrupédie (à quatre pattes) sur le sol ou sur votre lit.

Action
L'exercice consiste à venir s'asseoir en posant les fesses sur les talons à partir de la position quadrupédique.
Les deux hanches sont donc mobilisées en même temps. Le retour du mouvement s'effectue jusqu'à la position en quadrupédie.
Attention : cet exercice nécessite une flexion de hanche de 90° au départ, faute de quoi il ne sera pas profitable.

Fréquence
20 répétitions par jour.

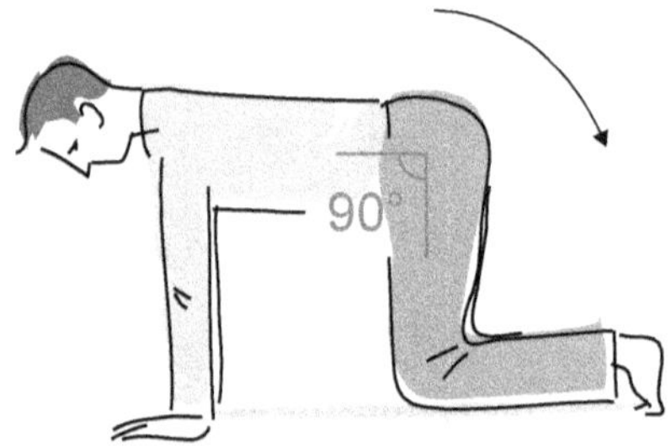

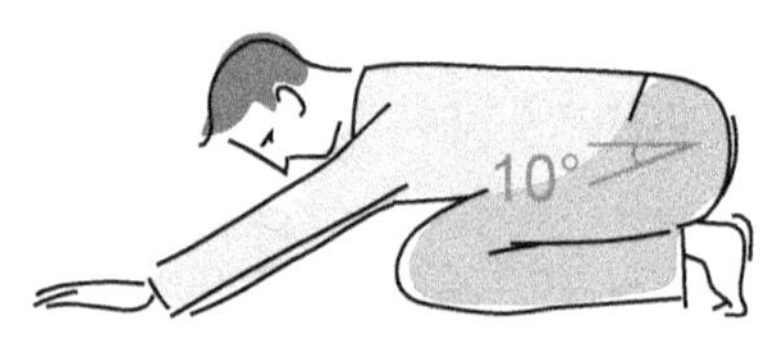

Autoposture en flexion

Position de départ
Debout avec un tabouret placé devant vous.

Action
Placez le pied sur le tabouret et penchez-vous doucement en avant, jusqu'à ce que vous arriviez en fin d'amplitude de flexion de la hanche. Le genou doit être proche de la poitrine. Arrivé au bout de l'amplitude disponible, vous devez ressentir une légère tension dans la région de la hanche, mais non douloureuse. Puis redressez-vous lentement.
La posture doit être maintenue environ 20 minutes afin de laisser le temps aux tissus de s'étirer. C'est long, mais très utile… pour lacer ses chaussures par exemple !

Fréquence
2 fois par semaine.

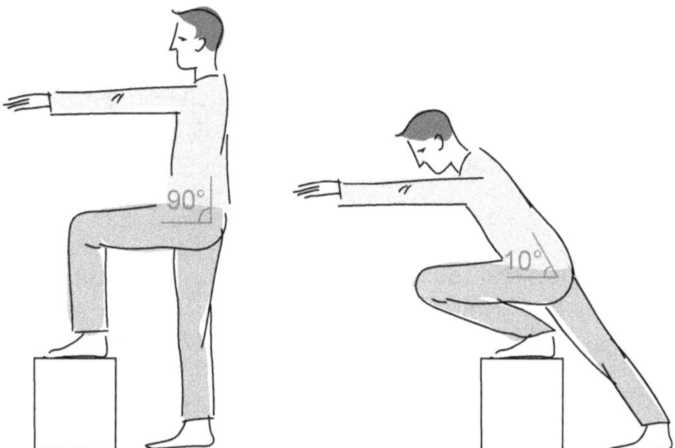

Autoposture en extension

Position de départ

Allongé sur le ventre sur votre lit, vos chevilles reposant sur un coussin d'une épaisseur de 4 cm environ.

Action

La posture consiste à venir prendre appui sur les coudes et avant-bras (position connue sous le nom de « position du sphinx »), les deux hanches sont alors posturées en extension.
Prenez la position lentement, maintenez-la pendant 20 minutes, puis revenez lentement à la position initiale.

Fréquence

2 fois par semaine.

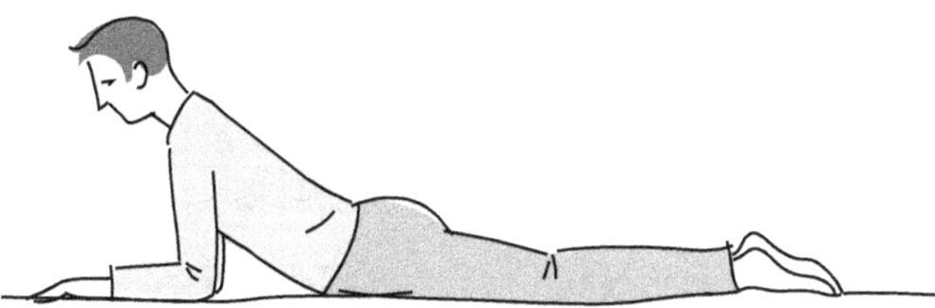

Autoposture en abduction

Position de départ

Asseyez-vous à califourchon face au dossier d'une chaise. Les cuisses placées de part et d'autre de la chaise maintiennent ainsi les amplitudes en abduction. Prenez la position doucement, maintenez-la 20 minutes, et redressez-vous lentement.

Variante

Cette posture est aussi réalisable en se couchant sur le dos sur une table et en plaçant les cuisses de part et d'autre de la table.

Fréquence

2 fois par semaine.

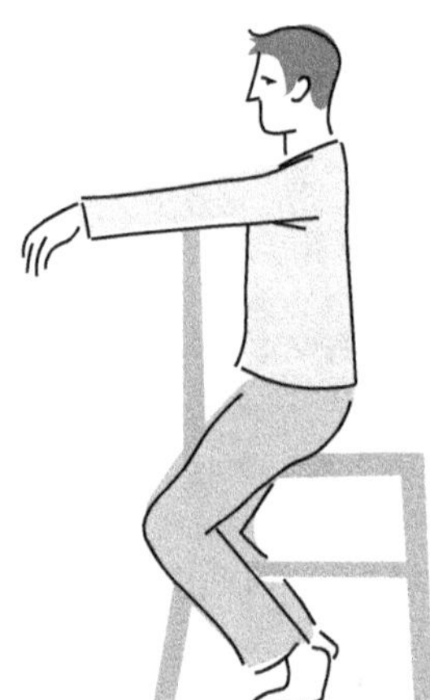

Autoposture en rotation latérale

Position de départ

Décubitus dorsal (allongé sur le dos).

Action

Le membre inférieur à posturer repose sur la table ou le lit, genou fléchi à angle droit (90° de flexion). L'autre membre inférieur repose par-dessus ce membre à posturer.
Cette position permet de maintenir une rotation latérale grâce au membre inférieur sain.
Prenez la position doucement, maintenez-la 20 minutes, et revenez lentement à la position initiale.

Fréquence

2 fois par semaine.

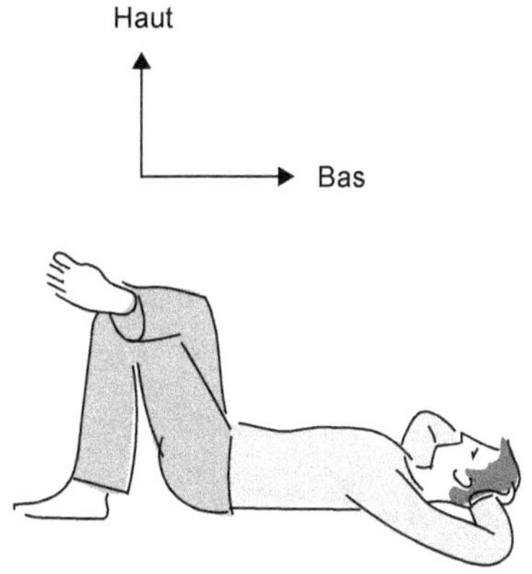

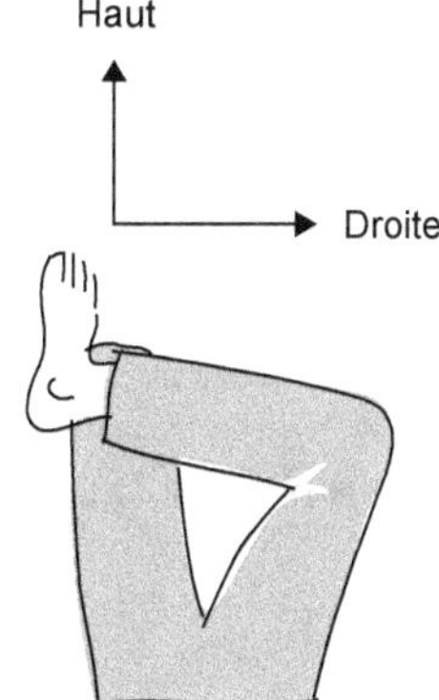

Autoposture en rotation médiale

Position de départ
Décubitus dorsal (allongé sur le dos), membres inférieurs en crochet, pieds à plat.

Action
Écartez les pieds et mettez vos genoux en contact, maintenez-la 20 minutes, puis revenez lentement à la position initiale.

Fréquence
2 fois par semaine.

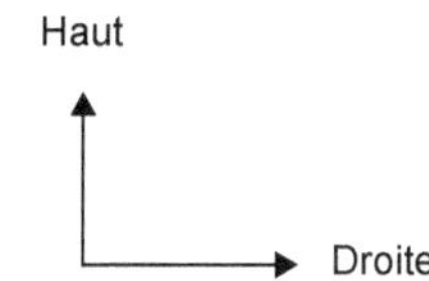

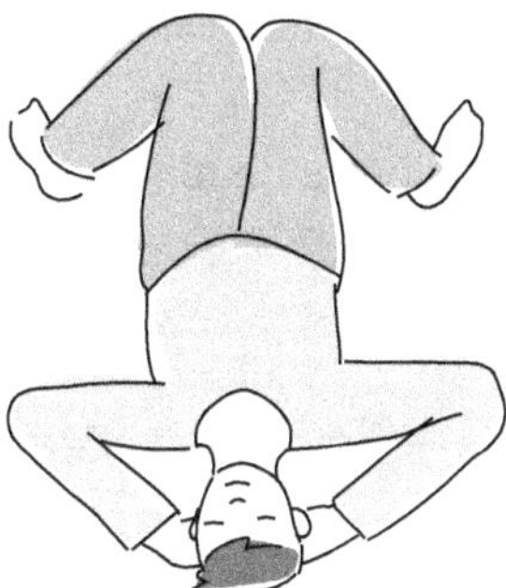

Autoposture en mouvements combinés

Position de départ
Assis sur une chaise ou sur un fauteuil.

Action
Placez la cheville du côté à posturer par-dessus le genou du côté opposé. La position ainsi obtenue est une combinaison de flexion, d'abduction et de rotation latérale.
Maintenez la position 20 minutes et revenez lentement.

Fréquence
2 fois par semaine.

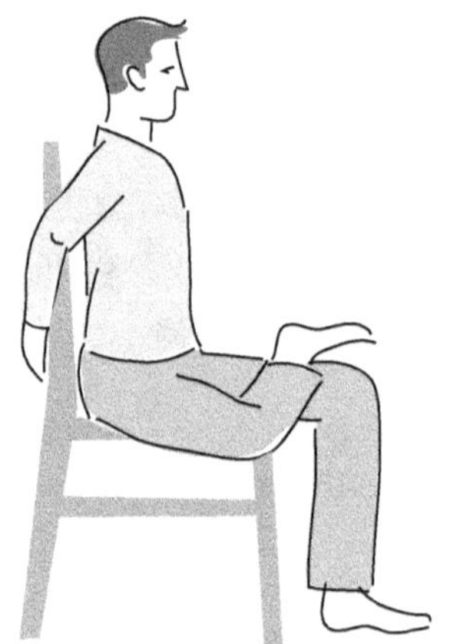

Flexion, abduction, rotation latérale

Autoposture en extension de l'articulation coxo-fémorale n° 1

Dans le cadre de l'arthrose de la hanche, il est recommandé de posturer la hanche en extension. L'objectif est d'augmenter l'amplitude de l'articulation coxo-fémorale en extension par un étirement suffisamment long de façon à étirer les éléments capsulo-ligamentaires.

Bon à savoir : la force exercée doit être de faible intensité pour ne pas déclencher des réactions de contractions musculaires de défense qui empêcheraient la technique d'être efficace.

Position de départ
Allongé sur le dos sur une table, les membres inférieurs en dehors de la table.

Action

Repliez une jambe, en maintenant contre le thorax le membre inférieur contro-latéral en flexion. Laissez la gravité agir pendant 20 minutes, en vous relâchant au maximum.

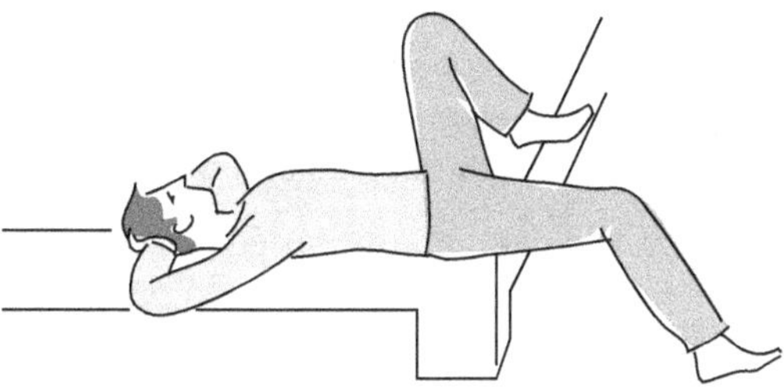

Hanche sur le coussin

Autoposture en extension de l'articulation coxo-fémorale n° 2

L'objectif de cette posture est de lutter contre le flexum, d'étirer les muscles contracturés et les éléments capsulo-ligamentaires antérieurs rétractés.

Position de départ

Couché sur le ventre.

Action

Placez un coussin sous la cuisse du côté où est située l'arthrose et installez-vous confortablement. Cette position provoque une extension de l'articulation coxo-fémorale. Vous devez ressentir une très légère tension dans l'aine, mais surtout pas de douleur.

Maintenez la position 20 à 30 minutes.

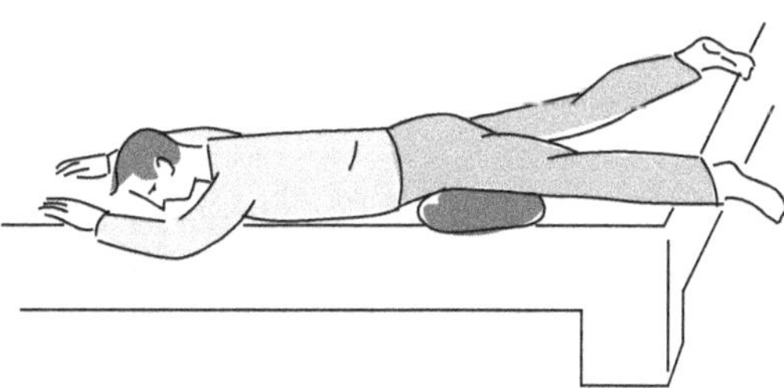

Hanche sur le coussin

Attention : n'utilisez pas un coussin trop gros, sinon vous risquez de provoquer une hyperlordose de la région lombaire, ce qui n'est pas souhaitable lorsque l'on souffre d'arthrose. L'hyperlordose lombaire n'est jamais souhaitable quel que soit le cadre pathologique, car elle augmente les contraintes sur les vertèbres. Utilisez de préférence une serviette éponge pliée en 4 ou 8 selon votre capacité.

Les massages et automassages

Sur le pourtour de l'articulation, le kinésithérapeute traitera les tissus mous autour de la hanche. En raison de sa profondeur, l'articulation ne pourra pas bénéficier directement de techniques ligamentaires (frictions sur les ligaments, traits tirés, décollements des tissus pour faciliter les plans de glissement entre les ligaments, massages transverses profonds [MTP], palper-rouler et pétrissages du tissu cutané et ligamentaire, manœuvres de ponçages).

Le massage doit intéresser l'ensemble de la région lombaire, fessière, coxale ainsi que le segment de la cuisse jusqu'au genou (on parle de « complexe lombo-pelvi-fémoral »), et largement déborder de la région coxale.

Vous pouvez également vous automasser la hanche, le bas du dos et la région de la fesse. Des techniques simples vous sont présentées dans la partie 4 « Boîte à outils », page 243.

Les étirements : étirement du muscle ilio-psoas

Les muscles de la hanche ont tendance à être contracturés et rétractés lorsque l'on souffre d'arthrose. Ce sont eux, en partie, qui limitent les mouvements articulaires. Pour lutter contre ce phénomène, le traitement à apporter est l'étirement de ces muscles. Le muscle ilio-psoas est situé sur la face antérieure des vertèbres lombaires et se termine sur la partie supérieure du fémur, en dedans. C'est le muscle principal pour fléchir la hanche.

L'objectif de cet étirement est d'augmenter l'amplitude de la hanche en extension en étirant le muscle ilio-psoas contracturé.

En pratique : allongez-vous sur le dos sur un lit et laissez pendre en dehors du lit la cuisse du côté du muscle que vous voulez étirer, amenez ensuite le genou du côté opposé à la poitrine en le maintenant avec vos mains. Cette position provoque une très légère sensation d'étirement dans l'aine. Maintenez la position 1 à 2 minutes.

Bon à savoir : en respirant profondément et en insistant sur l'expiration lente et prolongée par la bouche, vous augmenterez la détente et améliorerez l'efficacité de l'étirement. Cet étirement est à pratiquer souvent car l'ilio-psoas est un muscle très puissant qui ne se laisse pas étirer aussi facilement qu'on le croit.

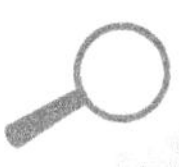

Hanche en dehors du lit

1) Automobilisation de la hanche en extension
2) Étirement du muscle ilio-psoas

Cinq conseils pour gagner en efficacité lorsque l'on s'étire

- Pratiquez ces étirements avant et après les exercices physiques. Avant l'effort, ils informent le cerveau que les muscles vont être étirés, vous devez pour cela tenir environ 8 secondes. Après l'effort, ils permettent de récupérer la longueur physiologique des muscles, vous devez alors tenir environ 30 secondes.
- Pratiquez ces autoétirements en associant la respiration profonde pour détendre les muscles au maximum. Sans que l'on sache exactement pourquoi, l'expiration lente passive permet aussi une détente musculaire.
- Ressentez la limite de l'étirement : pratiquez quotidiennement des étirements du quadriceps, des ischio-jambiers et de l'ilio-psoas, comme décrits plus loin dans le traitement de la douleur de la gonarthrose, sans aller jusqu'à ressentir la douleur. Si, lorsque vous vous étirez, vous ressentez une tension presque douloureuse, très inconfortable, c'est que vous allez déjà trop loin dans l'amplitude, et que ce sont les fascias et aponévroses des muscles qui sont étirés. Dans ce cas, vous allez provoquer des contractures de défense des muscles et ainsi obtenir l'inverse du but recherché.
- Dormez avec un petit oreiller plat sous les cuisses. Cette astuce du quotidien vous permet de dormir en ayant la hanche placée en extension (en posture), ce qui permet de lutter contre le flexum de hanche. Si l'inconfort de dormir sur le ventre ne vous dérange pas, cette technique est excellente.
- Demandez l'aide d'un proche pour vous étirer si vous ne pouvez pas le faire seul en raison de la difficulté ressentie ou de la perte de mobilité.

• Le traitement musculaire : renforcer les muscles autour de la hanche et du bassin

Les exercices musculaires que l'on peut proposer sont très variés et il est impossible d'en faire l'inventaire. En revanche, il faut connaître les muscles et les chaînes musculaires à faire travailler dans le but de réharmoniser et de rééquilibrer la musculature régionale. L'arthrose entraîne directement une amyotrophie des muscles autour de la hanche, et, indirectement, une amyotrophie de l'ensemble de la musculature en raison de la réduction de l'activité fonctionnelle.

Les muscles travaillent en chaîne et la finalité fonctionnelle du membre inférieur est de travailler en chaîne fermée, c'est-à-dire avec le pied fixe au sol et le reste du corps en mouvement (par exemple : s'accroupir, monter un escalier).

Les moyens utilisés dans le cadre du traitement musculaire peuvent être :
- des résistances effectuées par la main du kinésithérapeute afin de faire travailler une chaîne musculaire spécifique ;
- des élastiques qui s'opposent aux mouvements effectués par le patient ;
- le travail en balnéothérapie et en piscine qui permet de renforcer les muscles grâce à la résistance de l'eau et sans contrainte gravitaire grâce à la poussée d'Archimède ;
- la résistance créée par le poids du patient ou le poids de son membre inférieur lorsque l'on travaille contre la pesanteur ;
- des poids légers que l'on place dans un montage de poulies ou des poids fixés aux chevilles.

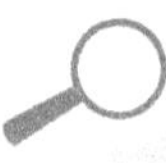

FOCUS

Exercices sans appareil pour renforcer les muscles autour de la hanche

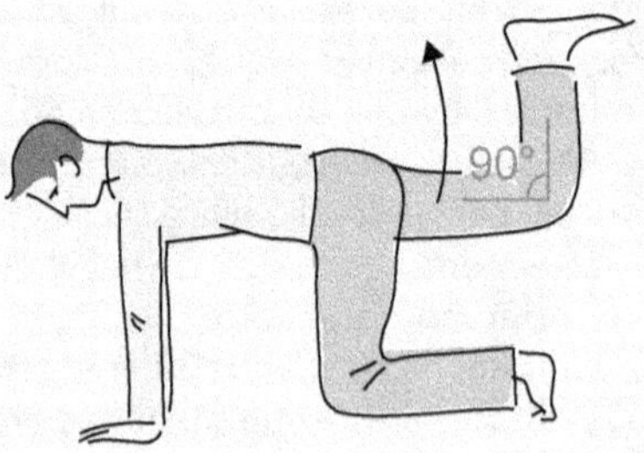

**Renforcement du muscle grand fessier
(et autres extenseurs de la hanche)**

Quadrupédie avec extension de la hanche à 90°

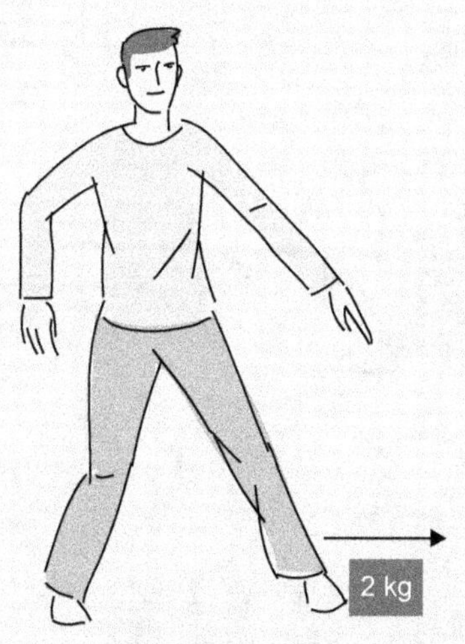

Renforcement des muscles moyens fessiers

Marche sur le côté avec un poids

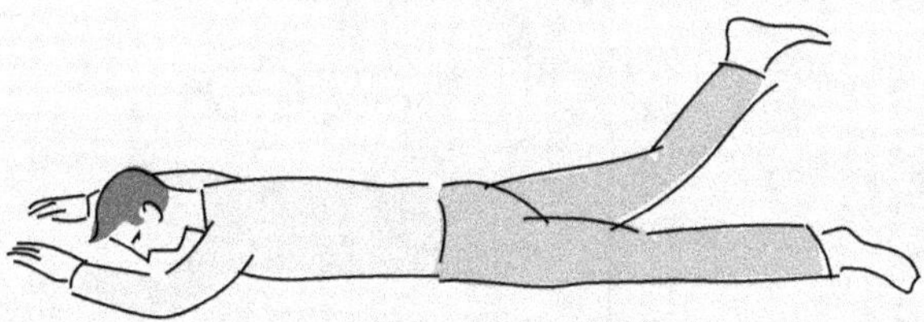

Renforcement des muscles grands fessiers

Grands fessiers couché sur le ventre, genou à 90°, flexion, chaîne ouverte, série contre pesanteur

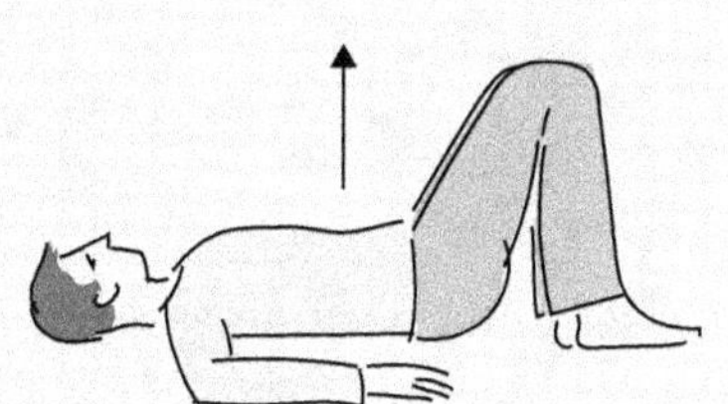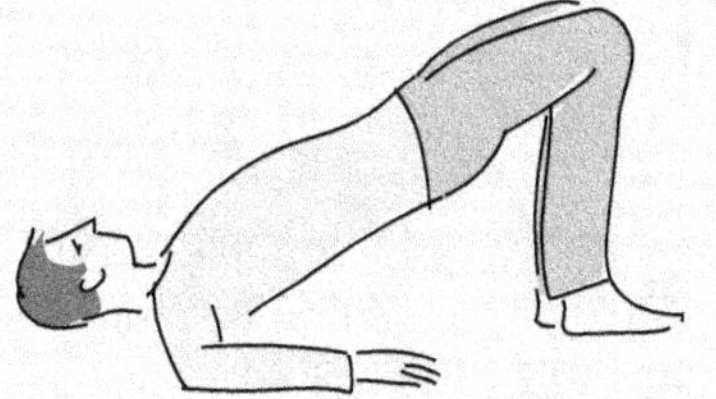

Renforcement des muscles grand fessier, ischio-jambier et quadriceps

Pont fessier bilatéral

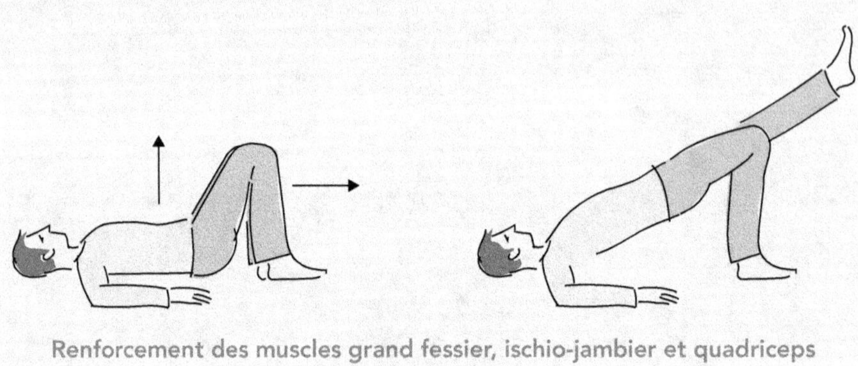

Renforcement des muscles grand fessier, ischio-jambier et quadriceps

Pont fessier unilatéral

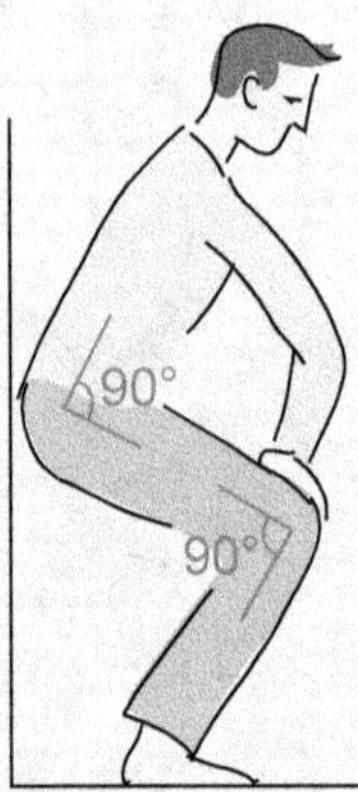

Renforcement des quadriceps

Exercice de la chaise (sans chaise)

• Les traitements fonctionnels

Les fonctions de la hanche sont les suivantes :
- transferts : assis-debout, debout-couché, passer de la position assise à la position sur le côté ;
- marche : avant, arrière, latérale ;
- équilibre : équilibre statique sur les deux pieds, sur un pied, équilibre dynamique à la marche, à la course ;
- sauter, courir, s'accroupir, monter et descendre les escaliers, enjamber un obstacle…

Le traitement fonctionnel de la hanche envisage l'ensemble des activités fonctionnelles rencontrées dans la vie de tous les jours, avec un angle quantitatif (par exemple : réussir à monter trois étages sans faire de pause) et qualitatif (par exemple : marcher sans boiter).

Il consiste à diminuer les boiteries en corrigeant les défauts de marche, et ce à l'aide d'exercices spécifiques. On travaille par exemple sur la grandeur du pas, le pas postérieur, les oscillations du tronc, les mouvements du bassin à la marche, etc. On cherche à diminuer les contraintes, par exemple en plaçant un poids tenu bras tendu sur le côté arthrosique, ce qui diminue le bras de levier (distance entre le point d'insertion du muscle et l'articulation) sur l'articulation de la hanche et permet d'améliorer la marche. On entraîne à la montée et descente des escaliers. Cette activité s'améliore avec l'augmentation de l'amplitude en flexion d'une part et de la force des muscles fléchisseurs de la hanche d'autre part.

Il est fort possible qu'au cours des premières séances d'exercices, vous ressentiez des courbatures qui apparaissent 24 à 48 heures après la séance. Ce sont des micro-lésions musculaires bégnines très fréquentes et fort bien connues des sportifs, qui disparaissent en quelques jours avec le repos, les massages, la cryothérapie et les étirements.

FOCUS

Exercices de marche spécifiques pour la hanche arthrosique

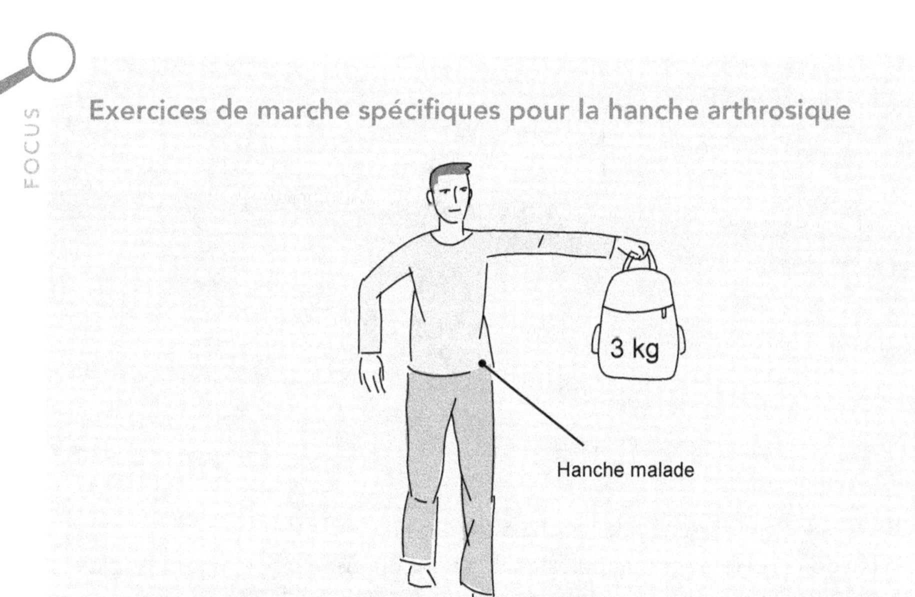

Marche avec un poids tenu bras tendu du côté arthrosique

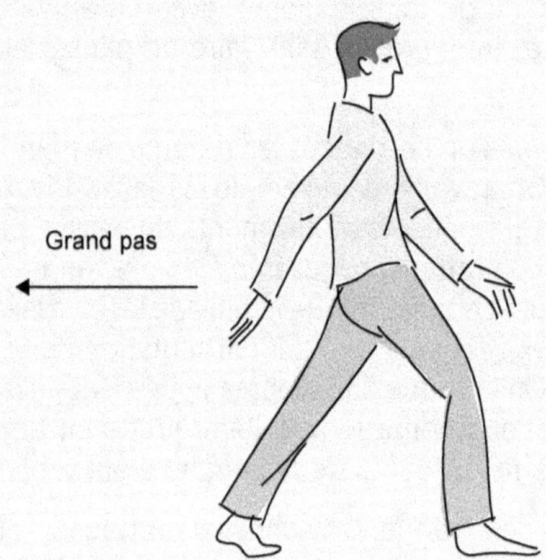

Marche en arrière avec un grand pas avec la hanche arthrosique

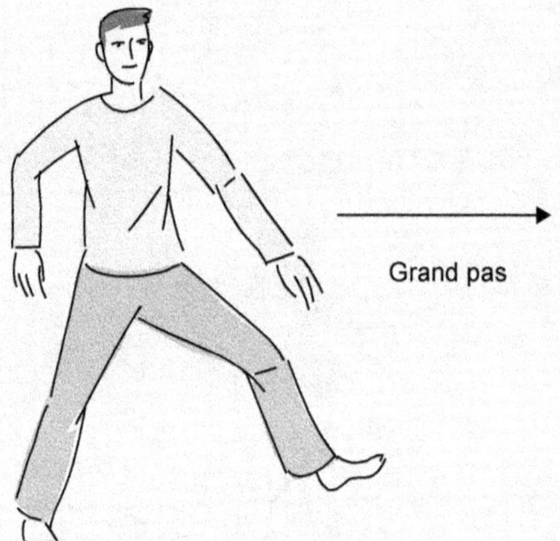

Marche latérale avec un grand pas côté arthrose

Exercices d'équilibre pour la hanche arthrosique :

- tenir en équilibre avec un poids dans la main opposée ;
- monter le genou sur place lentement. (C'est un exercice très utile pour s'entraîner aux changements et aux transferts d'appuis et du poids du corps.)

• Le traitement contre les douleurs

En kinésithérapie, il n'existe pas beaucoup de moyens de lutter contre les douleurs. Le traitement de la douleur est avant tout médicamenteux. Néanmoins, nous avons quelques techniques qui ont fait la preuve de leur efficacité. Les moyens utilisés en physiothérapie (ultrasons, électrothérapie, chaud, cryothérapie, balnéothérapie, hydrothérapie) sont des adjuvants thérapeutiques qu'il ne faut toutefois pas négliger.

Nous pouvons utiliser :
- l'électrothérapie antalgique de basse fréquence et de très basse fréquence ;
- l'ultrasonothérapie, technique qui a également des propriétés anti-inflammatoires et fibrolytiques ;
- les massages pour leur effet décontracturant et sédatif ;
- la balnéothérapie pour son effet antalgique lié à la diminution de la charge sur la hanche en raison de la poussée d'Archimède ;
- la thermothérapie, par application de compresses chaudes pour leur effet décontracturant lié à l'augmentation de la vascularisation locale ;
- les aides techniques, comme une canne anglaise ou une canne en T simple, utilisées du côté opposé afin de soulager la hanche arthrosique du poids du corps.

• Activité physique pour lutter contre l'arthrose de la hanche

En plus des exercices décrits plus haut, nous vous conseillons de pratiquer une activité physique régulière :
- marche lente d'une durée supérieure à une heure afin d'augmenter la dépense énergétique et de lutter contre le surpoids. Vous devrez vous munir d'eau et d'une bonne paire de baskets pour pouvoir marcher avec un confort maximal ;
- piscine, balnéothérapie, activités aquatiques : aquabiking, aquagym, nage, marche, etc. ;
- vélo : essayez de rouler à votre rythme afin de pouvoir pédaler le plus longtemps possible ;
- sports figurant dans la liste de ceux tolérés ou conseillés (voir tableau « Les activités physiques et l'arthrose » p. 72).

Conseils pour améliorer la qualité de la marche

Les mouvements des deux os coxaux (le bassin) sont essentiels lors de la marche. Voici quelques conseils et exercices simples pour travailler spécifiquement ces mouvements :
- travail des transferts d'appui d'un pied sur l'autre en statique ;

- travail des translations droite-gauche du bassin en équilibre statique bipodal : se tenir debout avec les pieds à écartement des hanches et amener le bassin à droite, puis à gauche ;
- travail de la rotation du bassin lors du début de la phase oscillante de la marche : se tenir debout avec les pieds à écartement des hanches, puis avancer la hanche droite (la fesse gauche recule), puis faire l'inverse comme si l'on marchait sur place ;
- travail des élévations latérales du bassin en équilibre statique : se tenir debout avec les pieds à écartement des hanches, puis surélever la hanche à droite, puis à gauche ;
- s'entraîner à « marcher sur place », c'est-à-dire se déhancher en fléchissant alternativement chaque genou sans soulever le pied ;
- travail de circumduction (cercle) avec le bassin, dans les deux sens, en statique ;
- debout, les yeux fermés, s'entraîner à venir appuyer sur les avant-pieds sans soulever les talons. Puis faire l'inverse en venant mettre le poids sur les talons sans soulever les pointes de pied.

• Méthodes simples pour évaluer la marche humaine

Nous décrivons ici deux tests simples que vous pouvez reproduire chez vous afin d'évaluer la marche.

- Test de marche des 6 minutes : c'est très simple, vous devez parcourir le maximum de distance en marchant pendant 6 minutes. Le test se réalise à deux. Des encouragements sont donnés régulièrement et le partenaire signale la 2e et la 4e minute au marcheur. Le terrain doit être plat : des promenades balisées, des pistes d'athlétisme, un bois avec des sentiers plats.
- Test de marche des 200 mètres : il s'agit de couvrir en marchant 200 mètres dans un minimum de temps. Il faut faire attention à ne pas courir. Le test se réalise à deux. Des encouragements verbaux sont donnés toutes les 30 secondes.

L'arthrose du genou ou « gonarthrose »

*« Il n'est pas de plus grand courage que de refuser jusqu'au bout de fléchir
le genou devant une puissance terrestre, quelle que soit sa grandeur,
et de le faire sans aucune hargne, mais avec la foi certaine que l'esprit seul,
et rien d'autre, est ce qui vit. »*
Gandhi

Aujourd'hui incontournable à tous les stades de la maladie, la kinésithérapie permet de dépister les cas de gonarthrose et de traiter de manière préventive les articulations atteintes. La gonarthrose est la première cause d'invalidité dans les pays développés.

Le genou, articulation intermédiaire du membre inférieur, est la plus touchée des articulations, par l'arthrose, et également la plus invalidante, car elle soutient tout le poids du corps et subit donc des pressions très importantes. En effet, la marche, l'équilibre et bon nombre d'activités du quotidien sont perturbés, voire impossibles à réaliser, lorsque le genou est atteint.

Le genou est également la plus grosse articulation de l'organisme et les lésions sont très importantes lorsque l'atteinte arthrosique est sévère.

Les signes cliniques évocateurs de gonarthrose sont :
- douleurs du genou lors des mouvements passifs et raideurs articulaires, avec sensation de crépitement lors des mobilisations ;
- douleurs et raideurs du genou lors des mouvements actifs ;
- douleurs du genou avec déformations visibles ;
- douleurs d'allure mécanique.

Dans les cas d'atteinte sévère, il faudra recourir à la chirurgie et bénéficier de la pose d'une prothèse. Même si la chirurgie du genou prothétique est aujourd'hui bien codifiée, il n'en reste pas moins que c'est une intervention chirurgicale avec les risques inhérents à toute opération (complications postopératoires, infections, descellement de la prothèse, etc.). La stratégie thérapeutique consiste donc à tout faire pour éviter la pose d'une prothèse de genou.

• Rappels anatomiques

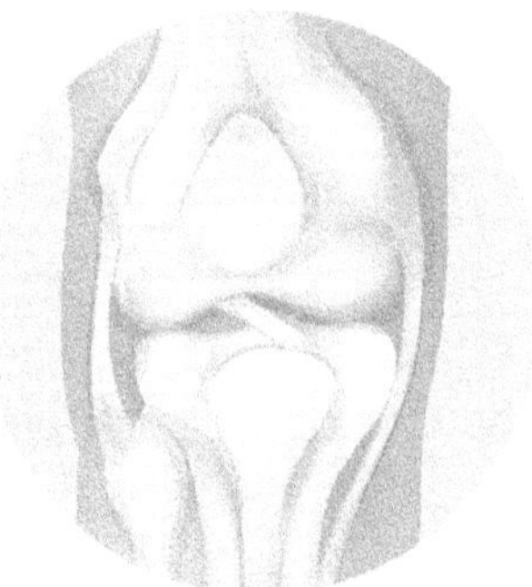

Articulation
du genou saine

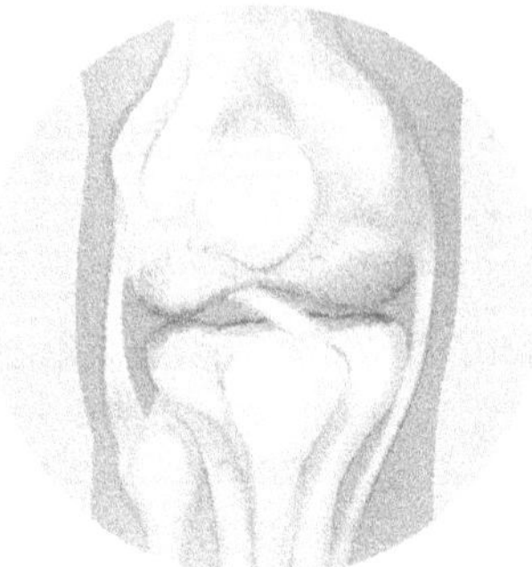

Articulation du genou
avec de l'arthrose

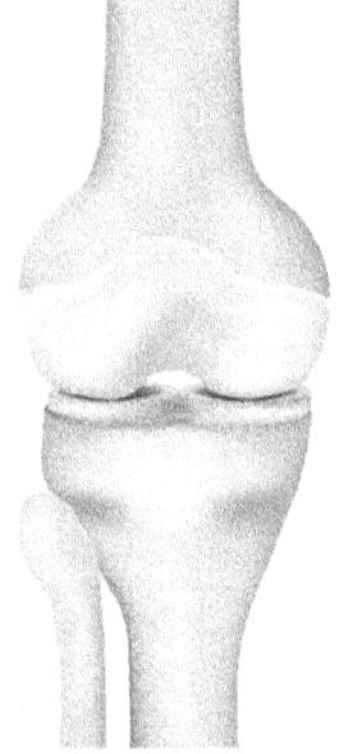

Articulation saine

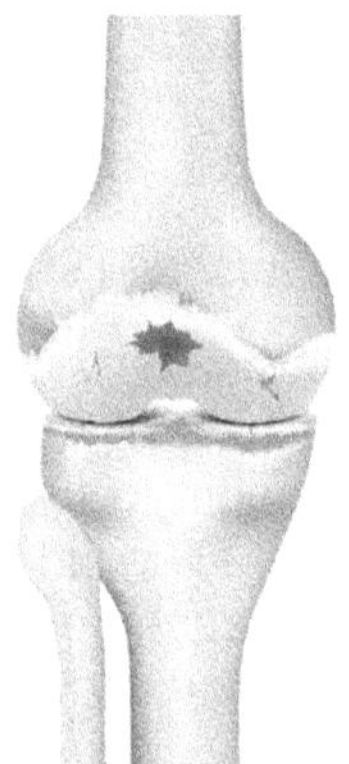

Articulation arthrosique

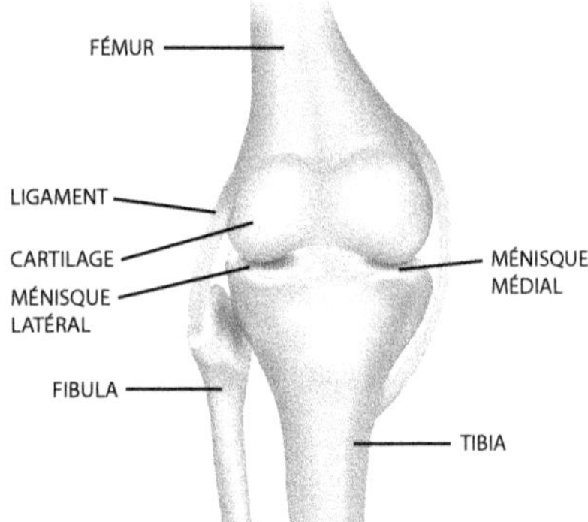

Genou normal

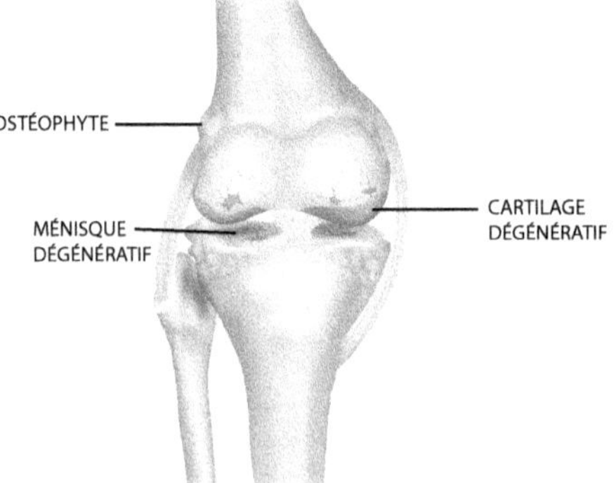

Genou arthrosique

Os

Le genou est l'une des plus grosses articulations du corps. Il met en rapport la face inférieure du fémur représentée par les deux condyles fémoraux, la face supérieure du tibia appelée « plateaux tibiaux », et la face postérieure de la patella (rotule). C'est une articulation sous-cutanée à la différence de la coxo-fémorale (qui est une articulation plus profonde). Il est aisé de palper le tibia et le fémur, mais il est impossible de palper la tête fémorale car l'articulation est enfouie au milieu de la racine du membre.

Le genou relie deux articulations : la fémoro-tibiale et la fémoro-patellaire qui sont indissociables sur le plan anatomique et fonctionnel.

Éléments de stabilité passive

- Les ménisques : fibrocartilages triangulaires en forme de croissant, ressemblant plutôt à un C pour le ménisque médial et à un O pour le ménisque latéral. Ces structures se déforment au cours des mouvements du genou et suivent les mouvements du fémur.
- La capsule articulaire : très lâche devant et formant le cul-de-sac sous-quadricipital, très solide et renforcée par les coques condyliennes situées à l'arrière du genou.
- Les ligaments : système très puissant dans le genou qui est une articulation très peu congruente. On distingue un système de pivot central, formé par les ligaments croisés antérieur et postérieur, et un système périphérique, formé des ligaments collatéraux tibial et fibulaire, à savoir le ligament poplité arqué, le ligament poplité oblique, les rétinaculums patellaires et les ligaments méniscaux.
- Plus à distance, le tractus ilio-tibial du muscle tenseur du fascia lata (TFL).

Éléments de stabilité active

- Le muscle poplité.
- Les muscles de la patte d'oie (semi-tendineux, sartorius, gracile).
- Le muscle semi-membraneux et le biceps fémoral.
- Le muscle quadriceps et surtout les trois vastes (interne, intermédiaire, latéral).

• Biomécanique de la gonarthrose

Le genou est une prouesse mécanique. Lorsque l'on regarde un genou en radiologie, on peut être surpris de constater l'absence totale d'emboîtement osseux. On observe une « boule », les condyles fémoraux, et un plateau, les plateaux tibiaux, avec, en face, un galet, la patella. Dès lors, comment le genou peut-il être aussi stable dans chaque situation de la vie quotidienne ?

Le genou présente le paradoxe d'être à la fois stable et très mobile. C'est une articulation non concordante et non congruente. La forme des os permet une bonne répartition du poids corporel et résiste bien aux contraintes en compression.

L'alignement des axes osseux et la morphologie des membres inférieurs sont un facteur essentiel de la survenue d'arthrose au membre inférieur de manière générale, mais aussi et surtout au genou.

La projection verticale du centre de gravité du corps passe en dedans du genou, ce qui tend à surcharger le compartiment interne du genou. Celui-ci reçoit donc la majorité des contraintes liées au poids du corps. Des structures passives et musculaires s'opposent à cette force et permettent de maintenir l'équilibre.

L'axe mécanique du membre inférieur est défini par une ligne joignant le centre de la tête fémorale et le milieu de la cheville. Tout écart autour de cette ligne (en dedans, en dehors, en avant, en arrière, en rotation) va entraîner une augmentation des contraintes liées au poids du corps, ce qui provoquera une usure du cartilage. Cette usure s'ajoutera aux phénomènes arthrosiques déjà présents.

Mobilité

Le genou est une articulation hypermobile qui permet de rapprocher le haut du corps du sol.

	GENOU SAIN	GENOU ARTHROSIQUE
FLEXION FÉMORO-TIBIALE	140°	90°
EXTENSION FÉMORO-TIBIALE	10 à 0°	Flexum 5 à 10°
ROTATION MÉDIALE FÉMORO-TIBIALE	35°	25°
ROTATION LATÉRALE FÉMORO-TIBIALE	20°	10°
MOBILITÉ TRANSVERSALE FÉMORO-PATELLAIRE	5 cm	2 cm

Stabilité

La stabilité passive du genou est assurée par des ligaments puissants, les coques condyliennes et les tendons des muscles au pourtour de l'articulation. Les ménisques augmentent la congruence articulaire et améliorent la stabilité.

La rotule agit comme un rempart et un bouclier plaqué contre le fémur et assure ainsi une meilleure stabilité de l'ensemble du genou.

La stabilité active est assurée par l'ensemble des muscles croisant l'articulation du genou (quadriceps, les ischio-jambiers, gracile, sartorius, tenseur du fascia lata).

Contraintes

Contraintes fémoro-tibiales

Le poids du corps est transmis par les travées osseuses du tibia au fémur et du fémur au tibia.

La répartition de la charge se fait de manière équilibrée sur les plateaux tibiaux et les condyles fémoraux, sauf en cas de déviation pathologique comme : valgum, varum, recurvatum ou flexum.

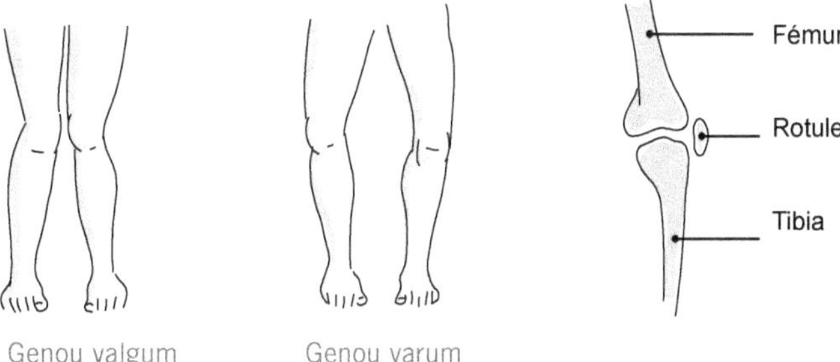

Genou valgum　　　　Genou varum

Enraidissement et conséquences du flexum

Un flexum est une perte d'extension d'un ou plusieurs degrés qui fixe l'articulation en position de flexion. Il augmente les contraintes sur le cartilage car la surface de contact entre le tibia et le fémur augmente de façon exponentielle.

Lors de la marche ce n'est pas grave car le genou n'est jamais en extension complète, en revanche lors des stations debout prolongées et des piétinements c'est une catastrophe fonctionnelle.

Contraintes fémoro-tibiales dans le plan frontal

Une déviation mécanique du genou en dehors (augmentation du valgus physiologique) ou en dedans (varus du genou) modifie la répartition des contraintes sur le genou. À titre d'exemple, une déviation de 5° en varus entraîne une augmentation exponentielle des contraintes sur le compartiment interne du genou.

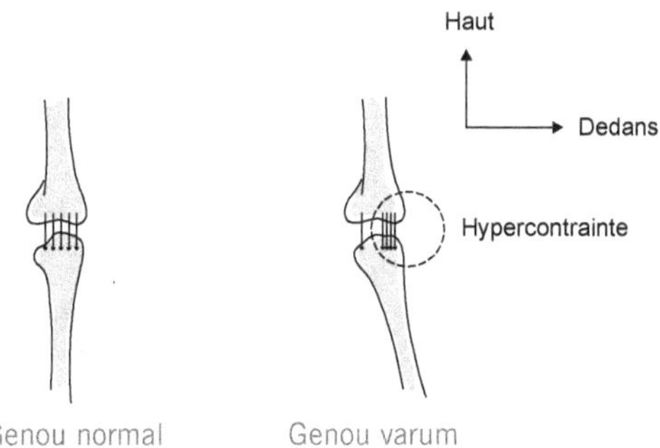

Genou normal　　　　Genou varum

Contraintes fémoro-patellaires

Les contraintes fémoro-patellaires augmentent lorsque l'angle formé par le tendon du quadriceps et le corps charnu musculaire augmente. Ceci entraîne une déviation en dehors de la patella qui augmente les contraintes sur la partie externe du fémur et de la patella. La conséquence directe de ces hypercontraintes est la survenue d'une usure plus rapide du cartilage, ce qui peut s'ajouter au processus arthrosique déjà présent.

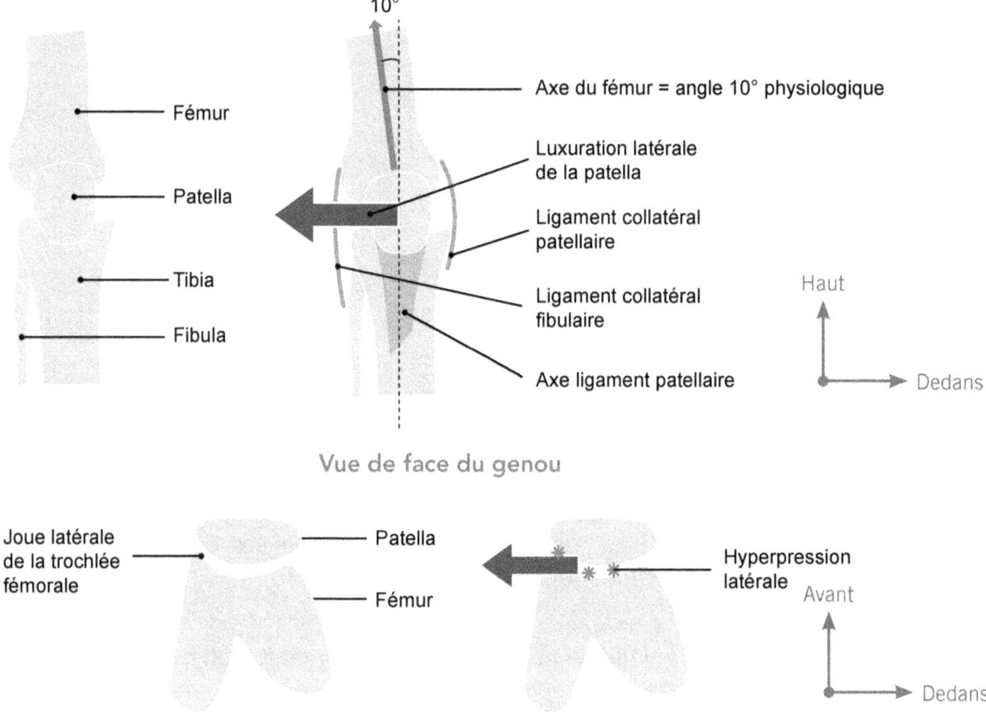

• Exercices articulaires pour le genou

La kinésithérapie de la gonarthrose et l'ensemble des mesures non médicamenteuses sont essentielles dans la prise en charge. Ceci est particulièrement vrai et remarquablement efficace dans le cas de l'arthrose fémoro-patellaire (arthrose entre le fémur et la rotule), dont le diagnostic se fait par la description de douleurs à la descente des escaliers et lors du passage à la position debout après être resté longtemps assis (comme après une séance de cinéma). La prescription médicale doit permettre l'abord de l'ensemble du rachis et des deux membres inférieurs et ne pas se limiter à la zone douloureuse.

Le travail articulaire pourra s'envisager sous deux angles :
* celui du gain d'amplitude, avec différents moyens thérapeutiques et par le biais d'exercices en contracté-relâché, de mobilisations passives (actives et spécifiques), de postures et d'étirements ;
* celui du maintien et de l'entretien des amplitudes déjà acquises.

La prévention de la perte de mobilité liée au processus arthrosique en cours est également un objectif thérapeutique primordial pour le malade. Au stade précoce de la maladie, il n'y a pas encore beaucoup de perte d'amplitude. Il sera donc intéressant de mettre en place des moyens de prévention par des exercices d'entretien de la mobilité.

Les exercices et techniques autoréalisés présentés ci-après visent à mobiliser les articulations, à renforcer les muscles et à entretenir les amplitudes, ils vous aideront à prévenir ou à soulager les douleurs. Ils sont à appliquer chez vous en plus des séances de kinésithérapie.

Le gain articulaire

Le gain articulaire nécessite des techniques particulières pratiquées par les professionnels et choisies en fonction du diagnostic kinésithérapique. Cela consiste par exemple à effectuer des mobilisations passives analytiques et spécifiques, actives aidées, puis actives associées à des techniques de stimulation neuromusculaire.

Pour le genou, il s'agit essentiellement de pratiquer le vélo et de marcher. La pratique du vélo nécessite une amplitude d'au moins 110° de flexion du genou. C'est à la fois un moyen de gagner de l'amplitude et de l'entretenir. Elle permet une automobilisation du genou un nombre de fois incalculable, balayant le secteur d'extension jusqu'au secteur de flexion. Ces mouvements continus de flexion-extension effectuent un brassage synovial articulaire qui permet de diminuer la viscosité du liquide synovial sous l'effet de la chaleur produite par l'effort, ce qui va *in fine* diminuer les forces de frottement et augmenter considérablement la qualité du mouvement au niveau du genou.

La chaleur utilisée en physiothérapie, comme décrit plus haut, permet également d'agir sur la viscosité de la synovie. La diminution de viscosité de la synovie sous l'effet de la chaleur s'appelle la « thixotropie des tissus », c'est-à-dire la modification des propriétés mécaniques par rapport à une variation de température. Pour bien comprendre ce phénomène, comparons une articulation à une motte de beurre qui sort du réfrigérateur. Froide, la motte de beurre est dure à couper car très dense, alors qu'une fois réchauffée par la température ambiante, la lame du couteau s'enfonce en elle sans aucun effort. Pour l'articulation cela fonctionne de la même manière : lorsque la synovie est échauffée elle est plus souple, ce qui facilite le mouvement.

En ce qui concerne la marche, les derniers travaux en la matière montrent que marcher entre 6 000 et 10 000 pas quotidiennement permet d'avoir un traitement de fond de l'arthrose du genou. À vos compteurs de pas sur vos smartphones et vos applications !

L'augmentation des amplitudes du genou

En complément des techniques articulaires décrites brièvement ci-dessus, nous utilisons des techniques d'étirements musculaires pour augmenter les amplitudes du genou. Ces techniques sont utilisées lorsque la perte d'amplitude est causée par des contractures et/ou des rétractions musculaires et des hypoextensibilités.

Nous utilisons des techniques de levée de tension[1] sur le droit fémoral (quadriceps) afin de permettre au genou de plier plus loin. Un bon moyen pour évaluer le travail effectué est de regarder la distance entre le talon et la fesse lorsque l'on plie le genou. Plus cette distance est courte et plus le genou plie facilement.

On utilise aussi des techniques de contracter-relâcher. Cette technique est un bijou d'ingéniosité. On a remarqué que lorsque l'on fait se contracter un muscle pendant quelques secondes, celui-ci se relâche et est inhibé lorsque la contraction cesse. L'inhibition ne dure que quelques dixièmes de seconde, mais, durant ce temps, le muscle est incapable de se recontracter. Nous profitons donc de ce laps de temps pour étirer le muscle et gagner de l'amplitude.

Un genou en bonne santé est un genou qui tourne et qui glisse. Le genou est mobile en flexion, extension, rotations, glissements, mouvements latéraux de bâillement (ou ouverture). Il faudra donc libérer les rotations et mobilités de glissement du genou par des techniques spécifiques en bâillement articulaire, en rotation médiale et latérale, en glissements transversaux, en décompression.

Les postures

Les postures sont utilisées pour la gonarthrose lorsque les muscles sont rétractés et pour étirer des structures très résistantes.

Postures pour l'extension

- Le membre inférieur est suspendu par un filin qui permet au poids du membre inférieur de s'exercer sur le genou. Plus simple, on place la jambe dans le vide, avec le talon reposant sur un tabouret, et l'on attend que le poids des segments étire les coques condyliennes qui sont fréquemment rétractées.
- Pour étirer les coques condyliennes : assis sur un canapé, placez votre talon sur un coussin sur une table basse et laissez étirer le genou en position d'extension maximale pendant 20 minutes.

---

1. La levée de tension musculaire est une technique thérapeutique permettant de détendre un muscle afin de gagner en amplitude de mouvement.

- Pour l'extension de l'ensemble de la jambe : assis sur un canapé, placez l'ensemble de la jambe et du pied sur un coussin sur une table basse et laissez étirer 20 minutes.

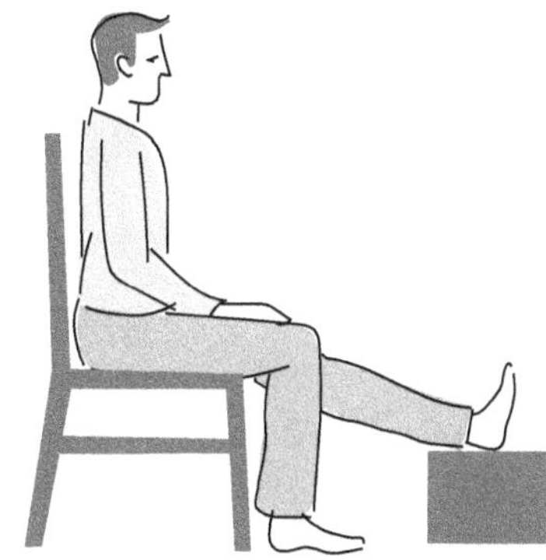

Posture en extension du genou :
posture en étirement des coques condyliennes

Postures pour la flexion

- Position assise sur un vélo en position de pédalage haut.
- Couché sur le ventre, on passe une serviette autour de sa cheville et on attrape les deux pans de la serviette avec les mains pour fléchir le genou.

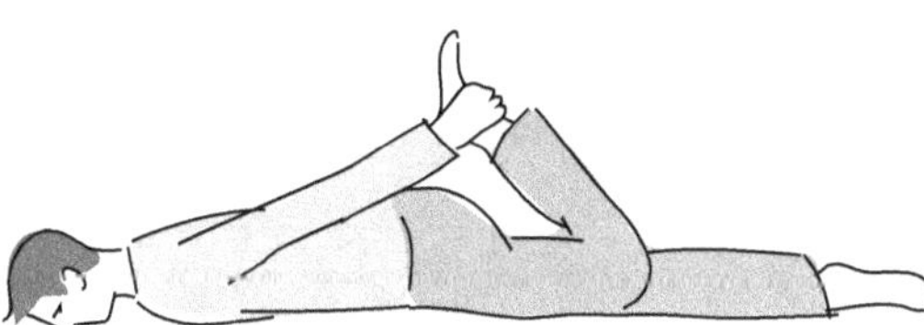

Autoposture en flexion du genou et étirement du muscle quadriceps

Le massage

Ici encore le massage est une technique très efficace pour gagner de l'amplitude articulaire. Il concerne les plans cutanés et myoaponévrotiques du genou. Il faut travailler en traits tirés sur les culs-de-sac du genou, les rétinaculums, les fascias, les tendons, le TFL et surtout le droit fémoral. La peau doit être souple et non adhérente.

La technique est choisie en fonction du type de limitation d'amplitude :
- si la limitation est d'origine fibreuse, on pratique les étirements, les mobilisations spécifiques, les mobilisations passives et les postures qui seront très efficaces ;

- si la limitation est d'origine musculaire, on optera pour les massages, les étirements et les postures qui seront efficaces ;
- si la limitation est d'origine osseuse, malheureusement il n'y aura rien à faire à part entretenir l'amplitude restante.

Six exercices articulaires pour la mobilité du genou

Automobilisation passive sur skate-board

Matériel
Un skate-board.

Position de départ
Assis sur une chaise avec le skate-board placé sous le pied du côté à mobiliser.

Action
Faites aller et venir le skate-board à l'aide de votre pied afin de faire un mouvement d'extension et de flexion du genou sans contraintes.

Fréquence
50 répétions par jour.

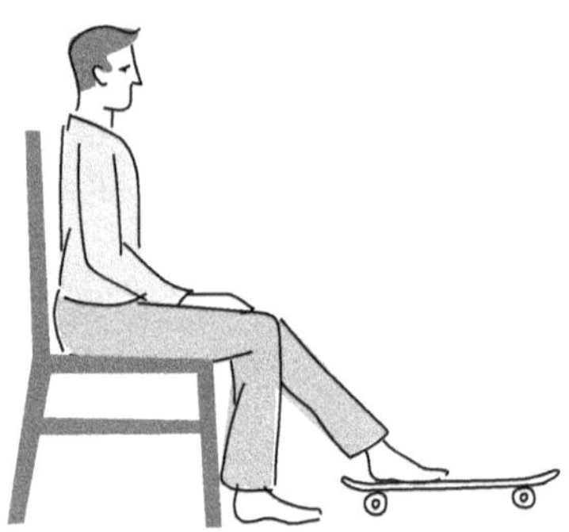

Automobilisation du genou

Automobilisation passive avec un ballon de basket-ball

Matériel
Un ballon assez gros (basket-ball, football).

Position de départ
Assis sur une chaise face au ballon avec le pied du côté à mobiliser placé dessus.

Action
Faites aller et venir le ballon sous votre pied afin de faire un mouvement de flexion et d'extension du genou.

Fréquence

50 répétitions par jour.

Variantes

- Déplacez le ballon latéralement, vous allez faire des mouvements d'abduction et d'adduction horizontale de la hanche.
- Faites tourner votre pied en dedans et en dehors, vous allez réaliser des mouvements de rotation du genou.

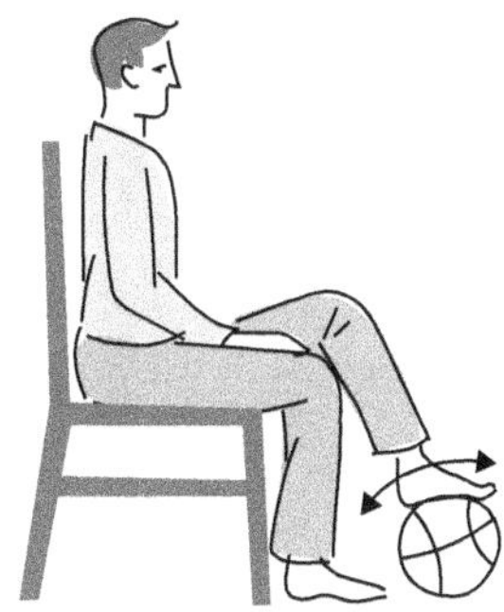

Automobilisation du genou

Automobilisation avec un tabouret

Matériel

Un tabouret ou une chaise, ou un lit.

Position de départ

Debout devant le tabouret avec le pied du côté à mobiliser placé dessus.

Action

Faites un mouvement de fente avant avec le corps sans bouger le pied sur le tabouret afin de réaliser un mouvement de flexion et d'extension du genou.

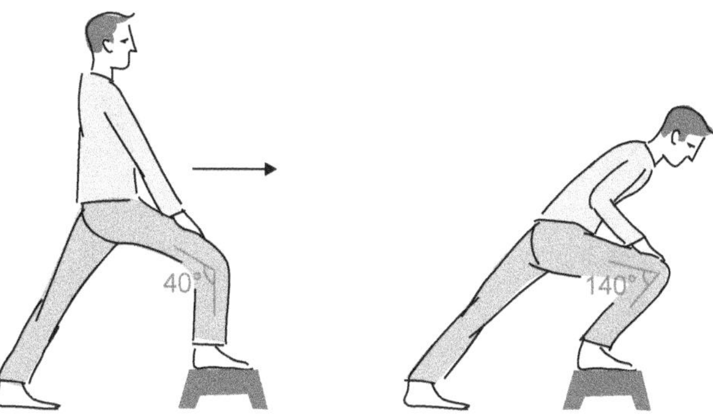

Mobilisation autopassive avec tabouret

Fréquence
50 répétitions par jour.

Variantes
- Amenez le corps en dehors du genou afin de rajouter une mobilisation en rotation interne du genou.
- Amenez le corps en dedans du genou afin de rajouter une mobilisation en rotation externe du genou.

Automobilisation sur un ballon de Klein

Matériel
Un ballon de Klein adapté à votre taille.

Position de départ
Assis sur le ballon de Klein, les hanches et les genoux forment un angle de 90°.

Action
Faites avancer et reculer le ballon de Klein avec le corps sans bouger les pieds qui restent fixes au sol.

Fréquence
50 répétitions par jour.

Variante
Faites rouler en avant et sur la droite, puis en avant et sur la gauche, pour réaliser des mouvements de rotation des genoux.

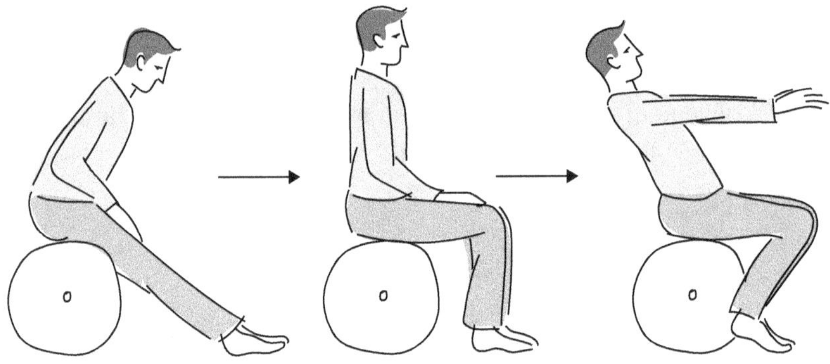

Automobilisation avec un ballon de Klein

Automobilisation en abaissement de la patella

Position de départ
Assis sur une chaise, les pieds reposant au sol, les genoux fléchis à 90°.

Action

Posez le talon de votre main (la base de la paume) sur le bord supérieur de la patella et faites un mouvement vers le bas pour appuyer sur celle-ci. Cela doit provoquer un abaissement de la patella qui améliorera l'amplitude de flexion du genou.

Automobilisation en flexion du genou

Position de départ

Allongé sur le dos au sol ou sur le lit.

Action

Avec vos mains croisées devant le genou sous la patella, venez amener la cuisse sur la poitrine. Ce mouvement provoque un mouvement de flexion du genou. Maintenez la position de flexion maximale pendant 20 secondes.

Fréquence

10 répétitions par jour.

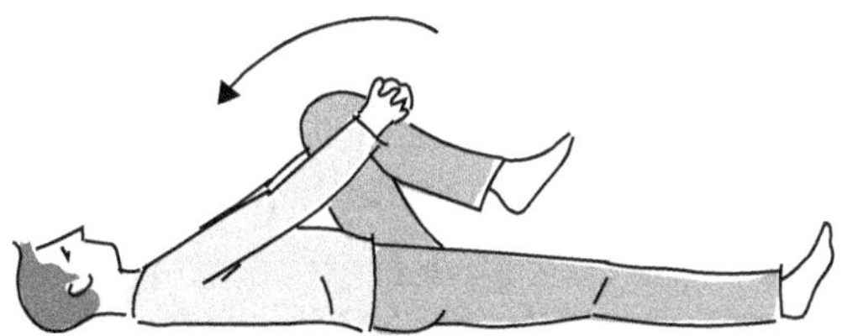

Automobilisation en flexion

• Exercices musculaires

Le renforcement musculaire utilisé dans l'arthrose du genou est relativement simple. On utilise des exercices qui renforcent les muscles faibles du membre inférieur. La difficulté est dans le dosage. S'ils sont mal réalisés et/ou trop agressifs pour le cartilage articulaire, alors les lésions cartilagineuses s'aggravent. À l'inverse, s'ils ne sont pas assez stimulants et intenses, ils ne sont pas efficaces. L'entraînement musculaire suppose de dépasser ses capacités pendant plusieurs séances afin de provoquer une réaction d'adaptation de l'organisme. Les muscles augmentent alors leur volume, leur force, leur endurance, leur réactivité, et bien d'autres qualités propres au tissu musculaire.

Nous préconisons le renforcement des quatre faces du genou, dedans, dehors, devant et derrière, et de l'ensemble des muscles du membre inférieur. Ceci pour une raison évidente. L'arthrose entraîne localement des problèmes musculaires en plus des problèmes articulaires. Ceci entraîne une baisse d'activité générale du corps car « on ne veut pas se faire plus de mal ». Cette attitude conduit inévitablement au déconditionnement musculaire, et c'est l'ensemble du corps qu'il faut donc remettre en mouvement et remuscler. C'est pour cela que mes programmes de réhabilitation concernent l'ensemble des régions de l'organisme, y compris des séquences d'endurance générale pour stimuler le muscle cardiaque et la circulation sanguine.

La marche et le vélo font 80 % du travail de renforcement musculaire. Les exercices recommandés permettent de travailler spécifiquement les muscles faibles. L'essentiel est que les exercices proposés collent à la réalité fonctionnelle des malades. À quoi bon s'entraîner à étendre la jambe contre une résistance fixée à la cheville alors que l'on sait que ce mouvement n'est *jamais* réalisé dans la vie quotidienne (en tout cas jamais contre une résistance autre que le poids de la jambe elle-même). Les recherches sur le tissu musculaire montrent qu'un entraînement donné n'apporte aucun transfert de force sur une autre activité musculaire, bien que l'entraînement cible le même groupe musculaire.

Encore une fois, il faut comprendre pourquoi tel exercice est préconisé et pas un autre. Nous tenons à vous alerter sur le fait que, souvent, un exercice contre-indiqué pour une personne sera indiqué pour une autre, et ce pour différentes raisons. Par exemple, dans le cas d'un flexum du genou, il faudra étirer les coques condyliennes et essayer de tout faire pour regagner l'extension perdue, alors que dans le cas d'un recurvatum, il faudra éviter de gagner en extension pour ne pas aggraver le problème.

La réalité fonctionnelle du membre inférieur est de se mouvoir avec le pied fixe au sol. Il sera donc préférable de s'entraîner à se lever et à se rasseoir plusieurs fois d'affilée sans pause, plutôt que de s'entraîner à pousser une résistance forte fixée à la cheville. Pourtant il s'agit du même mouvement : une extension du genou.

À ce propos, il faut aussi être extrêmement vigilant quant aux exercices nécessitant de fixer un poids à la cheville. Ces exercices de renforcement musculaire sont antiphysiologiques. Ils sont une catastrophe fonctionnelle pour le genou, notamment pour l'articulation fémoro-patellaire. En effet, ce type d'exercice entraîne une augmentation exponentielle des contraintes sur la partie latérale de la patella, ce qui contribue à la dégradation des cartilages.

Néanmoins, les muscles, les cartilages et les os ont besoin de contraintes gravitaires pour maintenir un métabolisme physiologique. Le choix des exercices proposés est donc déterminant.

Pour toutes ces raisons, nous privilégions des exercices dits « en chaîne fermée », c'est-à-dire tous les exercices où le pied appuie sur quelque chose. Citons par exemple : le vélo, le rameur, le steppeur, la presse (appareil de musculation où l'on pousse avec les pieds des poids reliés à des filins), le squat (exercice de musculation où l'on fléchit les genoux comme dans le mouvement de s'accroupir, souvent avec une barre d'haltères sur les épaules) et les exercices décris dans ce livre. Dans le cadre de la gonarthrose, il faut utiliser en priorité le vélo et le steppeur.

On pratique aussi des exercices de triple flexion et de triple extension qui sont très utiles pour renforcer les muscles des membres inférieurs tout en respectant la physiologie articulaire. Pour cela, utilisez une chaise et entraînez-vous à vous lever et à vous asseoir sans l'aide des mains ni des bras. L'objectif est de réussir 10 répétitions sans s'arrêter. Si vous avez atteint l'objectif, essayez d'augmenter votre score progressivement et de vous maintenir au plus haut niveau possible sans douleur.

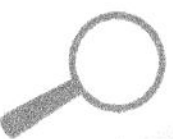

FOCUS

Attention : faites travailler tous les muscles

Lorsque l'on travaille les muscles en chaîne fermée, il est fréquent de constater que les muscles faibles ne travaillent pas beaucoup. C'est tout à fait logique car, physiologiquement, nous sommes tous des « fainéants ». La seule loi de la physiologie c'est l'économie, et le corps emprunte toujours le chemin qui lui coûte le moins d'énergie.

Solliciter un muscle faible fatigue plus vite l'organisme que la stimulation d'un muscle sain. Donc, si pour un mouvement donné, l'organisme a le choix entre des muscles faibles et des muscles forts, il utilisera systématiquement les muscles forts.

C'est pourquoi nous avons recours à des techniques qui ciblent un muscle en particulier, afin de le stimuler et de le renforcer.

En guise de complément, et dans le même ordre d'idée que ce qui précède, nous avons également recours à l'électrothérapie afin de proposer une électrostimulation musculaire. L'électrothérapie permet de stimuler un muscle et un seul, c'est là son principal avantage.

Les électrodes sont placées sur le quadriceps en priorité, sur la partie interne du muscle quadriceps (dont le nom signifie « quatre chefs »), car ce chef musculaire est très souvent déficient, trop faible ou pas assez volumineux ni assez fort pour le rôle mécanique qu'il a à jouer. Or le renforcement spécifique de ce chef musculaire par la commande motrice volontaire (la volonté, la contraction musculaire) n'est pas suffisant. Pour cela, l'électrothérapie est une technique de choix pour ce muscle, car aucun exercice connu à ce jour ne le fait travailler spécifiquement.

Dans le traitement musculaire, il ne faut pas considérer uniquement la force. Une des qualités du muscle est d'être étirable, afin de permettre la mobilité. Nous reprendrons donc les techniques d'étirement des muscles suivants : quadriceps, ischio-jambiers (biceps fémoral, semi-tendineux, semi-membraneux, tenseur du fascia lata, gracile, sartorius).

Cinq exercices musculaires pour la cuisse et le genou

Écrase-coussin

Matériel
Un oreiller ou un coussin.

Position de départ
Allongé sur le dos avec un coussin placé sous le genou du côté à renforcer.

Action
Écrasez le coussin avec l'arrière du genou en faisant une extension du genou, ce qui provoque une contraction du quadriceps.
Tenez chaque contraction pendant 10 secondes.

Fréquence
Recommencez 20 fois par jour.

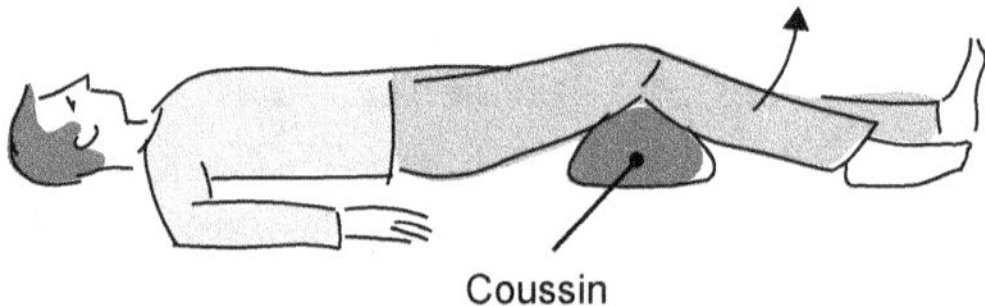

Extension des quadriceps les genoux dressés

Position de départ
Assis sur les talons, le tronc droit.

Action
Redressez-vous pour arriver à la position genoux tendus, ce qui provoque une contraction des quadriceps des deux côtés en même temps.

Fréquence
20 répétitions par jour.

Variante
Pratiquez le même exercice les yeux fermés.

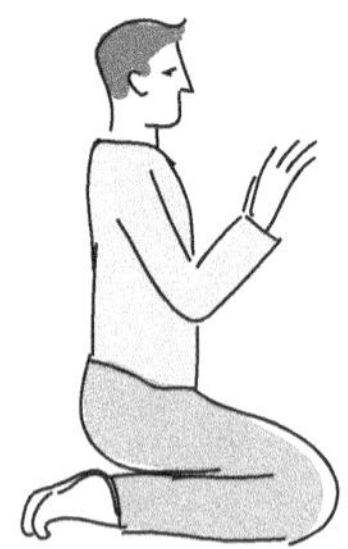 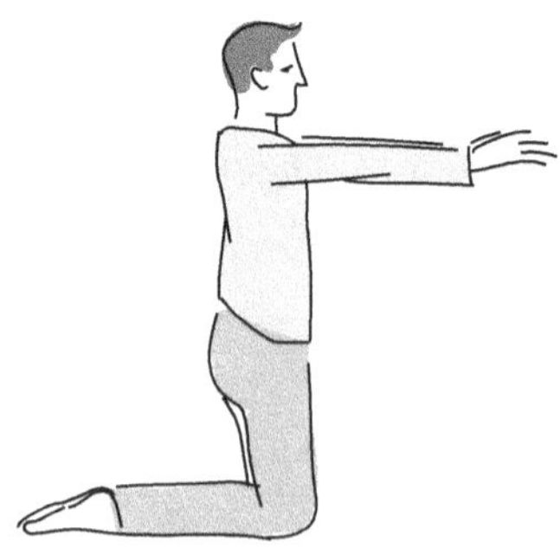

Fente avant

Position de départ

Debout, un pied devant et l'autre derrière, les pieds écartés d'environ 1 mètre, le poids du corps sur la jambe avant.

Action

Avancez le poids du corps sur la jambe avant en fléchissant le genou au maximum (vous pouvez aller jusqu'à poser le genou arrière au sol), puis redressez-vous et recommencez.

Fréquence

2 × 20 répétitions (à droite et à gauche) par jour.

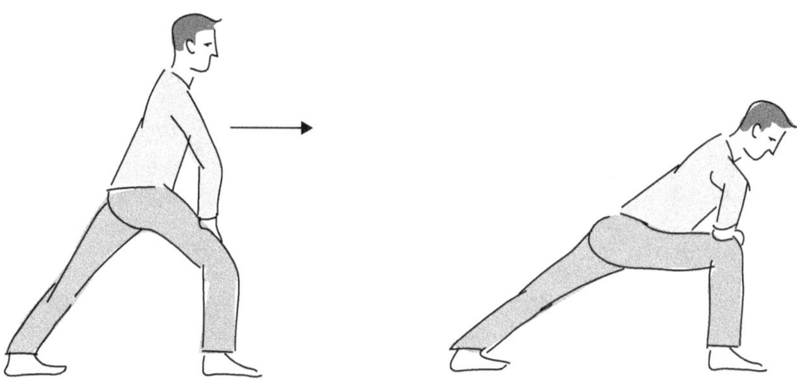

Extension du creux poplité sur le ventre

Position de départ

Allongé sur le ventre, en appui sur la pointe de pied du côté à travailler.

Action

Étendez l'arrière du genou vers le haut au maximum afin de provoquer une extension du genou en contractant au maximum le quadriceps.

Fréquence

30 fois par jour de chaque côté.

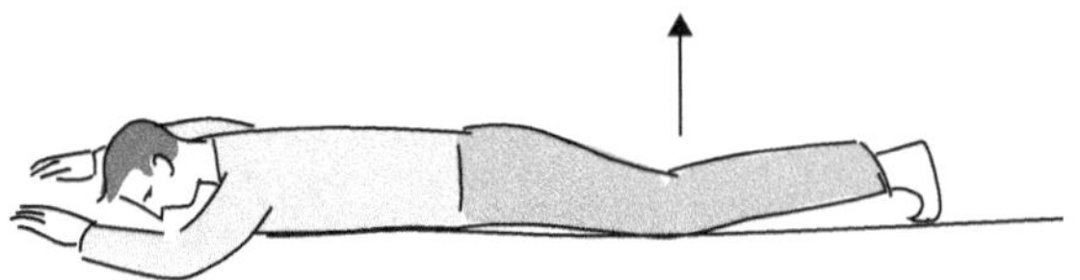

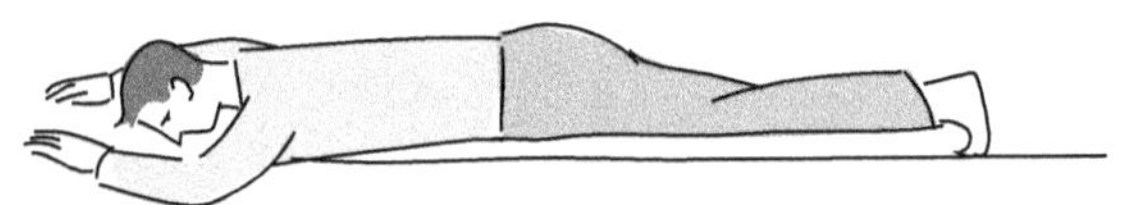

Gainage

Position de départ
Sur le ventre, en appui sur les coudes, les avant-bras et les pointes de pied.

Action
Soulevez le poids du corps et tenez en équilibre 15 secondes sur les avant-bras et les pointes de pied.

Fréquence
10 répétitions par jour.

Variantes
- Soulevez une pointe de pied pour augmenter la difficulté de l'exercice.
- Faites le même exercice en appui sur les mains et bras tendus.

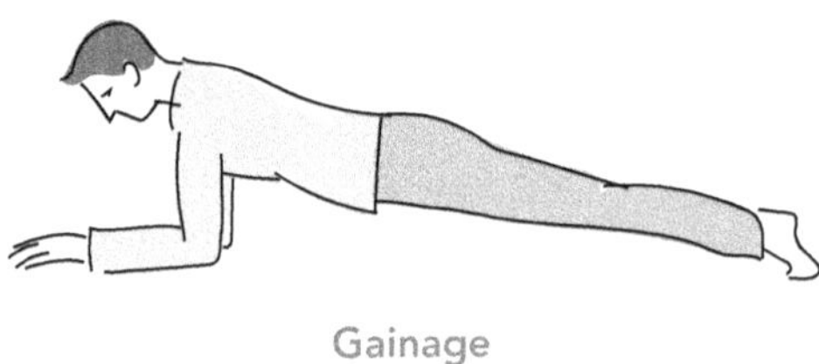

Gainage

• Exercices à dominante fonctionnelle : maintenir une bonne qualité de vie

Il existe cinq catégories d'exercices pour travailler les fonctions du membre inférieur :
- l'équilibre ;
- la marche ;
- les transferts ;

* les trois gestes fondamentaux : tirer, pousser, porter ;
* les courses et les sauts.

Les exercices fonctionnels qui suivent sont valables quelle que soit la localisation arthrosique sur le membre inférieur, mais sont plus spécifiques du genou.

L'équilibre : 7 exercices pour entretenir l'équilibre

L'équilibre se développe grâce à des exercices de maintien sur une jambe, les yeux ouverts, les yeux fermés, en résistant à des poussées manuelles : manipulation d'un ballon en équilibre sur une jambe, jeu du chat et de la souris à cloche-pied, partie de tennis de table sur une jambe, etc. Aucune limite à l'imagination !

Équilibre sur un pied

Position de départ
Debout en équilibre sur un pied.

Action
Aucune, il suffit de tenir la position debout en essayant de ne pas reprendre appui pendant au moins 10 secondes.

Fréquence
5 × 10 secondes de chaque côté par jour.

Variantes
* Même exercice en fermant les yeux.
* Même exercice avec les bras croisés sur la poitrine.

Touche-cheville

Position de départ
Debout en équilibre sur un pied (le droit par exemple).

Action
Avec vos mains, venez toucher alternativement la malléole interne et la malléole externe de votre cheville droite.

Fréquence
10 touches sur chaque pied par jour.

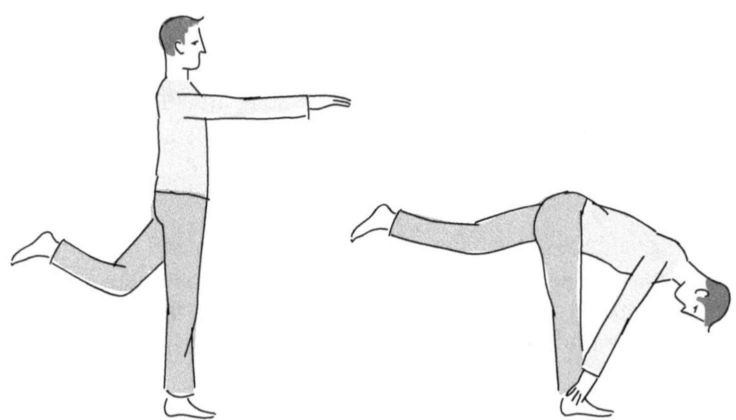

La main vient toucher la cheville au niveau des malléoles.

Marche funambule

Position de départ
Debout dans un coin de votre plus grande pièce.

Action
Marchez en posant vos pieds l'un devant l'autre et en collant à chaque pas le talon contre la pointe de pied comme si vous marchiez sur un fil. Marchez en marche avant à l'aller, et en marche arrière au retour.

Fréquence
3 allers-retours par jour.

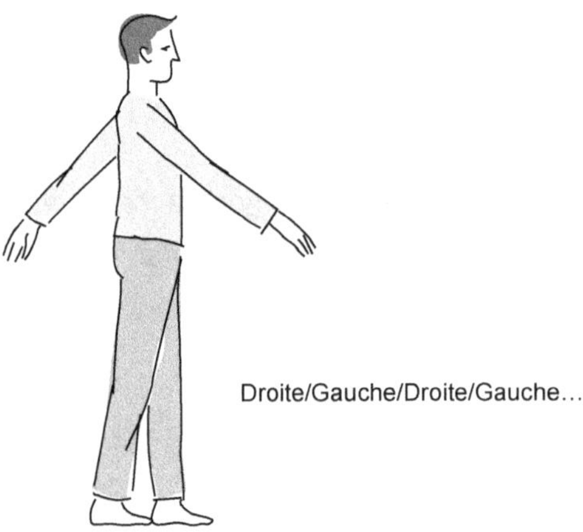

Marche funambule

Talon gauche en contact avec la pointe droite

Équilibre avec un ballon de Klein

Matériel
Un ballon de Klein.

Position de départ
Placez-vous dos au ballon de Klein et contre un mur en équilibre sur un seul pied.

Action
Fléchissez le membre inférieur en équilibre et fermez les yeux. Il est inutile de fléchir le genou à plus de 60°. Tenez cette position 30 secondes.

Fréquence
2 fois par semaine.

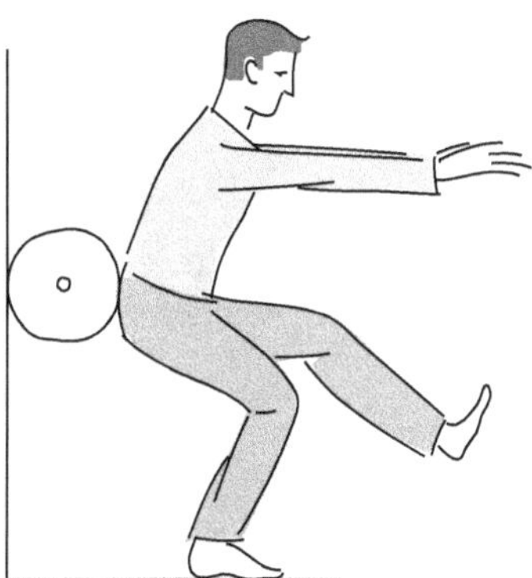

Équilibre sur une jambe avec un médecine ball

Matériel
Un médecine ball de 2 kg (ou une bouteille d'eau de 2 L).

Position de départ
Debout en équilibre sur une jambe en tenant le médecine ball contre le sternum.

Action
Faites 10 mouvements de flexion-extension avec les bras pour tendre le médecine ball devant vous, puis faites le même mouvement avec les bras au-dessus de la tête.

Fréquence
2 séries sur chaque genou, 2 fois par semaine.

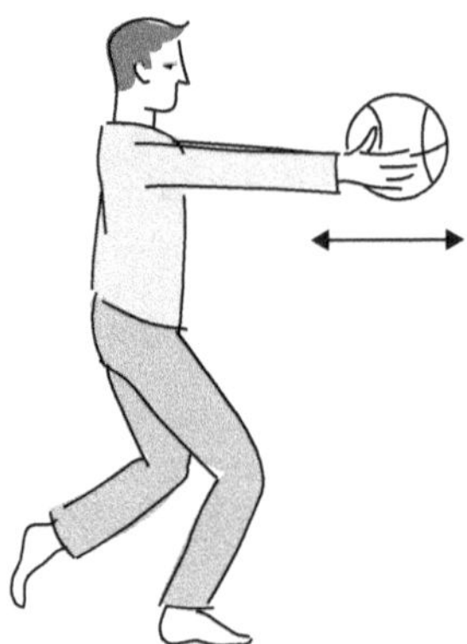

Équilibre bipodal avec un bâton

Matériel
Un bâton (manche à balai par exemple).

Position de départ
Tenez le bâton avec vos deux mains contre le sternum, collez vos pieds l'un contre l'autre et fléchissez légèrement les genoux.

Action
Fléchissez les genoux jusqu'à 90° tout en tendant les bras devant vous.

Fréquence
10 répétitions par jour.

Variantes
- Tendez le bâton vers le haut, les côtés, en diagonale.
- Faites le même exercice avec les yeux fermés.

Équilibre sur une jambe et balle de tennis

Matériel
Petit tapis de gymnastique (ou à défaut une serviette) et une balle de tennis.

Position de départ
En équilibre sur un pied sur le tapis de gymnastique en tenant la balle de tennis face à un mur.

Action
Lancez la balle de tennis contre le mur, et rattrapez-la tout en restant en équilibre sur une jambe.

Fréquence
15 passes sur chaque jambe par jour.

La marche : 5 exercices pour améliorer la marche

La marche du patient gonarthrosique est caractéristique : il marche avec des pas raccourcis en évitant l'appui du côté douloureux. Il s'agit d'une boiterie d'esquive du pas. Notre objectif sera donc, d'une part, d'augmenter la longueur des pas et de corriger cette boiterie et, d'autre part, de supprimer progressivement les aides à la marche si elles existent (canne en T souvent).

De nombreux exercices utilisés pour l'équilibre et le renforcement musculaire permettent aussi d'améliorer la marche, ou se servent de la marche comme situation de travail. Mais c'est surtout avec des exercices spécifiques de marche que les progrès sont le plus nets : des parcours de marche avec des plots, des cerceaux, des obstacles à franchir, plus ou moins espacés et alignés pour augmenter et diminuer la difficulté (voir les illustrations ci-dessous). Ces exercices visent aussi à améliorer la qualité de perception du pied en utilisant des surfaces différentes : mousse, moquette, parquet, carrelage, sable, etc. Il est donc recommandé de marcher pieds nus pour permettre au pied de ressentir les différences.

Pour améliorer la qualité de la marche, l'endurance et maintenir une qualité de vie optimale, il est nécessaire de marcher 6 000 pas par jour. La série d'exercices proposée ci-après vous permettra d'améliorer la qualité et le périmètre de marche.

Marche en montant les genoux

Position de départ
Debout.

Action
Marchez en montant les genoux à chaque pas. Faites 3 allers-retours sur 10 mètres.

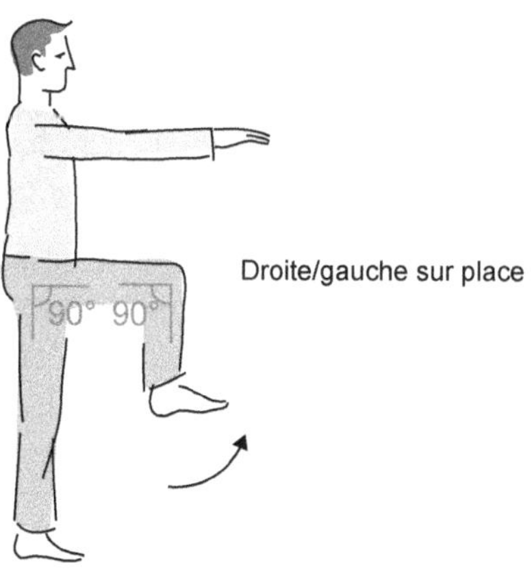

Marche skipping

Position de départ
Debout.

Action
Marchez en enjambant les obstacles devant vous.

Fréquence
5 allers-retours.

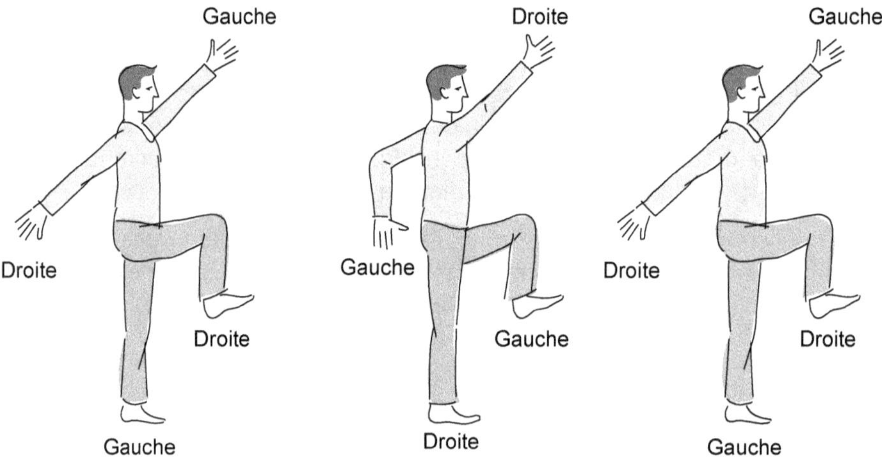

Marche dans des cerceaux

Position de départ
Debout.

Action
Marchez en posant un pied dans chaque cerceau ou sur chaque marque au sol.

Fréquence
5 allers-retours.

Marche en croisant les pieds

Position de départ
Debout.

Action
Marcher en croisant les pieds comme les mannequins sur les podiums.

Fréquence
5 allers-retours.

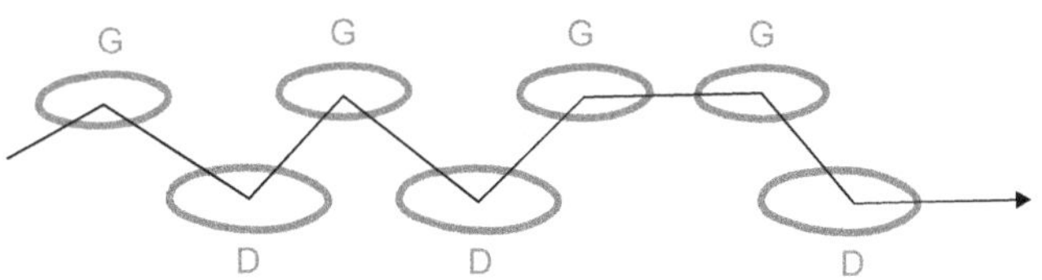

Marche militaire

Position de départ
Debout.

Action
Marchez avec les jambes tendues comme les militaires.

Fréquence
5 allers-retours.

Les transferts

On appelle « transfert » une activité motrice qui consiste à passer d'une position à une autre : par exemple passer de la position assise à la position debout, ou de la position debout à la position à quatre pattes.

Toute atteinte du genou entraîne une incapacité ou des difficultés dans les transferts. Mais ces derniers s'améliorent en général en développant la force musculaire et les amplitudes articulaires. Il est donc nécessaire de les travailler et de les entretenir afin de maintenir une bonne qualité de vie.

Très souvent les transferts posent des problèmes lorsque le sujet manque d'équilibre. Il faudra donc veiller à entretenir son équilibre pour améliorer la qualité des transferts.

Voici la liste des transferts utiles à pratiquer régulièrement pour entretenir les fonctions du genou :
- allongé sur le dos-assis ;
- allongé sur le dos-quatre pattes ;
- quatre pattes-debout ;
- assis-debout ;
- debout-allongé sur le dos ;
- debout-accroupi ;
- allongé sur le dos-allongé sur le côté.

Tirer, pousser, porter

Les activités de tirer-pousser-porter sont des activités musculaires en chaîne que l'on retrouve dans les gestes de la vie quotidienne. Elles sont travaillées à partir d'exercices de triple flexion et triple extension.
- Tirer consiste à tirer un objet avec le pied vers soi.
- Pousser est l'action inverse, c'est-à-dire que la personne pousse un objet avec le pied en l'écartant de soi.
- Porter est l'action musculaire qui consiste à porter un objet avec le pied. C'est une action relativement rare mais qui suppose une excellente force musculaire.

Au cours de la montée et descente des escaliers, nous effectuons une combinaison de triple flexion et de triple extension. Lorsque nous montons une marche avec le pied droit, nous réalisons une triple flexion à droite et une triple extension à gauche. Nous devons donc être capables de synchroniser différentes actions musculaires en chaînes complexes et différentes.

L'exercice de référence pour ces trois gestes fonctionnels et les transferts correspondants consiste à pratiquer le transfert assis-debout 10 fois de suite sans s'arrêter.

Les courses et les sauts

Ce sont les actions motrices les plus difficiles à réaliser lorsque l'on est atteint de gonarthrose. Les courses et les sauts sont souvent déconseillés en raison des fortes contraintes qui s'exercent alors sur les surfaces cartilagineuses, même s'ils contribuent à sauvegarder une fonction importante du membre inférieur.

En définitive, le traitement kinésithérapique de l'arthrose du genou concerne l'ensemble des structures anatomiques du membre inférieur : peau, os, tendons, ligaments, cartilages, muscles, fascias, vaisseaux sanguins, nerfs. Chaque tissu présente une altération plus ou moins marquée causée par l'arthrose.

Séquence d'exercices pour travailler les fonctions du membre inférieur :

Position couchée sur le dos :

Pont fessier

Cet exercice est décrit pour l'arthrose du rachis lombaire. Veuillez-vous y reporter pour les explications (voir p. 215).

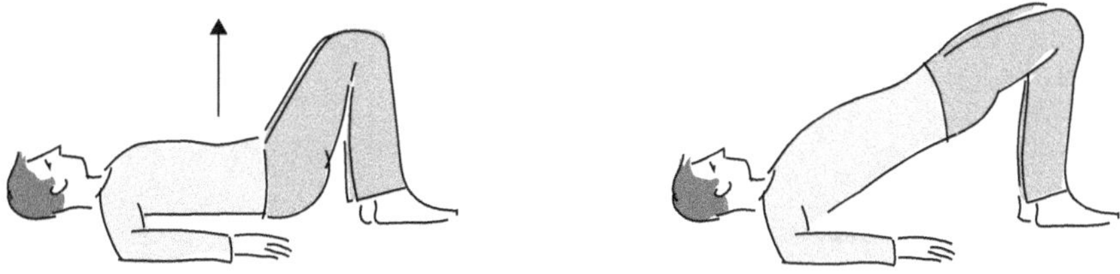

Renforcement des muscles grand fessier, ischio-jambier et quadriceps

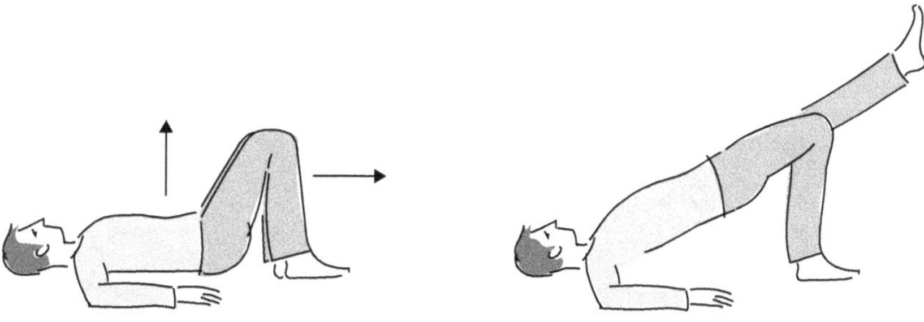

Pont fessier unilatéral

Pont fessier genoux tendus

Position de départ
Position couchée sur le dos, jambes tendues.

Action
Vous devez soulever le bassin en contractant l'ensemble des muscles postérieurs (fessiers, muscles dorsaux).

Fréquence
10 répétitions.

Position à 4 pattes :

Marche à 4 pattes sur place

Cet exercice est décrit pour l'arthrose du genou. Veuillez-vous y reporter pour les explications.

Marche à l'amble sur place

Position de départ
En position à 4 pattes.

Action
Vous devez tendre le bras gauche et la jambe gauche et les maintenir dans l'alignement du corps. Tenez 6 secondes la position puis recommencez avec le côté droit.
Attention, cet exercice demande de bonnes qualités d'équilibre et de maintien.

Fréquence
10 répétitions.

Position genoux dressés :

Assis sur les talons – genoux dressés

Cet exercice est décrit pour l'arthrose du genou. Veuillez vous y reporter pour les explications (voir p. 130).

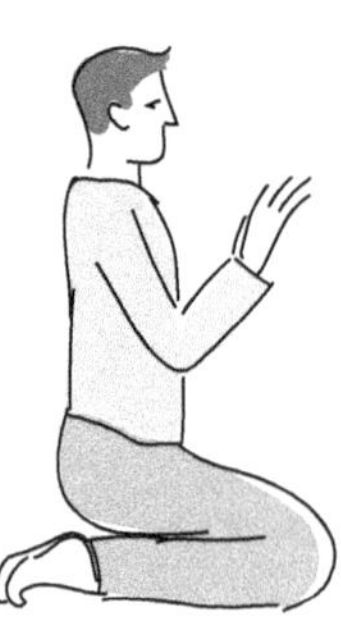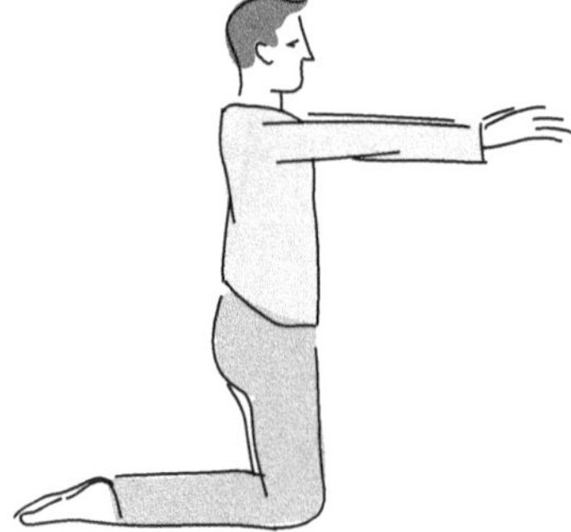

Genoux dressés. Voir illustration ci-dessus.

Position de départ
En position à genoux dressés.

Action
Vous devez tendre un medecine ball 10 fois devant vous, puis 10 fois au-dessus de la tête, puis faire tourner le medecine ball 3 fois autour de la tête, 3 fois autour du dos.

Fréquence
3 répétitions les yeux ouverts, puis 3 répétitions les yeux fermés.

Position chevalier servant :

Manipulation de medecine ball en chevalier servant

Position de départ
En chevalier servant (un genou au sol).

Action
Vous devez tendre un medecine ball 10 fois devant vous, puis 10 fois au-dessus de la tête, puis faire tourner le medecine ball 3 fois autour de la tête, 3 fois autour du dos, et 3 fois autour du genou devant vous.

Fréquence
3 répétitions les yeux ouverts, puis 3 répétitions les yeux fermés.

Transfert de chevalier servant

Position de départ
En position de chevalier servant avec le genou gauche devant vous.

Action
Vous devez tendre le medecine ball devant vous et poser le pied droit devant en chevalier servant. Vous devez alterner ainsi les positions en chevalier servant en alternant droite et gauche tout en synchronisant le mouvement des bras avec le medecine ball devant vous.

Fréquence
10 répétitions les yeux ouverts, et 10 répétitions les yeux fermés.

Position debout :

Montées de genoux en tendant un medecine ball devant soi

Position de départ
Debout.

Action
Vous devez synchroniser deux mouvements en même temps : la montée d'un genou et le mouvement de tendre les bras devant vous avec le medecine ball. Vous devez alterner la montée du genou gauche puis la montée du genou droit.

Fréquence
10 répétitions les yeux ouverts, et 10 répétitions les yeux fermés.

**Équilibre sur une jambe en faisant tourner
un medecine ball autour de la tête, autour du dos,
autour du genou en appui**

Position de départ
Position debout.

Action
Vous devez faire tourner le medecine ball 3 fois autour de la tête, 3 fois autour du dos, et 3 fois autour du genou en appui, tout en maintenant l'équilibre sur une seule jambe.

Fréquence
3 répétitions les yeux ouverts, et 3 répétitions les yeux fermés.

Course avant et arrière

Cet exercice consiste à exécuter une petite course de quelques mètres en avant, puis en arrière.

Faire 10 allers-retours.

Pas chassés de droite à gauche et de gauche à droite

Cet exercice consiste à faire des déplacements en pas chassés dans un sens à l'aller et dans l'autre sens au retour sur quelques mètres.

Faire 10 allers-retours.

• Traitement de la douleur

Il est similaire à celui mis en œuvre pour la hanche, mais, en raison de sa situation sous-cutanée, le genou est plus facilement abordable que la hanche. Les techniques de cryothérapie, d'apposition de chaleur, de boue, d'électrothérapie sont plus facilement applicables.

Nous insistons sur l'importance d'une prise en charge de la douleur par la physiothérapie sous toutes ses formes (chaleur, ultrasonothérapie, électrothérapie antalgique, balnéothérapie, massage), mais aussi par l'augmentation de la mobilité du genou et de la musculature environnante. Tout ceci dans un but fonctionnel de correction des défauts de marche, d'augmentation des capacités d'équilibre et de transfert. Votre ressenti est primordial : vous devez vous sentir bien après la séance et percevoir immédiatement les bienfaits de la kinésithérapie.

Le traitement de la douleur et les moyens thérapeutiques pour la contrôler ne sont pas les mêmes en fonction de l'avancée de la maladie. On se souvient qu'il y a trois types de profil : arthrose débutante, avancée et sévère. Au stade débutant, la douleur est la principale gêne, on accentuera donc le traitement antalgique. Au stade avancé, l'arthrose a fait des ravages. Le genou plie mal, il manque de l'extension. Ça craque et ça grince dès que l'on bouge. On marche très mal, et pas assez longtemps. Dans ce cas clinique, on insistera bien entendu sur le travail fonctionnel et sur l'amélioration de la qualité de vie. Chaque cas est unique. L'adaptation est le maître mot de la kinésithérapie.

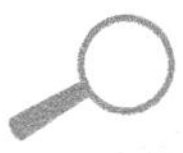

FOCUS

Conseils à appliquer au quotidien pour lutter contre la douleur

- Laissez le genou dans le vide lorsque vous êtes assis.
  Ce conseil simple permet de décomprimer l'articulation du genou et de soulager les contraintes sur les cartilages et les ménisques. Pour cela, asseyez-vous à bonne hauteur et laissez votre pied sans contact avec le sol afin de faire subir au genou le poids de la jambe et du pied.
- Entretenez l'extension du genou.
  L'amplitude la plus souvent déficitaire au niveau du genou est l'extension. Il convient donc de pratiquer des manœuvres passives, manuelles ou auto-réalisées (cela signifie qu'elles sont réalisées par le patient lui-même), pour augmenter l'amplitude du genou en extension.
  Pratiquez une autoposture en extension du genou : installez-vous en position assise ou semi-assise avec le pied reposant sur une chaise, le genou dans le vide. Vous pouvez ajouter un poids sur la face antérieure de la partie infé-rieure du fémur. Laissez en place pendant 20 à 30 minutes.
  Bon à savoir : la force exercée doit être de faible intensité pour ne pas déclencher des réactions de contractions musculaires de défense. Pour cela, vous pouvez utiliser un petit sac de sable de 1 ou 2 kg placé sur le genou en face de la rotule. Évitez les poids plus lourds.
- Entretenez la contractilité et la force du quadriceps.
  Pratiquez des contractions isométriques du quadriceps en position d'exten-sion : allongez-vous sur le dos, un petit coussin sous le genou, et un poids de 1 kg suspendu à la cheville. Cet exercice consiste à contracter le quadri-ceps pour tendre la jambe contre le poids et à maintenir au moins 6 secondes. Faites 30 répétitions par jour. Vous pouvez le pratiquer devant la télévision ou en lisant. Le poids à la cheville n'est pas obligatoire si cela vous déclenche des douleurs, le poids de la jambe suffit.
  Bon à savoir : cet exercice de renforcement musculaire se pratique dans la position d'extension afin de gagner de la force pour « verrouiller » son genou. Il permet d'assurer une bonne qualité de marche et une sécurité pour le genou dans les activités de la vie quotidienne (escaliers, transferts).

145

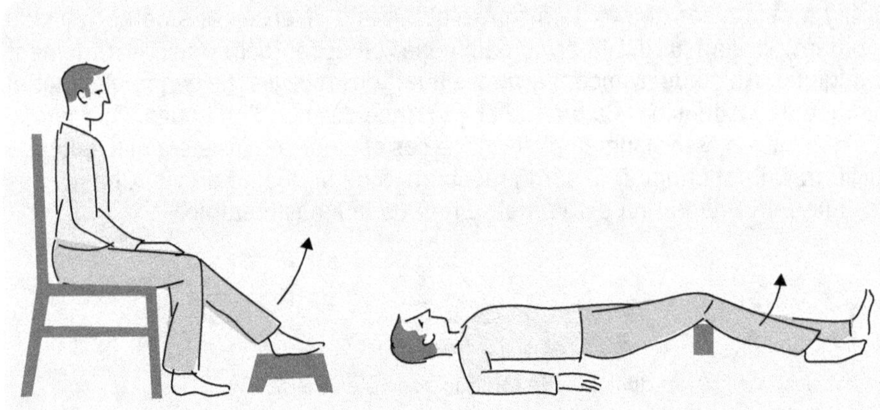

Contractilité du quadriceps

- Entretenez l'extensibilité du quadriceps et des ischio-jambiers.
  L'objectif est de gagner en souplesse et en élasticité afin de pallier les raideurs musculaires liées à l'arthrose et à l'inactivité.
  Ces exercices d'étirement musculaire doivent se pratiquer dans des positions de confort et d'équilibre maximal. Évitez les positions trop acrobatiques sources d'erreurs et d'inefficacité au profit des positions assise ou allongée au sol.
  Lors des exercices d'étirement, vous devez sentir le muscle se mettre en tension. Attention, veillez à ne jamais déclencher de douleurs car cela signifierait que vous êtes allé trop loin dans l'étirement du muscle. La bonne sensation à obtenir est une sensation de tension désagréable mais non douloureuse.
  Pour étirer le quadriceps : allongez-vous sur le ventre et amenez votre talon en direction de la fesse située du même côté et essayez d'établir le contact entre la fesse et le talon. Veillez à garder les deux genoux au contact pour éviter les compensations en rotations de la hanche. Vous devez ressentir une légère sensation d'étirement sur le devant et le haut de la cuisse.
  Maintenez la position pendant 1 minute en respirant profondément et en recherchant la sensation de détente globale.

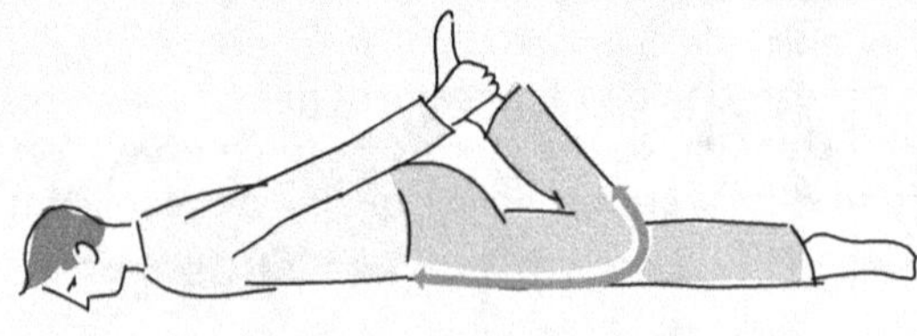

Étirement du quadriceps

Pour étirer les ischio-jambiers : allongez-vous au sol face à un mur, les talons en appui sur le mur, en gardant les jambes et les genoux tendus au maximum. Les fesses doivent être proches du mur, plus ou moins au contact en fonction de votre raideur initiale. Maintenez la position pendant 1 minute en respirant profondément et en recherchant la sensation de détente globale.

Bon à savoir : dans cet exercice les deux côtés sont étirés en même temps. Rien ne vous interdit de pratiquer un côté puis l'autre de manière alternative.

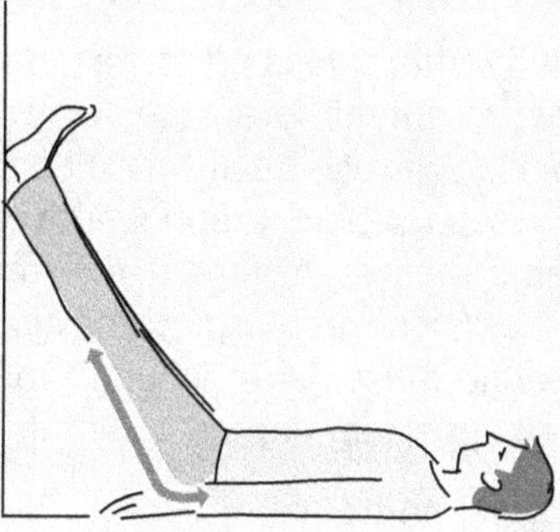

Étirement des ischio-jambiers

Tous les muscles sont susceptibles d'être étirés pour gagner en extensibilité. Outre le quadriceps et les ischio-jambiers, citons les muscles bénéficiant le plus souvent de cette technique :
– le tenseur du fascia lata en dehors de la cuisse ;
– le sartorius, le gracile et les muscles adducteurs en dedans de la cuisse ;
– les muscles pelvi-trochantériens ;
– les muscles fessiers à la hanche ;
– le triceps sural au mollet.
Vous trouverez dans les points « L'arthrose de la hanche ou "coxarthrose" » et « L'arthrose de la cheville, du pied et du gros orteil » les exercices d'étirements de ces muscles.
• Dormez sur le dos pour posturer le genou en extension.

Dormez sur le dos pour lutter contre le flexum du genou, cette attitude vicieuse pathologique en légère flexion qui accélère la destruction des cartilages du genou en modifiant les contraintes liées à la gravité. Il faut combattre ce flexum en gagnant les derniers degrés d'extension du genou. Posturer le genou pendant la nuit permet d'optimiser le temps nécessaire à l'étirement des structures rétractées.

Pour garder le genou en extension la nuit : placez un coussin sous le talon afin que votre genou soit un peu dans le vide, ou tout au moins soumis à une force de gravité, et de façon à ce qu'il soit en position d'extension. Vous pouvez par exemple utiliser un petit traversin mou placé sous les talons. Attention à ne pas utiliser un coussin trop épais, afin de ne pas passer la nuit avec les jambes trop redressées, ce qui serait délétère pour la circulation sanguine dans le pied. De plus, il est fortement recommandé de dormir avec les talons surélevés pour faciliter le retour veineux dans les membres inférieurs.

• Les orthèses

Votre kinésithérapeute est habilité à vous prescrire des orthèses afin d'améliorer votre qualité de vie. Toutes présentent l'avantage de ne pas être très onéreuses et de permettre l'antalgie sans avoir recours aux médicaments. En outre, elles ont la propriété d'augmenter les sensations proprioceptives par la traction qu'elles exercent sur la peau. Les orthèses entraînent une meilleure stabilisation de l'articulation du genou. Les orthèses permettent également de maintenir la chaleur dégagée par l'énergie musculaire. Nous l'avons vu, la chaleur permet différents effets physiques apportant confort et antalgie au patient.

Parmi les orthèses proposées, on trouve :
- des genouillères en différents matériaux, renforcées ou non, élastiques ou non, qui augmentent la stabilité du genou ;
- des orthèses d'immobilisation en cas de poussées douloureuses afin de soulager les compartiments[1] du genou et de limiter les instabilités du genou. Toutefois, elles restent relativement peu employées compte tenu des effets délétères de l'immobilisation sur l'appareil locomoteur. Afin de stopper l'inflammation, les thérapies médicamenteuses sont très largement préférées ;
- des contentions souples, qui permettent un effet modeste de contention mais semblent plus efficaces que les contentions placebos. L'effet antalgique existe mais diminue rapidement avec le temps ;
- des orthèses plantaires, réalisées sur mesure par un pédicure-podologue, qui permettent de modifier l'alignement mécanique du membre inférieur et de soulager un compartiment du genou. La diminution des contraintes et le réalignement des axes mécaniques du membre inférieur freinent alors la dégradation cartilagineuse. Il n'existe toutefois aucune preuve tangible de l'efficacité des orthèses plantaires sur la douleur de l'arthrose du genou pour soulager un compartiment par rapport à un autre.

---

1. Le genou présente un compartiment interne et un compartiment externe qui peuvent être atteints séparément ou non par l'arthrose.

L'arthrose de la cheville

C'est une zone peu touchée par l'arthrose primitive comparativement à la hanche, au genou et aux doigts. Les arthroses que l'on retrouve à ce niveau sont le fait de traumatismes anciens, de micro-traumatismes répétés qui ont été mal traités et négligés. Il faut ajouter que même des traumatismes correctement traités sont pourvoyeurs d'arthrose au niveau de la cheville. L'arthrose de la cheville est souvent liée à un traumatisme, tel qu'une fracture du talus ou du calcanéus, et, de manière surprenante, elle est plus rarement due à l'usure des surfaces articulaires. À la hanche et au genou, l'arthrose survient en raison de vices architecturaux qui modifient les rapports des surfaces articulaires. Nous retrouvons ainsi à la hanche la coxa vara, la coxa valga, la coxa retorsa, etc., et au genou le genu valgum, le genu varum, le genu flexum. Tandis qu'à la cheville, compte tenu de son anatomie, les adaptations posturales sont quasi impossibles, ce qui interdit la modification des rapports des surfaces articulaires.

• Rappels anatomiques

L'articulation de la cheville est formée par l'emboîtement de l'extrémité inférieure du tibia, de l'extrémité inférieure de la fibula et du talus (le talus est un os sans insertion osseuse).

La cheville et le tarse présentent la caractéristique d'unir un segment vertical (la jambe) et un segment horizontal (le pied). La cheville est le dernier échelon des mobilités unidirectionnelles du membre inférieur.

• Biomécanique simple de la cheville

La cheville est une zone de fragilité car elle supporte le poids du corps de la marche avec un contact osseux réduit, et gère la nécessaire adaptation du pied au terrain. De ce fait, les séquelles des pathologies de la cheville (notamment traumatiques) engendrent l'arthrose.

Mobilité

La cheville ne permet qu'un mouvement de flexion ou d'extension.

Stabilité

La stabilité passive de l'articulation de la cheville est le fait de l'emboîtement osseux qui est excellent en charge. Des structures ligamentaires assurent la stabilité des os les uns par rapport aux autres.

L'articulation de la cheville est une pince qui s'écarte lors de la flexion dorsale assurant alors une excellente stabilité, et qui se resserre lors de la flexion

149

plantaire. Dans ce cas, la stabilité est moins bonne et c'est dans cette position qu'ont principalement lieu les entorses de la cheville.

Contraintes

Les contraintes sont transmises de la jambe au pied par un jeu de travées osseuses puissantes à l'intérieur des os.

• Traitement

Les objectifs par ordre de priorité sont d'obtenir une cheville indolore, fonctionnelle et mobile physiologiquement.

Traitement chirurgicaux

Les options chirurgicales en cas d'échec des traitements médicamenteux et non médicamenteux sont l'arthrodèse de cheville (cela consiste à fusionner les surfaces articulaires du tibia et du talus), ou l'arthroplastie par pose d'une prothèse totale de cheville.

Les indications de ces prothèses sont rares et les résultats sont quasi identiques à l'arthrodèse de cheville. Les deux sont parfois envisagées, c'est-à-dire que l'on commence par une arthroplastie de cheville, puis on poursuit avec une arthrodèse si les résultats ne sont pas à la hauteur des espérances.

Bien souvent, l'indication de prothèse totale de cheville est posée lorsque l'arthrose touche les deux chevilles. Lorsqu'une seule cheville est atteinte, les chirurgiens préfèrent l'arthrodèse de cheville. En cas d'arthrose post-traumatique, la prothèse est également préférée. Mais ces indications sont fonction des chirurgiens et de la maîtrise de la technique.

	AVANTAGES	INCONVÉNIENTS
PROTHÈSE TOTALE DE CHEVILLE	Mobilité de la cheville conservée. Évite la dégradation arthrosique des autres articulations. Très bon résultat sur la douleur.	Durée de vie limitée. Complications postopératoires. Très difficile de faire une arthrodèse par la suite. Nécessite un bon capital osseux.
ARTHRODÈSE DE CHEVILLE	Très bon résultat sur la douleur. Durée de vie illimitée. Pose d'une prothèse en cas d'échec.	Mobilité de la cheville perdue. Impossible en cas de cheville déformée. Complications postopératoires. Ne limite pas la dégradation des articulations voisines.

Rééducation après pose d'une prothèse totale de cheville ou d'arthrodèse de la cheville

En France, chaque année, il est posé environ 500 prothèses totales de cheville.

Il s'agit d'une prothèse à trois degrés de liberté alors que la cheville n'offre qu'un seul degré de liberté.

La priorité en postopératoire immédiat est le drainage de l'œdème car il existe souvent une persistance de cet œdème qui peut favoriser une perte de mobilité, des douleurs, et qui présente un risque infectieux.

Il faudra s'assurer de la récupération de la mobilité en évitant de forcer sur les mouvements de pronation et de supination de la cheville. Le renforcement musculaire peut être entrepris dès les premiers jours postopératoires.

La rééducation à la marche est un objectif prioritaire. Dès la reprise d'appui, il faudra travailler la qualité de la marche en s'obligeant à s'appuyer sur le côté opéré. Pour cela, vous pouvez vous placer devant un miroir afin de marcher en vous autocorrigeant. Il faudra corriger les boiteries et améliorer les transferts d'appui du poids du corps sur le côté opéré.

Enfin, le renforcement musculaire visera à travailler l'ensemble des muscles des membres inférieurs. Pour cela, les exercices décrits plus haut dans les chapitres consacrés à la hanche et au genou sont utiles.

Le travail en balnéothérapie est une excellente option thérapeutique afin de récupérer une marche indolore.

L'arthrose du pied

« Les vertus sont à pied et les vices à cheval ».
Proverbe français

L'arthrose peut aussi être la conséquence de pathologies rhumatismales inflammatoires, au premier rang desquelles nous retrouvons la polyarthrite rhumatoïde qui entraîne des déformations des pieds. Les atteintes infectieuses, métaboliques et tumorales sont susceptibles de développer une arthrose compliquant tardivement la pathologie initiale.

• Rappels anatomiques

Le pied est composé d'une trentaine d'os, d'une trentaine d'articulations et d'une vingtaine de muscles intrinsèques, ce qui en fait une zone d'une richesse et d'une complexité étonnante.

Le tibia présente une torsion en dedans d'environ 20°.

Le tarse postérieur est constitué de sept os (talus, calcanéus, naviculaire, cuboïde et trois cunéiformes) qui forment l'arrière-pied.

Le pied assure des mobilités multiples avec des surfaces articulaires relativement planes.

Le talon est l'un des points de contact avec le sol.

Il est surprenant de constater que plus on grandit et marche, et plus le volume osseux du pied diminue, alors même que la charge du poids du corps augmente, ce qui traduit une capacité d'absorption des contraintes énorme.

Le pied est en contact au sol avec le talon et les têtes des métatarsiens. L'avant-pied forme la voûte plantaire, avec l'aponévrose comme tissu de soutien.

Le pied est un organe de la perception et un organe de l'appareil locomoteur.

• Biomécanique simple du pied

Le pied a pour principale qualité sa déformabilité et son adaptation à tout type de terrain, il offre naturellement de grandes possibilités de mouvements. La vocation fonctionnelle du pied doit être considérée à la fois du point de vue statique et dynamique :

- plasticité du pied par la nécessaire adaptation aux différents sols (cailloux, sable, forêt, bitume) ;
- fixité du pied par la nécessaire stabilisation du pied au sol pour l'équilibre du corps ;
- réception du pied au sol lors de sauts ou de la marche ; le pied doit amortir l'impact ;
- propulsion ou impulsion pour permettre le transfert de l'énergie nécessaire à la réalisation des différents déplacements.

Mobilité

Le pied donne la possibilité d'une dizaine de mouvements dans les trois plans de l'espace. Ces mobilités se combinent entre elles pour donner des mobilités fonctionnelles. De plus, chaque os qui compose le pied offre la possibilité de glisser de quelques millimètres dans tous les sens par rapport à un autre os.

Il est très difficile de décomposer les mouvements de chaque os de manière analytique comme pour le genou ou la hanche. On distingue cependant :

- le mouvement d'inversion (mouvement qui porte la pointe du pied en bas et en dedans) est la combinaison de la flexion plantaire (vers le bas) de la cheville, de la supination et de l'adduction du pied ;
- le mouvement d'éversion (mouvement qui porte la pointe du pied en haut et en dehors) est la combinaison de la flexion dorsale (vers le haut) de la cheville, de la pronation et de l'abduction du pied.

Stabilité

Au pied, la stabilité des os est quasi inexistante. Pour être stable, le pied a besoin de renforts passifs (ligaments, capsules) extrêmement nombreux et résistants. De plus, il a besoin de muscles intrinsèques et extrinsèques afin de stabiliser l'ensemble des articulations lors des déplacements et besoins fonctionnels (course, sauts, descente d'escalier, port de charge…).

Cette stabilité active est possible grâce à de nombreux capteurs proprioceptifs présents dans l'ensemble des tissus du pied. Encore plus qu'ailleurs, le pied est le siège d'une richesse sensorielle qui en fait un capteur essentiel du corps humain. Il est le premier à sentir le sol pour s'y adapter (le mot « sentir » est à comprendre au sens kinesthésique).

Contraintes

Le dessous du pied offre un matelas cutané, graisseux, musculaire et aponévrotique puissant qui permet d'absorber les contraintes du poids du corps. Les muscles jouent un rôle essentiel dans l'amortissement par le mécanisme de la poutre composite. (Pour rappel : c'est l'association de deux matériaux différents [os et muscle dans notre cas], unis solidairement et qui partagent les contraintes auxquelles ils sont soumis. Lorsque deux éléments sont solidaires, la résistance est élevée au carré et non simplement doublée.)

• Traitement

Les objectifs pour le pied sont d'obtenir un pied indolore et fonctionnel.

Traitement de la douleur

La douleur est ressentie de manière circonférentielle autour du cou-de-pied, principalement lors de la mise en charge du pied.

Il sera conseillé l'utilisation d'une canne simple en T pour limiter la douleur liée à l'appui en cas de poussée douloureuse. Cette canne sera rapidement abandonnée dès lors que les douleurs auront disparu.

Exercices et conseils antidouleurs

- Bains écossais. Il faut alterner les bains chauds et les bains froids avec des séquences de 2 minutes pendant 20 minutes en terminant par le froid. Ces bains ont des effets circulatoires puissants permettant d'améliorer considérablement les symptômes.
- Automassages quotidiens. Le pied est facilement accessible à des techniques autoréalisées. Les massages vont aider à la circulation veineuse et lymphatique, et vont apporter une meilleure mobilité.

- Posture déclive. Elle consiste à s'allonger sur le dos en surélevant les jambes pendant 20 minutes. L'arthrose des membres inférieurs entraîne des troubles vasculaires qu'il faut combattre avec des techniques simples. Les troubles veineux sont fréquents au pied et la posture déclive permet d'accélérer le retour veineux.
- Exercices d'automassage du pied :
  - automassage en position assise avec une balle de tennis sous la voûte plantaire ;
  - automassage en position assise avec une balle de golf sous la voûte plantaire ;
  - automassage en position assise avec un rouleau à pâtisserie sous la voûte plantaire.

Ces exercices doivent se pratiquer assis et debout pour faire varier la pression sur les objets massant. Le pied doit se mobiliser en tous sens sur ces objets. Il ne faut pas se contenter de faire des mouvements circulaires avec les balles. Vous devez venir appuyer sur des zones petites et précises en bougeant le pied d'avant en arrière, de dedans en dehors et en rotation.

N'hésitez pas à fermer les yeux pendant ces exercices afin de sentir les mobilités et les différences de pression sous le pied.

Ces exercices sont aussi à réaliser dans un bain, au sauna, au hammam, dans un jacuzzi. La jambe et le pied doivent être immergés dans un bain chaud afin de profiter des effets bénéfiques pour la détente musculaire.

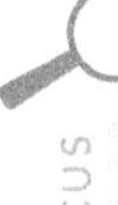

FOCUS

Évaluation des automobilisations à la maison et des exercices physiques contrôlés

Une revue Cochrane[1] récente montre qu'un traitement de kinésithérapie comprenant un programme de kinésithérapie standard (étirement et autres exercices, ultrasons et stimulations électriques transcutanées), des mobilisations supplémentaires et des exercices de marche, par rapport à un programme de kinésithérapie seule, améliore la douleur sans effets secondaires. Les programmes étudiés comprenaient des exercices visant à améliorer ou à conserver la force musculaire, la condition physique et l'état de santé général. Les personnes font de l'exercice pour différentes raisons, y compris en vue de perdre du poids, d'obtenir un renforcement musculaire et pour soulager les symptômes de l'arthrose.

En dehors de ces quelques éléments, le traitement kinésithérapique varie peu d'une autre région. Il est basé sur :
- une composante antalgique ;
- un traitement articulaire avec des massages manipulatifs à visée proprioceptive et des mobilisations globales et analytiques du pied et de la cheville ;

1 Gross A, Kay TM, Paquin J, Blanchette S, Lalonde P, Christie T, Dupont G, Graham N, Burnie SJ, Gelley G, Goldsmith CH, Forget M, Hoving JL, Brønfort G, Santaguida PL. Exercises for mechanical neck disorders. Cochrane Database of Systematic Reviews 2015, Issue 1. Art. No.: CD004250. DOI: 10.1002/14651858.CD004250.pub5

- un renforcement musculaire à visée stabilisatrice ;
- des exercices fonctionnels fondés en priorité sur la marche, l'équilibre, les transferts, la montée et descente des escaliers, et l'accroupissement. En fonction de l'âge et des besoins des patients, il pourra être travaillé la course et le saut.

Éducation thérapeutique pour les chevilles et les pieds

Les personnes atteintes d'arthrose à la cheville ou au pied devront veiller à :
- réduire leur poids corporel si nécessaire, ou le surveiller de façon à ne pas prendre du poids pour ne pas ajouter de contraintes supplémentaires ;
- éviter de porter des charges lourdes ;
- prendre soin de leurs ongles en faisant appel à un pédicure-podologue. Une mauvaise hygiène des pieds perturbe les fonctions du pied et la marche ;
- choisir de bonnes chaussures pour le quotidien en se faisant conseiller par un pédicure-podologue. On laisse tomber les chaussures usées ou abîmées. On opte pour une paire de chaussures avec la bonne largeur de pied et suffisamment longue pour permettre le port d'une semelle orthopédique sans voir les orteils écrasés l'un contre l'autre, et sans les voir se recroqueviller au bout de la chaussure. Le talon de la chaussure doit être à la bonne taille pour englober le talon. La semelle ne doit pas être trop rigide afin de permettre un bon amorti des contraintes lors de la marche. Il faut également rechercher des chaussures assurant un bon maintien de la voûte plantaire afin d'éviter son affaissement ;
- prendre des bains réguliers pour améliorer la souplesse des tissus cutanés ;
- s'automasser pour entretenir les glissements entre les différents plans cutanés et articulaires ;
- surveiller les infections et les déformations orthopédiques ;
- marcher pieds nus chez soi ou sur terrains variés (sable) ;
- dérouler le plus possible le pas au sol lors de la marche ;
- ne pas perdre l'amplitude de flexion dorsale de cheville.

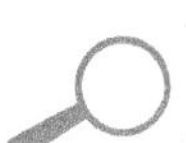

FOCUS

Le rôle du pédicure-podologue

C'est un acteur essentiel lors des atteintes du membre inférieur, et notamment de la cheville et du pied. Son rôle est double : il s'occupe à la fois de la pédicurie qui est le soin des ongles, et de la podologie qui permet de rééquilibrer la répartition du poids du corps grâce à des orthèses plantaires, les semelles orthopédiques.

Dans le cas de l'arthrose de la cheville et du pied, son action consiste à :
- éviter l'affaissement, l'effondrement de la voûte plantaire ;
- ouvrir les articulations pour diminuer les contraintes ;
- installer des éléments de semelle et des talonnettes inclinées afin de favoriser le passage du pas (action d'avancer le pied à la marche) et favoriser la mobilité ;

.../...

- corriger les troubles posturaux et prévenir les déformations (en hallux valgus surtout qui sont les plus fréquentes, mais pas uniquement) ;
- assurer les soins de pédicurie pour ne pas déséquilibrer la marche et favoriser la proprioception locale.

• Exercices articulaires pour la cheville et le pied

Automobilisation en flexion extension de la cheville

Matériel
Un skate-board.

Position de départ
Assis sur une chaise avec le pied à mobiliser sur le skate-board.

Action
Faites aller et venir le skate-board en avant et en arrière, sans bouger le pied, de telle manière que la cheville soit mobilisée en flexion dorsale (lorsque le skate-board va en arrière), et en flexion plantaire (lorsque le skate-board va en avant).

Fréquence
20 répétitions par jour.

Étirement du triceps sural

Position de départ
Debout face à un mur avec la pointe du pied contre le mur.

Action
Maintenez la position en tendant le genou au maximum jusqu'à ressentir une sensation d'étirement dans le mollet.

Fréquence
30 secondes de chaque côté.

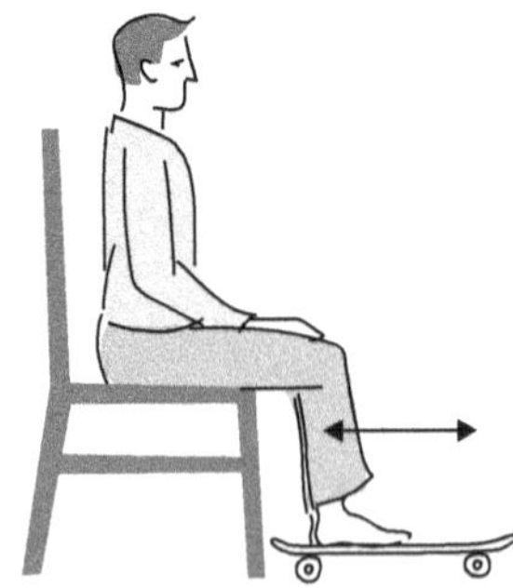

Autoposture en flexion dorsale de la cheville

Position de départ
Debout face à un mur avec la pointe du pied contre le mur.

Action
Maintenez la position en fléchissant le genou jusqu'à ressentir une sensation d'étirement dans le tendon d'Achille. Allez à la position de posture lentement, maintenez-la 20 minutes et revenez lentement.

Remarque : si votre cheville est suffisamment souple et que votre genou touche le mur, alors vous devez reculer le pied de quelques centimètres pour ne plus toucher le mur.

Fréquence
Une fois par semaine.

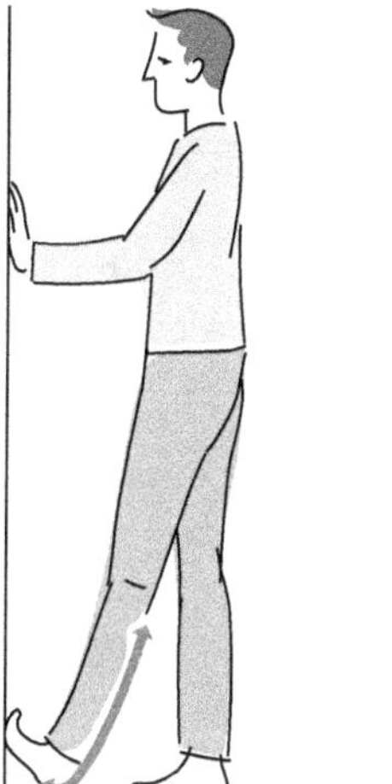

Automobilisation bilatérale en flexion dorsale de la cheville

Position de départ
Debout, pieds à écartement des hanches.

Action
Fléchissez les hanches et les genoux dans le mouvement de s'accroupir, avec comme consigne de maintenir les talons au sol pour provoquer une flexion dorsale des deux chevilles.

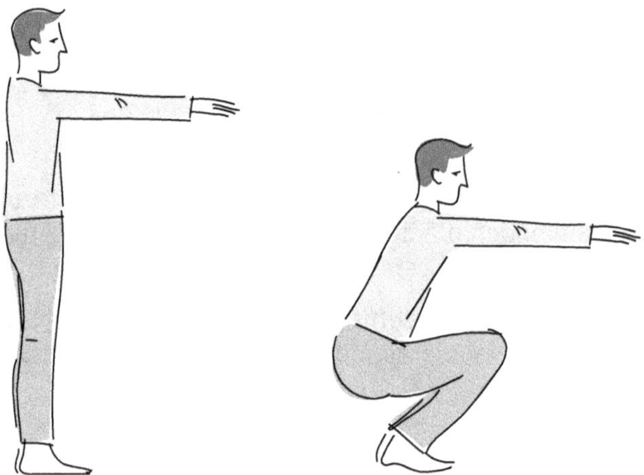

Attention : cet exercice sera impossible pour nos lecteurs qui ont des triceps suraux courts. Dans ce cas, reportez-vous à l'exercice « Autoposture en flexion dorsale de la cheville ».

Automobilisation en flexion dorsale et plantaire

Position de départ
Chevalier servant.

Action
Penchez-vous en avant pour créer une flexion dorsale de la cheville placée devant, puis penchez-vous en arrière pour créer le mouvement inverse, une flexion plantaire de la cheville.

Fréquence
20 répétitions par jour.

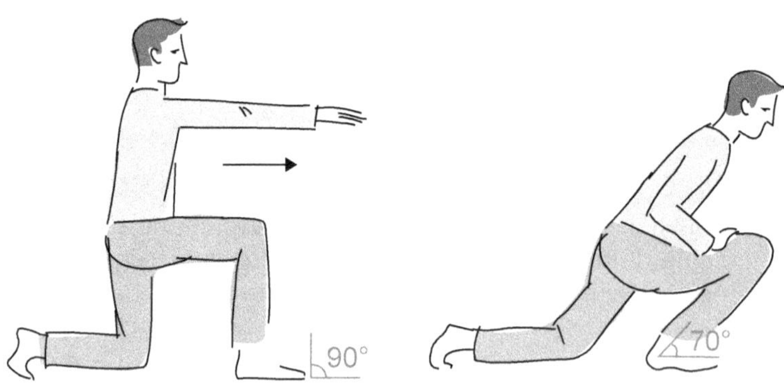

Automobilisation passive en flexion dorsale en chevalier servant (pédalage avec les chevilles)

Position de départ
Assis sur une chaise, pieds à plat.

Actions
- Montée sur le talon à droite en soulevant l'avant-pied.
- Montée sur la pointe à droite en soulevant le talon.
- Montée sur le talon à gauche en soulevant l'avant-pied.
- Montée sur la pointe à gauche en soulevant le talon.

Cet exercice permet de faire circuler le sang veineux et de diminuer les tensions musculaires des muscles postérieurs de la jambe. Il est excellent pour les personnes devant rester allongées, assises longtemps, ou debout en piétinant. Il peut également être utile aux personnes travaillant en position assise avec les talons qui ne touchent pas le sol. Il est également recommandé pour les personnes qui portent des bas de contention et des chaussettes montantes qui ont tendance à comprimer le mollet. On peut le pratiquer en voiture, en avion, dans le train, au cinéma…

Fréquence
50 mouvements.

Autoétirement du muscle tibial antérieur

Position de départ
Assis sur les talons en mettant le dos des pieds en contact avec le sol.

Action
Maintenez simplement la position pendant 30 secondes.

Exercices musculaires

Grattage de serviette : renforcement des muscles fléchisseurs de la cheville et du pied

Matériel
Une serviette éponge.

Position de départ
Assis confortablement avec la serviette étendue à plat sous le pied.

Action
Le talon reste fixe au sol, à l'aide des orteils vous devez gratter la serviette pour la ramener vers vous sans bouger le pied.

Montée et descente des pointes de pied

Position de départ
Debout avec les pieds à écartement des hanches.

Action
Montez et descendez sur la pointe des pieds, puis passez sur les talons afin de renforcer les muscles fléchisseurs et extenseurs de la cheville et du pied.

Fréquence
30 répétitions par jour.

Pont fessier

Position de départ
Allongé sur le dos avec les pieds à plat et les jambes repliées.

Action
Montez le bassin et mettez-vous sur les pointes de pied. Cela renforce les muscles fessiers, les quadriceps, les ischio-jambiers mais aussi les triceps suraux. Maintenez 6 secondes.

Fréquence
20 répétitions par jour.

Variante
Faites le même exercice mais en n'utilisant qu'une seule jambe pour pousser. Cela fait travailler un seul côté pour plus de difficulté.

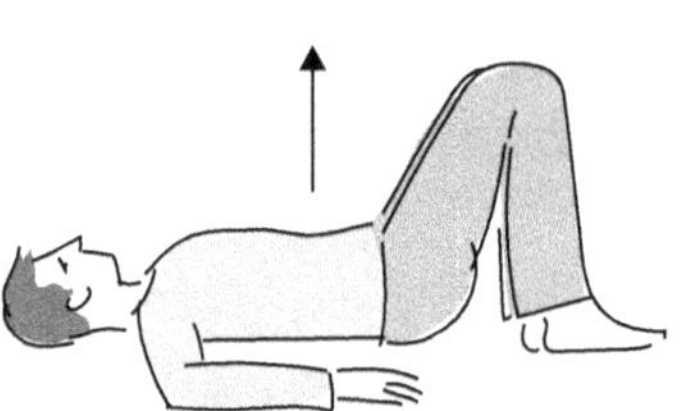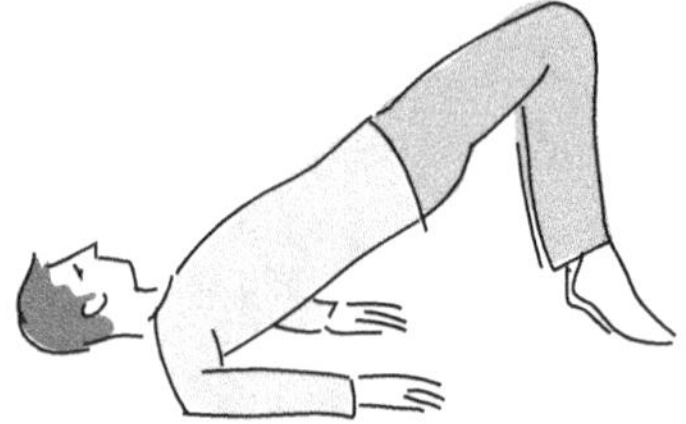

Flexion dorsale et flexion plantaire des chevilles au cours du pont fessier

Levée de genou

Position de départ
Assis sur une chaise, les mains posées à plat sur le genou du côté à travailler.

Action
Soulevez le talon en prenant appui sur la pointe de pied pour contracter le muscle triceps sural, et en même temps appliquez une résistance avec les mains.

Fréquence
20 répétitions par jour de chaque côté.

Cocontractions

Matériel
Un crayon assez long.

Position de départ
Assis sur une chaise avec le crayon sous le pied.

Action
Fléchissez les orteils afin d'attraper le crayon, puis, sans le lâcher, vous devez réussir à remonter la pointe de pied.
Cet exercice nécessite d'être capable de contracter à la fois les muscles fléchisseurs et extenseurs des orteils.

Fréquence
10 mouvements de flexion dorsale de la cheville sans lâcher le crayon.

Écrase-éponge

Matériel
Une grosse éponge.

Position de départ
Assis sur une chaise avec l'éponge sous les orteils.

Action
Écrasez l'éponge au maximum avec les orteils afin de faire contracter les muscles fléchisseurs.

Fréquence
15 répétitions par jour.

Exercices fonctionnels

Reprenez les exercices préconisés pour la hanche et le genou (p. 99 et 120) en insistant sur les exercices de marche et d'équilibre qui font travailler la cheville et le pied.

Dissociation avant-pied et arrière-pied

Position de départ
Debout avec les pieds à écartement des hanches.

Action
Mettez le poids du corps sur les pointes de pied sans soulever les talons, puis inversez : mettez le poids du corps sur les talons sans soulever les pointes de pied. Cet exercice est à réaliser les yeux fermés.

Fréquence
10 mouvements par jour.

Dissociation pied interne et pied externe

Position de départ
Debout avec les pieds à écartement des hanches.

Action
Mettez le poids du corps sur les bords gauches des pieds sans soulever le côté droit, puis inversez : mettez le poids du corps sur les bords droits des pieds sans soulever le côté gauche.
Cet exercice est à réaliser les yeux fermés.

Fréquence
10 mouvements par jour.

Coordination pied gauche-pied droit

Position de départ
Debout avec les pieds à écartement des hanches.

Action
Coordonnez simultanément une montée sur la pointe de pied gauche et une montée sur le talon droit. Le mouvement inverse (montée sur le talon gauche et montée sur la pointe de pied droit) doit se faire dans la continuité. Cet exercice difficile nécessitera un peu d'entraînement avant d'être réalisé sans hésitation.

Fréquence
30 répétitions.

L'arthrose de l'hallux

« Le danseur n'a-t-il pas ses oreilles dans ses orteils ! »
Friedrich Nietzsche

De nombreux facteurs peuvent augmenter le risque d'avoir de l'arthrose au niveau de l'articulation du gros orteil, comme la structure particulière du pied, un traumatisme, des antécédents familiaux de la maladie, une maladie articulaire et une marche anormale.

Il s'agit rarement d'une atteinte primitive et l'arthrose se développe secondairement sur la cheville après une pathologie (traumatique, infectieuse, métabolique).

Le premier signe clinique de l'arthrose de l'hallux est la perte de mobilité de la colonne de l'hallux, à la fois en flexion dorsale et en flexion plantaire. On parle d'« hallux rigidus » pour traduire cette sensation clinique de rigidité de l'ensemble des articulations. L'orteil va se déformer mais sans nécessairement se dévier. L'hallux valgus est une déformation très fréquente du premier orteil souvent associée à l'arthrose. Une bonne corrélation existe entre les deux.

La déformation en varus est moins fréquente.

Sous la tête du premier métatarsien, il existe deux petits os que l'on appelle les « sésamoïdes » et qui sont fréquemment le siège d'atteinte arthrosique. L'appui sur les têtes des métatarsiens et notamment sur la tête du premier métatarsien est très douloureux et la marche est perturbée.

Sur la radiographie, on peut retrouver une diminution de l'interligne articulaire entre la tête du premier métatarsien et la première phalange.

Classiquement, l'articulation métatarso-phalangienne présente une raideur en raison de l'arthrose, et l'interphalangienne qui est intacte compense par une hypermobilité en extension ce qui peut provoquer des douleurs supplémentaires. Une hyperkératose accompagne ce phénomène, traduisant l'hyperappui sous la deuxième phalange.

La rétraction des muscles plantaires peut entraîner une griffe des orteils, c'est-à-dire une position plus ou moins marquée de flexion plantaire des phalanges.

Les douleurs sont ressenties plus volontairement dans les chaussures, notamment les chaussures serrées à l'avant-pied comme aux talons, et les chaussures de ville pour homme.

Les types de chirurgies possibles sont :
- chirurgie conservatrice avec résection des ostéophytes ;
- chirurgie d'arthrodèse, c'est-à-dire que l'on va « souder » l'articulation afin de bloquer sa mobilité et ainsi supprimer les douleurs ;
- chirurgie de remplacement prothétique de l'articulation métatarso-phalangienne.

• Exercices et conseils antidouleurs

- Automobilisation du gros orteil pour lutter contre l'hallux rigidus (enraidissement du gros orteil). Il est très difficile à corriger et il faudra mobiliser les os du pouce en flexion dorsale (vers le haut) et en flexion plantaire (vers le bas). Vous pouvez tenir les positions extrêmes pendant quelques secondes.

- Autoétirement des muscles fléchisseurs de l'hallux et des orteils :
Assis sur une chaise avec le pied du côté à étirer croisé sur le genou opposé (comme pour enfiler ses chaussettes), fléchissez la cheville en remontant l'avant-pied, puis à l'aide des mains venez remonter les orteils autant que vous pouvez, dans un mouvement en flexion dorsale. Cela doit mettre en tension les muscles fléchisseurs des orteils et de l'hallux.
Tenez la position d'étirement pendant 30 secondes.

CHAPITRE 10

LES MEMBRES SUPÉRIEURS

L'arthrose de l'épaule ou « omarthrose »

« Ne charge pas tes épaules d'un fardeau qui excède tes forces. »
Horace

• Définitions

À quoi sert l'épaule ?

L'épaule est une articulation suspendue depuis que l'homme a redressé son regard, passant de la position à quatre pattes à la position debout. Le membre supérieur est de ce fait devenu plus mobile et dégagé des contraintes de la locomotion. C'est un complexe de cinq articulations, dont le seul contact osseux avec le thorax est situé cn avant avec l'articulation entre la clavicule et le sternum.

L'épaule est au service de la main : sans main, pas besoin d'épaule. La finalité fonctionnelle de l'ensemble du membre supérieur est la préhension par la main. Selon le philosophe Emmanuel Kant, la main est le deuxième cerveau de l'homme. Et selon Aristote : « Ce n'est pas parce qu'il a des mains que l'homme est le plus intelligent des êtres, mais c'est parce qu'il est le plus intelligent qu'il a des mains. »

De très nombreuses atteintes de l'épaule trouvent leur origine dans une surutilisation ou une utilisation pathogène de la fonction du membre supérieur. C'est le cas du travailleur du bâtiment qui « utilise mal » son outil et qui va « mal utiliser » son épaule (au sens biomécanique). C'est le cas du sportif qui exécute des mouvements parasites qui malmènent et surmènent son épaule.

De plus, l'œil et la main sont en perpétuelle connexion d'un point de vue neurologique. Les mouvements de l'œil sont asservis au rachis cervical, les mouvements de la main sont donc liés à la mobilité du cou. Ces faits entraînent une conséquence sur la kinésithérapie de l'épaule. La prise en charge d'une épaule douloureuse ne pourra se faire correctement qu'en traitant la main et le cou.

Problèmes posturaux

L'arthrose de l'épaule n'est que rarement le fait d'un processus pathologique touchant uniquement l'épaule. Il s'agit souvent de problèmes de posture, d'équilibre ou de surutilisation des tendons de la coiffe des rotateurs qui provoque une arthrose de l'épaule.

Avec l'âge, l'homme a tendance à se voûter en luttant constamment contre la gravité. Il n'existe que deux constantes mécaniques dans le corps humain : les deux pieds par terre pour tenir debout et les yeux horizontaux (l'humain ne peut s'orienter et s'équilibrer que si ses yeux sont horizontaux. Il ne peut pas vivre avec la tête sur le côté).

Toujours avec l'âge, les épaules ont tendance à s'enrouler sur le thorax, avec pour conséquence une augmentation de la cyphose thoracique compensée par une hyperlordose lombaire et cervicale, puis un double flexum hanche et genou.

Cette attitude du « skieur » est caractéristique des personnes âgées et de certaines pathologies rhumatologiques. En s'enroulant sur le thorax, les épaules modifient leurs rapports anatomiques et entraînent de fortes contraintes sur les tendons des muscles des épaules qui « coiffent » la tête humérale : les muscles de la coiffe des rotateurs (le petit rond, le supra-épineux, l'infra-épineux et le subscapulaire). Les tendons de ces muscles sont mal vascularisés, ce qui explique leur fragilité et les pathologies fréquentes : tendinopathies dégénératives récidivantes jusqu'à la rupture.

Les pathologies des tendons entraînent une ascension de la tête humérale sous la voûte acromio-claviculaire et fait le lit de l'arthrose scapulo-humérale.

Pourquoi les épaules s'enroulent-elles sur le thorax avec l'âge ? Il existe plusieurs causes à cela dont la plus importante est l'augmentation de la cyphose thoracique. Elle a pour origine :
- une insuffisance de force des muscles paravertébraux ;
- une tension trop forte dans les muscles pectoraux et dentelés antérieurs (abus de musculation et renforcement de muscles qui n'en ont pas besoin) ;
- une tension trop forte dans les muscles abdominaux (abus de musculation et renforcement de muscles qui n'en ont pas besoin) ;
- un flexum de hanche ou de genou (causé par l'arthrose par exemple) ;

- une activité trop importante des membres supérieurs (travailleurs du bâtiment, musiciens, etc.).

Diagnostic

L'arthrose de l'épaule est corrélée avec l'avancée en âge en raison de la dégénérescence des tendons de la coiffe des rotateurs.

Nous distinguons deux types d'arthrose de l'épaule :
- centrée : la tête de l'humérus reste « centrée » face à la surface articulaire de l'omoplate ;
- excentrée : en raison de l'atteinte des muscles et des tendons qui maintiennent la tête de l'humérus centrée physiologiquement.

Ce classement repose sur des critères radiologiques :
- pincement de l'interligne articulaire ;
- présence d'ostéophytes au pourtour de l'articulation ;
- ascension de la tête de l'humérus par rapport à l'acromion ;
- rupture du cintre gléno-huméral.

Parfois, il peut exister la formation d'une néo-articulation entre la tête de l'humérus et la voûte coraco-acromiale.

Plus encore qu'ailleurs, il n'existe aucune corrélation entre la radiologie d'épaule et les signes cliniques. Nous considérons que 50 % des patients sont asymptomatiques et que les pathologies sont diagnostiquées lors de l'utilisation de canne, ou de surutilisation dans le cas d'une pratique sportive inhabituelle.

La pauvreté des signes radiologiques ne doit pas faire conclure à l'absence de pathologie, car les signes cliniques et les tableaux fonctionnels que nous rencontrons en pratique quotidienne nous enseignent la nécessité de rééduquer les épaules pour améliorer la vie quotidienne des malades.

Comme pour les autres localisations, les symptômes de l'arthrose de l'épaule sont :
- des douleurs peu intenses mais continues ;
- une gêne dans les mouvements de la vie quotidienne : l'habillage, la toilette, les sports, parfois les gestes professionnels ;
- une raideur du complexe de l'épaule ;
- une atrophie musculaire surtout visible au niveau du deltoïde, des muscles de l'omoplate, et des biceps et triceps.

Lorsqu'elle est envisagée, la chirurgie se base préférentiellement sur l'aggravation des signes fonctionnels et cliniques. Mais quelle épaule faut-il opérer : celle avec des douleurs fortes mais peu de signes radiologiques, ou celle avec une lésion importante de la coiffe des rotateurs, muette cliniquement ?

Rappels anatomiques

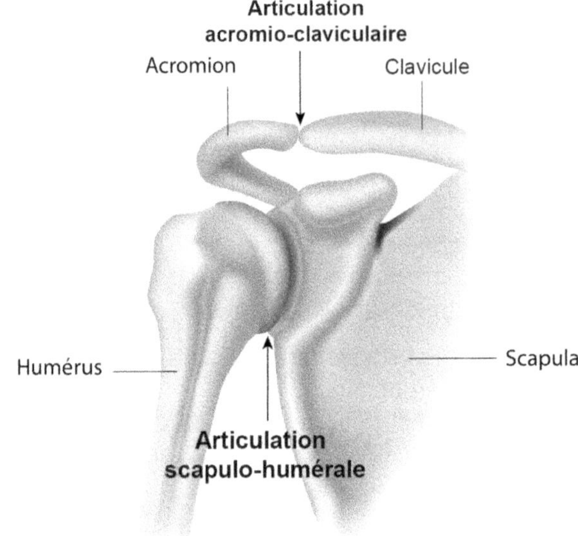

Articulation de l'épaule

Os

L'épaule correspond à un tiers de sphère pleine sur un plateau légèrement concave en tous sens. Très mobile et peu stable, elle est composée de :
- la face externe de la scapula avec la glène ;
- l'humérus et l'extrémité supérieure avec la tête humérale qui vient au contact de la glène.

Éléments de stabilité passifs

- Labrum : fibrocartilage triangulaire qui augmente la concordance et la stabilité de l'articulation.
- Ligaments coraco-huméraux.
- Ligaments huméro-scapulaires.
- Capsule articulaire.

Éléments de stabilité actifs

- Les muscles de la coiffe des rotateurs : supra-épineux, infra-épineux, petit rond, subscapulaire, long biceps.
- Les autres muscles : grand pectoral, petit pectoral, grand dorsal, grand rond, triceps brachial, deltoïde, trapèze supérieur.

• Éléments de biomécanique simple

Mobilité

L'épaule est un complexe de cinq articulations, ce qui en fait une région dédiée à la mobilité. Son rôle fonctionnel est d'orienter la main dans l'espace, donc son cône (ou espace) de mobilité devra être le plus grand possible. Chacune des articulations participe à la mobilité globale de l'épaule :
- scapulo-humérale ;
- scapulo-thoracique (l'omoplate qui glisse sur le thorax) ;
- acromio-claviculaire (articulation entre l'acromion de l'omoplate et la partie externe de la clavicule) ;
- sterno-claviculaire (entre le sternum et la partie interne de la clavicule) ;
- fausse articulation sous-deltoïdienne (bourse séreuse de glissement située sous le muscle deltoïde et qui permet les glissements, assurant ainsi un bon fonctionnement à l'épaule).

L'épaule est mobile dans les trois plans de l'espace et permet une élévation du membre supérieur au zénith.

L'épaule développe une mobilité en circumduction, c'est-à-dire un cône irrégulier de mobilité (beaucoup plus grand que celui de la hanche).

Les trois mouvements qui posent le plus problème sont la flexion, l'abduction et la rotation latérale.

Lors de n'importe quel mouvement d'épaule, la tête humérale s'élève dans la voûte sous-acromiale. Cette élévation est contrôlée par les muscles de la coiffe des rotateurs. En cas d'atteinte de celle-ci, les muscles n'assurent plus cette fonction de stabilité de la tête et les tendons des muscles de la coiffe vont être comprimés par l'ascension de la tête humérale. Le traitement kinésithérapique visera à stopper ce mécanisme et à rendre aux muscles de la coiffe leur capacité de stabilisation de la têtc humérale.

Stabilité

La stabilité passive est assurée par les structures capsulo-ligamentaires. Elle est faible et l'essentiel de la stabilité de l'épaule est assurée par les muscles. Cela souligne l'importance du travail de stabilisation active et du renforcement musculaire au niveau de l'épaule. Le travail proprioceptif est primordial pour stabiliser l'articulation.

Contraintes

Il ne s'agit pas de contraintes en compression comme aux membres inférieurs, mais de contraintes en tractions liées au poids du membre supérieur, associées aux mouvements amples et aux différentes charges portées par le sujet.

Les contraintes sont majorées lorsque le membre supérieur fait des gestes répétitifs (professionnels ou sportifs). Ces contraintes sont essentiellement d'origine musculaire et les déséquilibres à ce niveau potentialisent les contraintes subies.

• Exercices articulaires

Autoposture en abduction coude sur un meuble

Position de départ
Assis sur une chaise à côté d'un meuble à hauteur d'épaule.

Action
Placez votre coude et votre avant-bras sur le meuble (le coude est fléchi à 90°) et tenez cette position en vous relâchant bien pendant 20 minutes.

Exercice pendulaire

Matériel
Un petit haltère de 1 kg ou une bouteille d'eau.

Position de départ
Assis sur une chaise, penché légèrement en avant, avec le bras à travailler dans le vide entre vos genoux et à la verticale. Tenez l'haltère avec cette main.

Action
Vous devez effectuer des petits cercles avec le bras en vous aidant de la pesanteur pour décomprimer l'épaule. Le moindre effort est requis. C'est le mouvement pendulaire qui est recherché ici.

Fréquence
30 mouvements circulaires par jour.

Décompression

Matériel
Une serviette éponge.

Position de départ
Pliez la serviette en huit pour obtenir un rectangle. Placez-la ainsi pliée sous l'aisselle le plus haut possible sous l'épaule. Puis relâchez votre bras et pliez le coude à 90° de flexion.

Action
Dans cette position, vous devez serrer le coude contre votre thorax et tenir 5 secondes. Cet exercice provoque une décompression articulaire de l'épaule qui permet de soulager les douleurs de l'arthrose.

Fréquence
15 répétitions par jour.

Automobilisation en flexion

Matériel
Un bâton (manche à balai).

Position de départ
Assis sur une chaise. Tenez le bâton face au sternum.

Action
Tendez les bras vers l'avant avec le bâton, puis ramenez celui-ci sur le sternum.

Fréquence
30 mouvements.

Automobilisation en extension

Matériel
Un bâton (manche à balai).

Position de départ
Debout. Tenez le bâton derrière les fesses.

Action
Tendez les bras vers l'arrière avec le bâton, puis ramenez celui-ci contre le bassin.

Fréquence
20 mouvements.

Automobilisation en abduction et adduction

Matériel
Un bâton (manche à balai).

Position de départ
Assis sur une chaise. Tenez le bâton sur les genoux.

Action
Montez le bâton en haut et sur le côté droit le plus loin possible, puis faites le mouvement inverse sur le côté gauche.

Fréquence
30 mouvements.

Automobilisation en rotation

Matériel
Un bâton (manche à balai).

Position de départ
Assis sur une chaise. Tenez le bâton, coudes au corps, fléchis à 90°.

Action
Amenez le bâton sur la droite, puis sur la gauche pour créer des rotations des épaules. Attention : Les coudes doivent rester au corps.

Fréquence
30 mouvements.

• Exercices musculaires

Pompe en arrière

Matériel
Un lit ou un fauteuil assez lourd.

Position de départ
Dos au fauteuil, les genoux fléchis. Prenez appui en arrière avec les mains.

Action
Faites le mouvement de plier les coudes comme pour un mouvement de pompe classique, mais en arrière.

Fréquence
10 mouvements.

Variante
Debout face à un mur, faites des pompes contre le mur.

Stabilité avec un ballon de Klein

Matériel
Un ballon de Klein.

Position de départ
Debout.

Action
Appuyez-vous sur le ballon de Klein en le stabilisant bien contre le mur pendant 10 secondes, puis relevez-vous.

Fréquence
10 fois.

SPORTS AUTORISÉS	SPORTS AUTORISÉS SI BON NIVEAU ANTÉRIEUR	SPORTS NON RECOMMANDÉS	SPORTS SANS CONSENSUS
Marche sportive Course à pied Natation Tennis en double Vélo d'appartement Vélo de route Danse Jeu de boules Bowling Ski de fond	Golf Tir Patin à glace Ski alpin	Escalade Gymnastique Hockey sur glace Football américain Badminton	Handball Volley-ball Basket-ball Escrime Équitation Squash Roller Tennis en simple Musculation

Sports autorisés après chirurgie de l'épaule

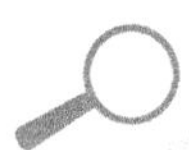

FOCUS

Conseils pour les exercices de musculation

- Ne pas faire de mouvements violents avec les épaules.
- Éviter de lever les coudes plus hauts que l'horizontale.
- Ne pas pratiquer de mouvements dans l'axe du tronc, ou perpendiculaires au tronc, mais bien à 45°, c'est-à-dire en diagonale.
- Ne pas porter de charges lourdes.
- Bannir les exercices appelés « Buterfly » en salle de musculation, en raison de l'enroulement des épaules qu'il provoque.
- Lors de la pratique des sports, être vigilant à ce que le coude de la main directrice ne passe pas au-dessus de l'horizontale.
- Ne pas pratiquer le développé-couché (les pompes aussi), c'est une erreur biomécanique.
- Utiliser au maximum une charge de 2 kg par bras (les haltères ne devront pas dépasser ce poids).
- Préférer le travail contre une résistance élastique aux charges.
- Privilégier les exercices en appui avec le ballon de Klein pour entraîner les muscles de l'épaule à stabiliser l'ensemble des articulations.

173

L'arthrose du coude

« Mademoiselle prenait dans ses deux mains son joli visage,
les coudes presque appuyés sur mes genoux,
et Henri perché sur un haut fauteuil remuait ses jambes ballantes. »
François René de Chateaubriand, *Mémoires d'outre-tombe*

Plus rarement atteint, le coude est cependant lui aussi sujet à l'arthrose. Souvent touché par des tendinites ou des luxations, surtout chez le sportif, le coude doit être ménagé et entretenu par des gestes simples et le respect de « bonnes attitudes »…

Comme le genou, le coude est un valet soumis à deux maîtres : la main et l'épaule. Tout mouvement du coude fait en effet intervenir le poignet et l'épaule. Il faudra donc associer ces articulations dans un traitement ou un entretien du coude. Traiter un coude implique de s'intéresser également à la main, au poignet et à l'épaule. Tous les exercices proposés pour ces localisations sont donc bons pour le coude. N'hésitez pas à vous y référer.

Le coude est une articulation difficile à traiter et très sensible. Il possède quatre fois plus de terminaisons nerveuses libres que l'épaule ou le genou. Toute atteinte du coude est donc perçue comme très douloureuse.

L'arthrose du coude est rarement primitive. Elle est souvent la conséquence de traumatismes anciens et/ou de traitements incomplets ou mal dosés.

Souvent le coude ne récupère pas totalement sa mobilité, et une perte d'extension totale est fréquente. Celle-ci n'est pas grave contrairement au genou où le déficit d'extension est catastrophique pour le pronostic du cartilage.

En revanche, c'est le manque de flexion qui est handicapant pour le coude, ainsi que les mouvements de pronation-supination (le mouvement de pronation amène le pouce en dedans avec la paume de la main vers le bas, et le mouvement de supination amène le pouce en dehors avec la paume de la main vers le haut). Tout déficit sera compensé par l'épaule et la main, ce qui n'est pas dans le « cahier des charges » de ces articulations. Cela aura donc comme conséquence d'augmenter les contraintes locales et de contribuer à développer l'arthrose de l'épaule et des doigts par sursollicitation mécanique.

• Rappels anatomiques

Os

Les os sont sous-cutanés :
• extrémité inférieure de l'humérus avec le capitulum et la trochlée humérale ;
• extrémité supérieure du radius avec la tête radiale ;
• extrémité supérieure de l'ulna avec l'incisure ulnaire et l'olécrane en arrière.

Articulations

- Huméro-radiale qui relie l'humérus au radius.
- Huméro-ulnaire qui relie l'humérus à l'ulna.
- Radio-ulnaire qui relie le radius à l'ulna.

Éléments de stabilité passifs

- Ligament collatéral ulnaire.
- Ligament collatéral radial.
- Capsule articulaire.
- Ligament annulaire de la tête radiale.
- Morphologie osseuse.

Éléments de stabilité actifs

Ce sont principalement les deux petits muscles suivants :
- l'anconé ;
- le supinateur.

Ils sont complétés par les gros muscles :
- les muscles épicondyliens médiaux (en interne) : le rond pronateur, le fléchisseur radial du carpe, le fléchisseur ulnaire du carpe, le fléchisseur profond des doigts, le fléchisseur superficiel des doigts ;
- les muscles épicondyliens latéraux (en externe) : l'extenseur des doigts, l'extenseur de l'index, l'extenseur du 5e doigt, l'extenseur ulnaire du carpe, le court et le long extenseur radial du carpe ;
- le muscle brachial (en avant) ;
- le triceps brachial (en arrière).

• Éléments de biomécanique simple

Mobilité

Le coude possède trois os, deux axes de mouvement (pronation-supination et flexion-extension) et une seule capsule articulaire.
- L'extension est limitée en arrière par la butée osseuse contre l'olécrane.
- La flexion est limitée en avant par la rencontre des masses musculaires.
- La pronation et la supination sont limitées par la mise en tension des éléments capsulo-ligamentaires.

Stabilité

- Le coude est stabilisé par différents ligaments très puissants ainsi que par la capsule.

- La bonne congruence osseuse est aussi un facteur de stabilité.
- Les muscles croisant l'articulation sont également un facteur de stabilité active.
- La membrane interosseuse est une structure extrêmement puissante, qui s'oppose à la séparation des deux os de l'avant-bras.

Contraintes

Le coude reçoit des contraintes statiques le plus souvent lorsque la main est en appui sur une table ou sur un mur.

La contrainte de traction est bien supportée car c'est l'activité la plus banale du membre supérieur : le port d'une charge tenue à la main.

Le coude est une articulation intermédiaire et doit donc s'intégrer dans des chaînes cinétiques de mouvements intégrant la main et l'épaule.

Les contraintes se répartissent tout le long du membre supérieur et ne doivent pas s'arrêter au coude.

Les principales chaînes cinétiques fonctionnelles du coude sont :
- le coude de finesse : c'est le coude qui est lié à la main. Il associe le mouvement de flexion et de pronation du coude, puis l'extension à la supination. Il s'agit par exemple du geste de prendre son stylo dans sa poche de poitrine et de le tendre à son interlocuteur.
- le coude de force : c'est le coude qui est lié à l'épaule. Il associe le mouvement de flexion et de supination du coude à l'extension de l'épaule, mais aussi le mouvement d'extension et de pronation du coude à la flexion de l'épaule. Il s'agit par exemple du geste de tirer un objet vers soi, ou de repousser un objet loin de soi.
- le coude de vitesse : c'est le mouvement du coude en fléau. Il est très utilisé dans certains sports de combat ou de lancer (karaté, javelot).

Exercices pour la mobilité du coude

Automobilisation en flexion-extension

Reprenez les exercices articulaires d'automobilisation en flexion et en extension donnés pour l'épaule (p. 170), puisqu'en travaillant l'épaule vous travaillerez le coude également.

Automobilisation en pronation-supination

Matériel
Un bâton de 1 mètre environ.

Position de départ
Tenez le bâton dans les deux mains, une main tient le bâton par au-dessus (paume en bas), l'autre main par en dessous (paume en haut). Les coudes sont au contact du tronc à 90° de flexion.

Action
Faites tourner le bâton à droite et à gauche sans décoller les coudes.

Fréquence
20 répétitions.

• Autoétirements pour le coude

Triceps brachial

Position de départ
Assis, la main du côté à étirer dans le dos.

Action
Agrippez votre coude du côté à étirer avec l'autre main, levez le coude au-dessus de l'oreille et étirez doucement en sortant la poitrine.

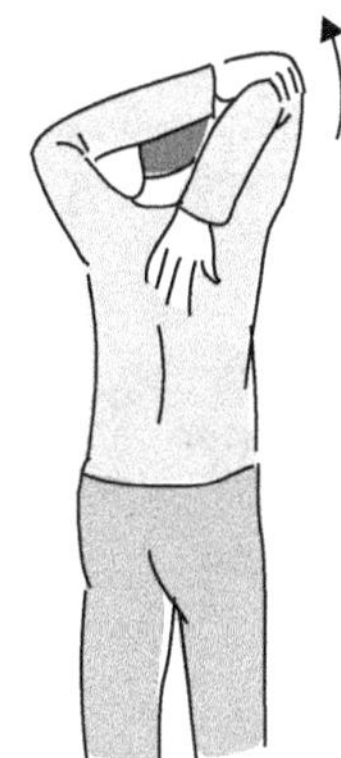

Triceps (vue de dos)

Biceps brachial

Position de départ
Debout.

Action
Amenez les bras le plus loin derrière, coudes tendus.

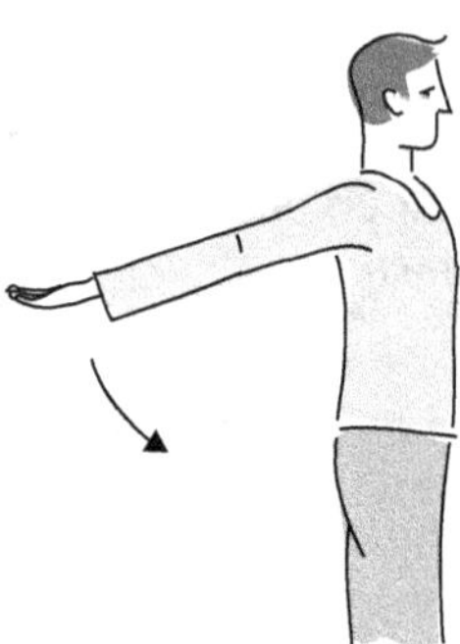

Biceps (vue de côté)

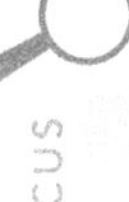

Programme de balnéothérapie pour les membres supérieurs

- Tourner une planche dans l'eau comme un volant.
- Haltères en mousse dans l'eau : enfoncer vers le bas, écarter et rapprocher, lever, maintenir les haltères sous l'eau pendant quelques secondes.
- Maintenir une planche sous l'eau à l'horizontale, la faire aller d'avant en arrière, puis de haut en bas.
- Avec deux planches : exercice du « Buterfly ». Dans l'eau, ces exercices sont exécutés sans effort ni mauvaises attitudes.
- Assis sur une planche, avancer dans l'eau en pagayant avec les mains.
- Muni de plaquettes aux mains, nager la brasse, le crawl, avec un pull-buoy entre les cuisses.
- Manipuler des balles en mousse ou des éponges dans l'eau.

Tous les exercices à sec sont reproductibles en piscine :
- exercices avec le bâton : à remplacer par une frite en mousse ;
- exercices avec le médecine ball : à remplacer par une planche pour avoir la résistance de l'eau aux mouvements.

L'arthrose du poignet

Contrairement à l'arthrose digitale, l'arthrose primitive du poignet est rare. Elle est la conséquence de traumatismes locaux (sportifs et/ou professionnels) dans 90 % des cas, et d'atteintes métaboliques, tumorales ou infectieuses dans les 10 % de cas restant.

L'arthrose du poignet a des conséquences socioéconomiques importantes avec un pourcentage élevé de reclassements professionnels, de maladies professionnelles avec incapacité de travail. Elle touche fréquemment des travailleurs de force peu qualifiés, ce qui compromet leur retour sur le marché du travail. À l'opposé, on trouve des travailleurs hyperspécialisés, dont le geste professionnel très précis nécessite « un tour de main », le handicap causé par l'arthrose implique alors un reclassement très difficile en raison d'un manque de qualification en dehors de leur spécialité.

Chez un sportif jeune, un traumatisme du poignet entraînera une arthrose secondaire. Ici encore le handicap causé par cette arthrose sera important.

Les complications à moyen et long terme des traumatismes du poignet sont pourvoyeuses d'arthrose. Il s'agit notamment de la pseudarthrose du scaphoïde après fracture. En effet, le scaphoïde est mal vascularisé et sa fracture peut parfois mal se consolider, c'est ce que l'on nomme la « pseudarthrose ».

Il est fondamental de noter que la mobilité complète et physiologique n'est pas essentielle pour une bonne fonction du poignet. En effet, le secteur utile est de 20° de flexion et de 40° d'extension.

Les localisations des arthroses du poignet sont le plus souvent scapho-trapézo-trapézoïdienne (13 % des arthroses du poignet) compte tenu de la fréquence des traumatismes à ce niveau.

Encore plus qu'ailleurs, il n'y a pas de corrélation entre les signes cliniques et les signes radiologiques.

Les signes cliniques de l'arthrose du poignet sont :
* douleur, souvent localisée en face dorsale (l'os y est sous-cutané donc la douleur est facilement perceptible par le patient). Elle évolue souvent par poussée à la suite d'un malmenage et/ou de surmenage articulaire local. Souvent les douleurs ressenties au poignet sont en fait des douleurs de l'arthrose de la base du pouce que nous verrons plus loin ;
* épanchement synovial, avec souvent la présence de kystes synoviaux facilement palpables en face dorsale du poignet. Il s'agit d'un gonflement de type hernie de la capsule, visible en face dorsale, là où l'os est sous-cutané ;
* hydarthrose, qui peut perturber la mobilité du poignet par la présence de l'œdème ;
* sensations de craquement, de lâchages musculaires qui traduisent l'instabilité articulaire et qui s'associent avec des pertes de force et la sensation de ne plus pouvoir tenir quoi que ce soit sans que le poignet lâche ;
* mobilité limitée dans tous les sens : ces limitations d'amplitude perturbent la fonction de stabilité essentielle du poignet. Il faut rappeler que la raideur est facilement compensée au coude et à l'épaule (ce qui peut alors faire décompenser une arthrose à ce niveau, causée par un surmenage lié à la compensation du poignet).

Les traitements médicaux sont d'efficacité modérée et les traitements chirurgicaux sont lourds de conséquences.

• Rappels anatomiques

Os

Le poignet est constitué des huit os du carpe et des deux os de l'avant-bras. C'est une région morphologique composée des extrémités inférieures des os radius (très large en bas) et ulna (très grêle en bas), et des huit os du carpe classiquement décrits en deux rangées : la première rangée comporte le scaphoïde, le lunatum, le triquétrum et le pisiforme ; la seconde rangée comporte le trapèze, le trapézoïde, le capitulum et l'hamatum.

Les deux os de l'avant-bras sont réunis par une membrane très résistante : la membrane interosseuse.

Il existe une articulation entre le radius et la tête de l'ulna que l'on nomme l'« articulation radio-ulnaire inférieure ».

Articulations

- Radio-ulnaire inférieure.
  L'articulation radio-ulnaire supérieure appartient à la région du coude mais le mouvement de cette articulation (pronation-supination) est visible à la main et au poignet. Rappel : le mouvement de pronation amène le pouce en dedans avec la paume de la main vers le bas, et le mouvement de supination amène le pouce en dehors avec la paume de la main vers le haut.
- Radio-carpienne (on ne fait pas la différence entre les articulations de chaque os du carpe et le radius).
- Carpo-métacarpienne.

Capsules

Elles sont au nombre de deux :
- une capsule pour l'articulation radio-ulnaire inférieure ;
- une capsule pour l'articulation radio-carpienne.

Ligaments

Le poignet possède un système ligamentaire extrêmement complexe et variable en fonction des individus. Ce système ligamentaire est constitué de ligaments unissant les deux os de l'avant-bras aux os du carpe, et de ligaments unissant les os du carpe entre eux.

Il existe de nombreux ligaments et la description exhaustive n'a aucun intérêt dans cet ouvrage. En revanche, il est essentiel de comprendre que la vocation du poignet est sa stabilité et que les ligaments sont un élément essentiel de cette stabilité.

Nous pouvons décrire deux systèmes ligamentaires complémentaires : le système palmaire situé au niveau de la paume de la main et du poignet, et le système radial situé sur le dos de la main et du poignet. Chaque système est composé de ligaments extrinsèques qui unissent le radius, l'ulna et les os du carpe. Dans cette catégorie on retrouve :

- Disque articulaire unissant le radius et la tête de l'ulna.
- Ligament collatéral radial.
- Ligament collatéral ulnaire.
- Ligaments radio-carpiens antérieurs.
- Ligaments radio-carpiens postérieurs.
- Membrane interosseuse.
- Chaque système est également constitué de ligaments intrinsèques (unissant les os du carpe entre eux). On y retrouve des ligaments reliant un os à son voisin. Il existe aussi des ligaments interrosseux entre chacun de ces os.

Muscles

Il s'agit de l'ensemble des muscles de l'avant-bras qui croisent l'articulation du poignet. Ils sont au nombre de dix-sept. Bien souvent ces muscles sont polyarticulaires et s'insèrent proche du coude. Les muscles propres au coude et à la main sont exclus de cette classification.

- Les muscles latéraux de l'avant-bras :
  - brachio-radial ;
  - long extenseur radial du carpe ;
  - court extenseur radial du carpe.
- Les muscles postérieurs superficiels :
  - extenseur ulnaire du carpe ;
  - extenseur du 5e doigt ;
  - extenseur des doigts.
- Les muscles postérieurs profonds :
  - long abducteur du pouce ;
  - long extenseur du pouce ;
  - court extenseur du pouce ;
  - extenseur de l'index.
- Les muscles antérieurs superficiels :
  - fléchisseur ulnaire du carpe ;
  - fléchisseur superficiel des doigts ;
  - fléchisseur profond des doigts ;
  - fléchisseur radial du carpe ;
  - long palmaire (lorsqu'il existe, en effet ce muscle est inconstant).
- Les muscles antérieurs profonds :
  - long fléchisseur du pouce ;
  - carré pronateur.

• Éléments de biomécanique simple

La biomécanique du poignet est complexe car il existe de nombreux petits mouvements des os du carpe les uns par rapport aux autres.

Mobilité

Les mouvements au poignet ne sont pas strictement dans l'axe de l'avant-bras. Le poignet offre 2° de liberté permettant le mouvement de flexion-extension dans le plan sagittal et le mouvement d'inclinaison radiale-inclinaison ulnaire dans le plan frontal. Le mouvement de pronation et supination, visible à la main, a été décrit au chapitre sur le coude. C'est le mouvement au cours duquel on tourne la main paume vers le bas ou paume vers le haut.

L'axe de l'interligne radio-carpien est oblique en bas et en dedans de 20°, ce qui explique que le mouvement de flexion est associé fonctionnellement au mouvement d'inclinaison ulnaire, et que le mouvement d'extension est associé au mouvement d'inclinaison radiale.

L'inclinaison radiale est de plus faible amplitude que l'inclinaison ulnaire. L'extension est également plus limitée que la flexion. Ces deux limitations s'expliquent par la forme de l'extrémité inférieure du radius.

Il existe des mobilités entre chaque os du carpe par rapport à ses voisins. Les mouvements permis à ces niveaux sont de l'ordre de quelques millimètres. Chaque os du carpe se déplace un peu au cours des mouvements analytiques (mouvements de flexion, extension, inclinaison radiale, inclinaison ulnaire) du poignet.

Les déficits de mobilité du poignet sont facilement compensés par les mobilités de l'épaule, du coude et des doigts.

La perte de mobilité du poignet peut se compenser par l'épaule, le coude ou les doigts. Mais cette compensation a un « prix » : il s'agit de plus de contraintes (au sens biomécanique du terme), qui se paie par des douleurs et éventuellement une décompensation d'une arthrose sur ces articulations.

Stabilité

La stabilité est la vocation du poignet. L'instabilité du poignet se traduit immédiatement par des douleurs et des incapacités dans les gestes de la vie quotidienne.

La stabilité du poignet est essentiellement capsulo-ligamentaire compte tenu de la non-concordance et de la non-congruence des surfaces articulaires, et de la multiplication des surfaces articulaires entre les os du carpe. Il existe de multiples ligaments qui lient chaque os à ses voisins.

Lors de l'effort musculaire, les contractions musculaires contribuent à stabiliser les os du carpe entre eux par une compression des os les uns contre les autres.

En outre, nous mentionnons un autre facteur de stabilité que l'on nomme l'« effet ténodèse ». Cet effet correspond à l'association de l'extension du poignet et de l'extension des doigts, puis inversement, à l'association de la flexion du poignet et de l'extension des doigts. Cet effet ténodèse a cours lors de toutes les actions actives de la main.

Contraintes

Le poignet subit majoritairement des contraintes en traction lors du port de charges. Il subit des contraintes en compression lors de la contraction des muscles fléchisseurs lors des mouvements de serrage, ou lors des appuis sur le membre supérieur. Ce dernier, par l'intermédiaire de la main, est également susceptible d'être le premier contact avec une surface lors d'une chute ou d'un déséquilibre. Le poignet est capable d'amortir ces contraintes grâce à la surface de contact permise par l'ensemble des os du carpe entre eux.

Fonction

La principale fonction du poignet est d'assurer la stabilité de la main pour l'ensemble des actions de préhension qu'elle a à accomplir lors des gestes de la vie quotidienne.

Un poignet instable anéantit toute ambition fonctionnelle et opérationnelle de la main et des doigts. La stabilité de la colonne du pouce est essentielle pour la fonction particulière de ce doigt.

Les capacités fonctionnelles sont souvent maintenues longtemps malgré la dégradation arthrosique visible en radiologie et l'importance des signes cliniques, ce qui traduit la grande capacité d'adaptation du poignet et de la main.

• Le traitement par orthèse et ergothérapie

À l'image du kinésithérapeute, l'ergothérapeute est un spécialiste de la rééducation fonctionnelle et de la réadaptation. Il dispense des séances de rééducation fonctionnelle spécialement indiquées pour le poignet, la main et les doigts. Les objectifs de l'ergothérapeute sont la réduction de la douleur, l'entretien et la restauration des fonctions motrices, le travail du geste professionnel, sportif ou artistique. La réadaptation à l'environnement du patient est un temps essentiel du traitement.

Il peut aussi prescrire et délivrer des orthèses de repos individuelles réalisées sur mesure afin de lutter contre les douleurs et prévenir les déformations du poignet arthrosique.

• Les traitements chirurgicaux

Les traitements chirurgicaux donnent de bons résultats, mais ils ne sont indiqués que lorsque les traitements médicaux ont échoué car les suites postopératoires sont importantes. On pratique des arthrodèses d'un ou de plusieurs os du carpe afin de bloquer la mobilité pathologique, des dénervations partielles des nerfs interosseux dorsaux sous arthroscopie pour supprimer les douleurs du poignet, des dénervations totales du poignet ; on place des prothèses partielles ou totales de poignet. Il existe toutes les variantes des prothèses partielles (plusieurs os du carpe, ou un seul comme la prothèse de capitatum) qui sont de plus en plus employées. De nouvelles techniques sont également utilisées comme la greffe de cartilage, souvent utilisée en complément d'une greffe périscaphoïdienne (autour du scaphoïde).

Les conséquences de la chirurgie au poignet sont quasiment toujours une perte de mobilité au niveau du poignet et de la main, mais qui ne conditionne pas la bonne fonction.

L'arthrose de la main ou arthrose digitale

• La rhizarthrose ou arthrose du pouce

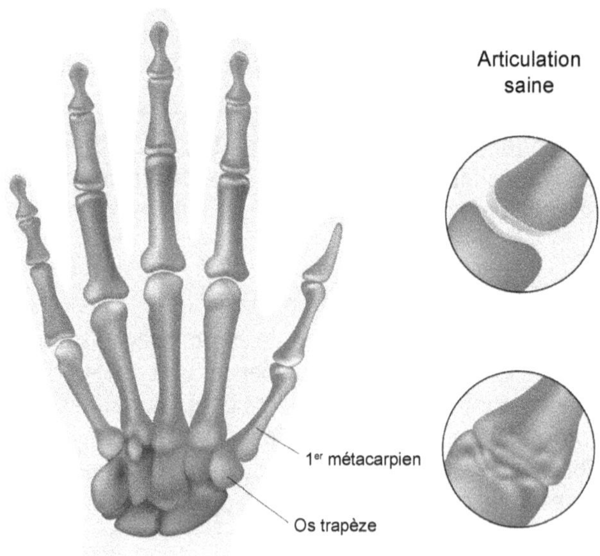

Arthrose de l'articulation trapézo-métacarpienne

La rhizarthrose est l'arthrose de la base et parfois des autres articulations de la colonne du pouce. Elle correspond à l'atteinte de l'articulation trapézo-métacarpienne, scapho-trapézienne ou les deux. La colonne du pouce est formée par le scaphoïde, le trapèze, le premier métatarsien et les deux phalanges du pouce.

D'évolution lente, la rhizarthrose touche plus volontiers la femme après la ménopause (on estime qu'environ 20 % d'entre elles sont touchées). Les signes cliniques sont la douleur de la base du pouce, spontanément mais surtout lors des gestes de la vie quotidienne (la saisie sur ordinateur, l'écriture, les gestes de serrage, etc.). Avec le temps, on assiste à une diminution des douleurs au fur et à mesure que l'articulation s'enraidit. Le pouce se déforme en Z ou en H, ce qui perturbe les fonctions motrices, sensitives et gnosiques.

L'articulation de la base du pouce est petite par la taille, mais sa vocation fonctionnelle en fait l'une des plus importantes de la main et du poignet. L'instabilité de cette articulation entraîne une perte de fonction du pouce.

Le traitement repose sur le port d'une attelle nocturne au long cours, la prise d'antalgiques, d'AINS, voire des injections locales de corticoïdes ou d'acide hyaluronique, dont l'efficacité doit encore être mieux évaluée. Enfin, en cas d'échec, on recourt à la chirurgie : trapézectomie ou, plus rarement, pose d'une prothèse.

Dans les formes sévères chez la personne âgée, la trapézectomie a montré un effet antalgique équivalent aux autres techniques chirurgicales, et elle présente moins de complications post-intervention.

En conclusion, dans les cas de rhizarthrose, on peut dire que :
* la compensation par la main opposée est limitée (latéralité forte, atteinte bilatérale, recul fonctionnel (= tant pis je ne fais plus) ;
* une prise en charge précoce est très importante ;
* elle aboutit à : l'usure articulaire, la réduction de l'interligne, l'érosion du cartilage, l'atrophie musculaire, la présence d'ostéophytes au pourtour responsables de la subluxation du 1er métacarpien, l'association avec un syndrome du canal carpien, la fermeture progressive de la 1re commissure (espace entre le pouce et l'index), la déformation du pouce en Z, l'impression de « pouce luxé ou fracturé ».

• L'arthrose des doigts (autres que le pouce)

> *« La main est l'instrument des instruments. »*
> **Aristote**

> *« La main est symbole de puissance et ses déficits synonymes d'handicap. »*
> **Michel Dufour, professeur d'anatomie et docteur en biomécanique**

Au-delà des fonctions de préhension et de manipulation d'objets, la main a également un rôle esthétique très important et une fonction de communication aussi importante que la parole. La main est parée d'ornements dans quasiment toutes les civilisations. L'atteinte arthrosique de la main déforme les doigts et anéantit toute volonté d'esthétisme à tel point que les femmes consultent pour savoir si une solution existe pour lutter contre la déformation des doigts, alors qu'elles se font plus facilement à la douleur, l'attribuant à tort à un fait héréditaire inéluctable. Les handicaps et les incapacités de la main et des doigts ont des conséquences psychiques sur les patients.

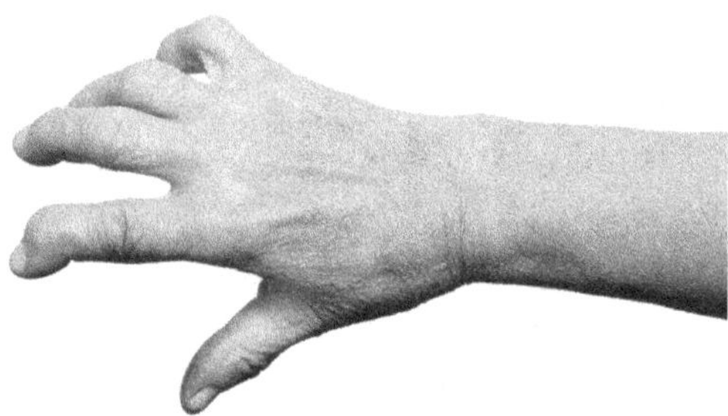

Main atteinte par l'arthrose

L'efficacité opérationnelle de la main est assurée par la stabilité du poignet, faute de quoi les capacités fonctionnelles de la main sont réduites à néant.

On estime que l'arthrose digitale touche 60 % de la population de plus de 65 ans. Le patient type est une femme de plus de 50 ans. Les localisations les plus fréquentes sont les articulations interphalangiennes des doigts et les articulations à la base du pouce (rhizarthrose).

L'arthrose des doigts conduit à des déformations caractéristiques :
- Les nodosités d'Heberden : elles se forment lors de l'atteinte de l'articulation interphalangienne distale. Cette déformation est très fréquente mais en général peu invalidante. L'évolution se fait en général sur dix ans, puis la douleur cesse. En revanche, les poussées inflammatoires peuvent être extrêmement douloureuses.
- Les nodosités de Bouchard : elles se forment lors de l'atteinte de l'articulation interphalangienne proximale. Cette déformation est plus rare et signe une atteinte diffuse de l'arthrose dans l'organisme.

- Les déformations du pouce causées par la rhizarthrose : celle-ci évolue indépendamment de l'arthrose des doigts et entraîne une déformation appelée « pouce en Z ».

Bien que très fréquente, l'arthrose digitale est rarement rencontrée en cabinet de kinésithérapie. En effet, rares sont les médecins prescripteurs qui envoient leurs patients atteints d'arthrose de la main et des doigts en kinésithérapie. Nous pensons que c'est une erreur car le travail de la main est d'une extrême richesse. Il y a beaucoup d'articulations, beaucoup de muscles à travailler et la kinésithérapie est le traitement de fond de l'arthrose.

• Rappels anatomiques

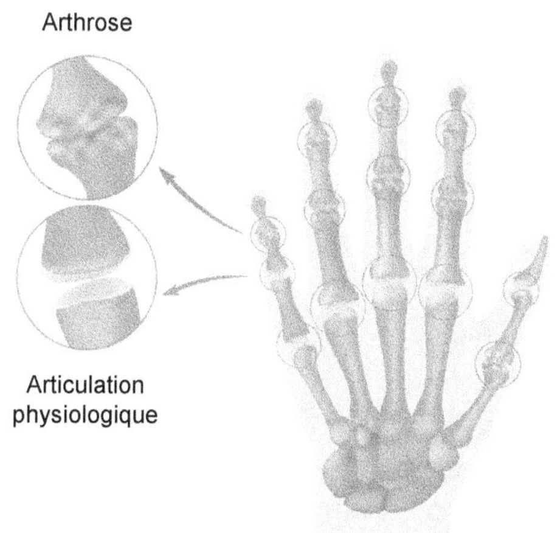

Arthrose de la main et des doigts

Os

La main est constituée de 27 os mobiles (sans tenir compte des sésamoïdes du pouce) : 5 os métacarpiens, 5 premières phalanges, 5 deuxièmes phalanges et 4 troisièmes phalanges (le pouce ne comporte que 2 phalanges), et les 8 os du carpe. Pour la main, il est fréquent de ne considérer que la 2ᵉ rangée des os du carpe.

C'est une région complexe avec des muscles intrinsèques dédiés au pouce et au 5ᵉ doigt, et des muscles extrinsèques qui s'insèrent sur l'avant-bras et le coude.

Articulations

- Carpo-métacarpienne (entre le carpe et les métacarpiens). Celle du pouce est remarquable et traitée à part dans cet ouvrage : l'articulation trapézo-métacarpienne qui est le siège de la rhizarthrose.

- Métacarpo-phalangienne (entre les métacarpes et les phalanges).
- Interphalangienne.

Capsules et ligaments

Les capsules sont très lâches permettant les mouvements dans le plan des articulations. Il existe deux plans de mouvement pour les métacarpo-phalangiennes et un seul plan de mouvement pour les interphalangiennes.

Il existe une capsule pour le pouce et une capsule pour les autres doigts. Les capsules sont renforcées par un petit fibrocartilage qui contribue à la stabilité articulaire.

Les ligaments renforcent les capsules.

Le squelette fibreux d'un doigt est étonnamment complexe et il est composé : des fascias superficiels, moyens et profonds ; des tendons superficiels et profonds de certains muscles ; des fibres musculaires ; des chiasmas tendineux ; des dossières des interosseux, des gaines et des coulisses des muscles fléchisseurs.

Muscles

Les muscles extrinsèques :
- 12 muscles fléchisseurs ;
- 12 muscles extenseurs.

Les muscles intrinsèques :
- 4 muscles thénariens : court abducteur, opposant, court fléchisseur, adducteur ;
- 4 muscles hypoténariens : court palmaire, abducteur, court fléchisseur, opposant ;
- muscles interosseux, qui ont des actions d'écartement et de rapprochement des doigts, de flexion et d'extension des doigts ;
- muscles lombricaux, qui sont peu importants pour la mobilité et très importants pour leur rôle proprioceptif et de stabilité des tendons longs. Ils sont sans attaches osseuses.

La peau de la main

- La peau dorsale est fine, élastique, souple, mobile par rapport au plan sous-jacent, avec présence des poils et des ongles.
- La peau palmaire est épaisse, stable par rapport au plan sous-jacent, avec crêtes épidermiques, empreintes digitales uniques pour chaque doigt. Elle permet la préhension fine et la discrimination, reconnaissance fine des objets, des structures et des matières.
- Des capteurs neurologiques sont présents partout.
- La surface de la peau représente le double de la surface morphologique.

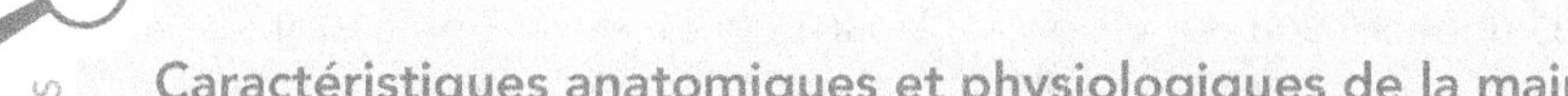

Caractéristiques anatomiques et physiologiques de la main
- Présence d'un squelette fibreux très important à la main.
- La main demande en permanence motricité et sensibilité.
- On dissocie main interne et main externe. La main interne est innervée par le nerf ulnaire, l'externe par le nerf médian, les extenseurs par le radial.

• Éléments de biomécanique simple

Mobilité

Les mouvements sont la flexion et l'extension des doigts, l'écartement et le rapprochement des doigts. Ainsi que toutes les mobilités combinées.

Les mouvements du pouce sont la flexion et l'extension, l'abduction et l'adduction. Attention, ces mouvements sont situés dans un plan oblique par rapport aux autres doigts. Le pouce est également capable d'opposition face à tous les autres doigts.

La main doit faire face à de multiples situations et doit en permanence s'adapter aux prises tout en gardant ses capacités discriminatives et sensitives.

Les pertes de mobilité à la main et aux doigts se traduisent immédiatement par des incapacités et des handicaps.

Stabilité

La stabilité de la main est le fait du grand nombre d'os et de muscles qui la composent. Elle est à envisager sous deux angles : libre et en action de prise. Lorsqu'elle est libre, la main n'a besoin d'aucune stabilité. Lors de la préhension, la stabilité de la main est assurée par un système passif fibreux très évolué et développé, ainsi que par un système actif riche en capteurs proprioceptifs.

Contraintes

Les contraintes subies par la main sont soit d'origine interne par la biomécanique, soit d'origine externe par son contact permanent avec le monde extérieur.

Traitement kinésithérapique commun aux arthroses du poignet, du pouce et des doigts

• Massages

Les massages luttent contre les douleurs et les contractures musculaires de la main, notamment celles du pouce et des muscles thénariens.

- Massages depuis l'épaule, en passant par le bras, l'avant-bras et jusqu'à la main, à visée décontracturante et circulatoire du rachis cervical, où s'insèrent de nombreux muscles du membre supérieur.
- Frictions sur les tendons.
- Reprendre les massages décrits ci-dessus dans une bassine remplie d'eau chaude.

Traitement contre la douleur

Le traitement antidouleur consiste en :
- massages (comme décrits ci-dessus) ;
- ultrasons ;
- orthèses de repos et orthèses de fonction thermoformées confectionnées sur mesure ;
- techniques avec la main et l'avant-bras immergés (malaxer une éponge pour faire travailler la main et le poignet dans l'eau) ;
- massages aux jets d'eau, bains bouillonnants ;
- physiothérapie chaude (bouillotte, infrarouge, parafango, boue) ;
- électrothérapie antalgique (TENS) en plaçant les électrodes sur les zones douloureuses.

Mobilisations

Les mobilisations permettent de :
- prévenir des pertes d'amplitude ;
- récupérer du secteur utile ;
- prévenir les déformations ;
- récupérer l'extension de chaque doigt en automobilisation.

Les mobilisations utilisées sont de différentes natures :
- multisegmentaires de l'ensemble du membre supérieur et associées au coude (coude de finesse), c'est-à-dire que l'on va mobiliser l'ensemble des articulations du membre supérieur en même temps ;
- os par os au carpe ;
- il faudra privilégier les techniques de décompressions articulaires ;
- en bilatéral : fermeture des poings, ouverture des mains, écartement des doigts, opposition du pouce, écartement du pouce, opposition entre le pouce et le 5e doigt, prise et pince contre une résistance, pronation-supination ;
- autodécompressions ;
- écartement des premières commissures d'une main contre l'autre ;
- autoétirement avec les mains paume contre paume, au maximum devant soi (mains de prière avec extension du poignet et des doigts) ;
- automobilisation du poignet en flexion, extension, abduction, adduction, pronation, supination ;

- automobilisation des articulations métacarpo-phalangiennes en flexion-extension, en agrippant le bord d'une table ;
- *idem* pour les phalanges ;
- automobilisation des doigts en flexion-extension avec les deux mains ensemble (type échauffements des poignets au sport avec les doigts croisés) ;
  Attention : il convient de respecter un principe important lors des automobilisations des doigts de la main. Lorsque l'on regarde la paume de sa main et que l'on fléchit les doigts, naturellement les doigts se dirigent vers la base du pouce. Il faudra veiller à garder ce mécanisme lorsque l'on utilise les techniques d'automobilisation.

Traitements musculaires

Il s'envisage sous deux angles : étirer et renforcer.

Étirements

- Étirements myo-aponévrotiques de l'ensemble des chaînes du coude, de l'avant-bras, de la main et du poignet.
- Les muscles fléchisseurs sont davantage rétractés que les muscles extenseurs donc ils seront à travailler en priorité.
- Postures douces lorsque des rétractions tendineuses sont constatées.
- Écartement des premières commissures avec une bouteille ou un verre d'eau. Cet écartement doit se faire dans les trois plans de l'espace.
- Étirements des muscles interosseux. Pulpes contre pulpes, il faut écarter les doigts au maximum, avec les avant-bras alignés, mains en pronation ou en supination.

Renforcement musculaire

Le principe est de ne pas utiliser de charge lourde et de privilégier les exercices statiques de maintien :
- renforcement dans les quatre mouvements du poignet : flexion, extension, abduction, adduction (inclinaisons) ;
- travail en chaîne musculaire ;
- coude de finesse, coude de force : le coude de force associe les mouvements du coude aux mouvements de l'épaule pour les mouvements en force (par exemple : pousser un meuble) ; le coude de finesse associe les mouvements du coude à ceux de la main pour les gestes en finesse (par exemple : sortir un stylo de sa poche poitrine), (voir les contraintes décrites dans le point « L'arthrose du coude » p. 174) ;
- exercices de prise et de pince ;
- exercices de stockage de petits objets dans la main ;
- exercices de serrage ;
- entraînement à appuyer chaque doigt sur une table.

Travail fonctionnel

Il consiste à s'entraîner aux gestes suivants :

- Prises : pouce-index, cigarette, pièce de monnaie, crayon, bouchon de bouteille, bille avec trois doigts, balle de handball, manche à balai, verre, presse-papier avec la main, maintien d'un papier où l'on écrit avec l'autre main, pile de livre, fourchette, tournevis, briquet, tourner une clé, dévisser un écrou, faire un nœud, enfiler un fil dans une aiguille, mettre un bouton de chemise, dénouer un lacet, frotter une allumette, plier une feuille en quatre, utiliser des ciseaux, déchirer une feuille, prise fine d'une aiguille ou d'un fil avec la partie terminale de l'ongle, dévisser un bocal, presser un agrume.
- Pinces.
- Manipulation d'objets.
- Exercices de stabilité du poignet et de la colonne du pouce :
  - tenir en appui sur le pouce et résister à des déstabilisations et des poussées ;
  - tenir en appui sur une balle de tennis.
- Gnosie : reconnaissance des objets placés dans la main.
- Praxie : connaissance de l'utilisation motrice d'un objet (par exemple : brosse à dents).
- Individualisation des doigts et contrôle moteur : travail sur un plan incliné avec des objets de tailles différentes placés sous chaque doigt. Cela consiste à lâcher l'objet sous un doigt à la commande, par exemple l'index. Puis, plus compliqué, à lâcher plusieurs doigts en même temps.
- Utilisation d'objets gymniques : cerceaux, cônes, bâtons, élastiques.
- Exercices bimanuels.
- Exercices de stockage dans la main :
  - des haricots et les relâcher un par un ;
  - un jeu de puissance 4 : stocker les pions dans une main et mettre les pions rouges dans les glissières du jeu.
- Exercices d'émiettement entre les doigts, de pétrissage, de malaxage.
- Exercices avec une bouteille en plastique : lâcher les objets dans la bouteille.
- Mêmes exercices avec un poids suspendu au poignet, car dans la vie courante on porte souvent des poids.
- Automobilisation sur un petit ballon, ce qui respecte l'effet ténodèse.
- Exercices d'appui :
  - sur la paume au bord d'une table avec les articulations métacarpo-phalangiennes en flexion ;
  - contre un mur, poignet en extension ;
  - sur la face dorsale des doigts, sur une table métacarpo-phalangienne en flexion. Il s'agit de la situation où l'on s'appuie sur une table avec le dos des doigts comme lorsque l'on se lève de table en prenant appui avec le dos de ses mains.
  - sur une canne en T avec la canne qui passe dans un espace interdigital.

- Exercices de coup :
  - taper avec le bord ulnaire ;
  - taper main à plat ;
  - taper avec le poing sur la table ;
  - donner un coup de poing ;
  - taper avec la partie terminale des pulpes des quatre doigts comme au poker ;
  - toquer à une porte avec l'index en gâchette ;
  - taper à une porte avec le poing serré.
- S'agripper sur le haut d'une porte et se laisser suspendre doucement pour s'entraîner à la fonction d'agrippement (comme le grimpeur).
- S'entraîner aux fonctions de sensibilité. Il existe sept sensibilités différentes :
  - le tact et la rugosité (la pulpe des doigts),
  - la chaleur et les variations de températures (dos de la main pour la fièvre, la main dans l'eau pour apprécier la température, les mains proches d'un feu de cheminée pour apprécier les braises) ;
  - les formes géométriques (mobilité des doigts et enveloppement de la main) ;
  - la souplesse (pression pulpaire et action bimanuelle) ;
  - l'épaisseur d'un objet (opposition pouce-index) ;
  - le goût (index à la bouche) ;
  - les éléments extérieurs (le sens du vent avec le doigt mouillé, la main tendue pour la pluie).
- Refaire les mêmes exercices avec des gants de différentes tailles et compositions (gants en laine, moufles, gains en latex, de jardinage…).
- S'entraîner et entretenir les fonctions de communication :
  - expression coverbale accompagnant le verbe, non verbale (communication par le corps), expression codée ou symbolique (la main de pouvoir, la main religieuse) ;
  - désignation (« toi » en pointant l'index), comptage sur les doigts, indication de direction ou de mouvement par les doigts, geste du non, geste du OK avec le pouce, geste avec l'index pour signifier « gare à toi », geste de l'hésitation en basculant la main de droite à gauche comme une balance ;
  - langage des sourds et muets, illustration par les mains de ce que l'on dit, mime, grands gestes, gestes des doigts des leaders, poing du gagnant, paumes en l'air du perdant qui exprime son désarroi et la faute du mauvais sort, les gens qui parlent avec les mains, la main qui exprime la peur en tremblant, la main qui fabrique la musique en tapotant pour créer des rythmes.
- Les différents effleurages de la main : la caresse à pleine main, d'un doigt, le grattage, le frottement plus ou moins appuyé, le massage.

• Éducation thérapeutique

L'éducation thérapeutique est au centre des stratégies de traitement de l'arthrose. Des techniques spécifiques peuvent être établies pour le traitement de la main.

Voici quelques conseils d'autogestion :
- économie articulaire ;
- période de repos ;
- orthèses fonctionnelles ;
- orthèses de repos (la nuit) ;
- protection de la main contre le froid (gants, moufles) et lors des activités de loisirs (gants de bricolage, pour la vaisselle).

Exercices pour le poignet

- Autodécompresser : pour le poignet gauche : tenir la main et le poignet gauche avec sa main droite, et tirer doucement vers la droite pour décomprimer le poignet gauche. Pour le poignet droit, veiller simplement à inverser les directions et les consignes.
- Automobiliser : avec son autre main, faire bouger le poignet atteint dans tous les sens, sans forcer.
- Renforcer les muscles du poignet avec des contractions en isométrie dans une position non douloureuse.
- Renforcer les muscles autour du poignet : tenir un petit haltère (ou une bouteille d'eau), et contracter le poignet en flexion, extension, inclinaisons côté pouce et côté petit doigt.
- Autoétirer les fléchisseurs et les extenseurs du poignet.
- S'automasser les muscles thénariens et hypothénariens (les muscles du pouce et du petit doigt).
- Jongler avec une raquette de tennis de table : direct, puis en pronation-supination en alternant les faces de la raquette à chaque rebond de la balle.
- Malaxer de la pâte à modeler.
- Faire tourner deux balles de tennis dans la main (avec une seule main), dans tous les sens, les yeux fermés.
- Faire tourner trois balles de tennis de table dans la main (avec une seule main), dans les deux sens, les yeux fermés.

Exercices pour les doigts

Autodécompression dans l'axe

Position de départ
Assis.

Action
Saisissez un doigt entre le pouce et l'index de l'autre main et tirez doucement dans l'axe du doigt pour décomprimer les articulations.

Fréquence
10 répétitions.

Autodécompression en ballottant ses mains et doigts dans le vide

Position de départ
Assis.

Action
Laissez les bras sur le côté naturellement, puis ballottez-les pour détendre l'ensemble (au besoin vous pouvez ajouter un objet à tenir pour accentuer la décompression).

Fréquence
10 répétitions.

Automassage

Prenez un peu de crème de massage ou une crème hydratante entre vos mains et automassez-vous les deux mains en les frictionnant dans tous les sens. Ce massage peut être reproduit dans l'eau chaude, mais sans crème.

Individualisation de chaque doigt

Position de départ
Assis avec la main reposant sur le bord ulnaire (côté petit doigt), doigts tendus en extension.

Action
Fléchissez chaque doigt individuellement en gardant les autres doigts immobiles. Cet exercice demande de l'entraînement.

Fréquence
10 répétitions.

Automobilisation – Exercice de la tulipe de Dolto

Position de départ
Les deux poings fermés, les doigts sont en contact, les deux poignets sont en contact. L'image créée est un bulbe de tulipe.

Action
En filant la métaphore, nous allons faire « s'ouvrir la tulipe » : ouvrez progressivement les doigts jusqu'à les écarter au maximum tout en gardant les poignets en contact, les extrémités des pouces et des petits doigts restent en contact.

Fréquence
10 répétitions.

Exercice de l'opposition du pouce de Kapandji
(utilisé en médecine sous le nom d'« Index de Kapandji »)

Position de départ
Poing serré.

Action
Faites toucher la pulpe de votre pouce aux 10 zones indiquées sur les photos ci-dessous. Pour les points 0 à 2, il s'agit de zones sur la face latérale de l'index.

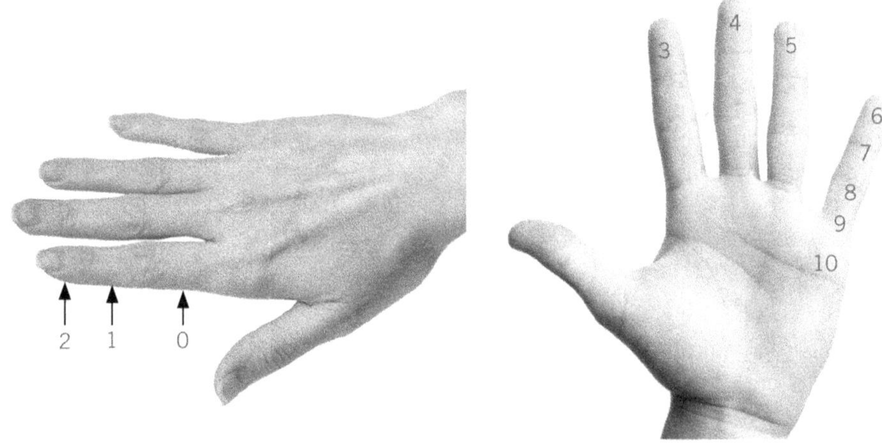

Index de Kapandji

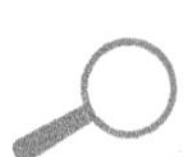

Quatre conseils pour l'arthrose du pouce

- Reprenez les exercices décrits pour l'arthrose de la main et des doigts.
  À répéter souvent car ils sont bons pour le pouce également. Privilégiez les exercices fonctionnels de force, de serrage, de pince et de prise.
  Faites tenir en équilibre votre pouce sur une boule et faites rouler la boule sur une table.
  L'arthrose du pouce entraîne une faiblesse musculaire et une perte de mobilité du pouce qu'il faudra compenser par ces exercices ciblés.

- Optez pour une attelle de repos.
  Faites-vous confectionner une attelle de repos chez votre kinésithérapeute ou achetez-en une à la pharmacie. Cette attelle se porte préférentiellement la nuit pour éviter les faux mouvements et les mauvaises positions, et reposer les articulations.

Souvent, la nuit, les personnes stressées serrent les poings et les doigts.
Cette habitude difficile à corriger provoque de fortes contraintes sur les
articulations. L'attelle de repos permet alors de soulager ces contraintes en
empêchant les mouvements nocifs.

- Évitez l'ordinateur.
  Essayez de réduire l'utilisation de la souris et du clavier ou, tout du moins,
  ménagez-vous des périodes de repos. L'ordinateur provoque des contraintes
  importantes sur le pouce et augmente les douleurs.

- Limitez au maximum le port d'objets lourds.
  Privilégiez ce qui se roule plutôt que les objets à porter.
  Toute force de serrage maintenue longtemps ou répétée trop fréquemment
  entraînera à terme des douleurs de la base du pouce. Privilégiez toutes les
  prises de gros volume plutôt que les petits objets serrés fortement.
  Si vous travaillez avec un outil doté d'un petit manche, essayez de bricoler
  un manche plus épais pour diminuer les contraintes excessives.

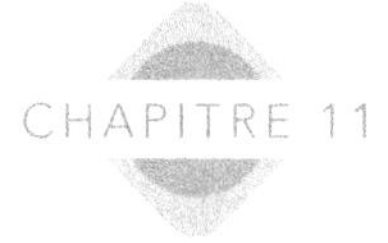

CHAPITRE 11

LE RACHIS

Le rachis est une vaste région divisée en trois segments : cervical, thoracique et lombaire. Par opposition à la main qui est décentrée de l'axe du corps, c'est une région axée.

La vocation fonctionnelle du rachis est la stabilité et la protection du système nerveux central, ce qui n'exclut pas la mobilité et permet de réaliser une prouesse mécanique en associant une multitude de petits os pour assurer mobilité et protection du système nerveux.

L'arthrose du rachis porte le nom de chacun des segments : cervicarthrose, dorsarthrose, lombarthrose.

Rappels anatomiques

• Os

Le rachis est composé de beaucoup de petits os empilés les uns sur les autres.

On dénombre 33 vertèbres, 24 côtes, 40 fibrocartilages, ce qui représente plus de 120 articulations. Le rachis cervical comporte 7 vertèbres et la base du crâne, le rachis thoracique comporte 12 vertèbres et 12 paires de côtes, le rachis lombaire comporte 5 vertèbres. Le sacrum et le coccyx complètent la colonne et sont composés de vertèbres soudées, en héritage d'un passé lointain…

Entre chaque vertèbre se trouve un disque composé d'un fibrocartilage (l'annulus fibrosus) et d'un noyau en son centre (le nucléus) et composé en grande partie d'eau. Ce disque sert d'amortisseur et de transmetteur des contraintes.

199

Chaque vertèbre est articulée avec la vertèbre sus et sous-jacente par l'intermédiaire des deux articulations postérieures et du disque intervertébral. À l'étage thoracique, chaque vertèbre s'articule avec deux côtes en plus de ce qui a été décrit précédemment. Chaque côte est reliée aux vertèbres par deux articulations : la costo-corporéale qui unit la tête de la côte à deux corps vertébraux adjacents, et la costo-transversaire qui unit la tubérosité de la côte au processus transverse de la vertèbre.

Le rachis présente trois courbures : lordose cervicale, cyphose thoracique, lordose lombaire.

• Articulations

- Les articulations corpo-corporéales (articulation de deux corps vertébraux avec la tête de la côte) situées entre les corps des vertèbres mettent en rapport deux vertèbres et un disque intervertébral (elles sont fréquemment le siège d'arthrose). Chaque vertèbre est articulée avec la vertèbre sous-jacente par un disque intervertébral et deux articulations postérieures, ce qui forme un trépied.
- Les articulations postérieures situées entre deux vertèbres directement, à l'arrière de celles-ci d'où leur nom.
- Les articulations costales, qui existent seulement au niveau du thorax, mettent en rapport le corps et les processus transverses de la vertèbre.

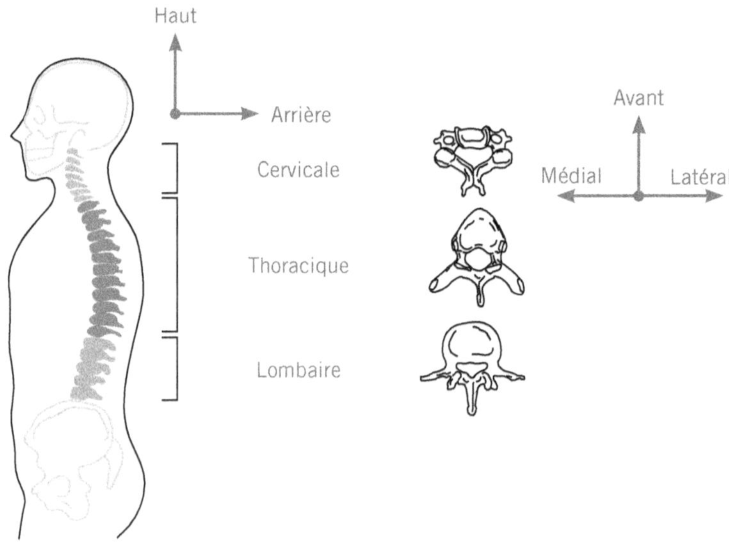

Vue latérale de la colonne vertébrale

Haut
Arrière
Dent de l'axis (=C2)
Atlas (C1)
Foramen vertébral
Axis (C2)
Foramen transverse
Foramen intervertébral
Sulcus pour le nerf rachidien
C1
Vertèbres cervicales
Lordose cervicale
Processus transverse
Processus épineux
C7
Corps vertébral
T1
Vertèbres thoraciques
Courbure thoracique convexe
Facette costale supérieure
Facette costale inférieure
Facettes costales
Facette costale du processus transverse
T12
Disque intervertébral
L1
Articulation postérieure
Vertèbres lombaires
Processus articulaire supérieur
Processus articulaires postérieurs
Processus articulaire inférieur
Courbure lombaire concave
L5
Promontoire sacré
S1
Base du sacrum
Sacrum
Surface auriculaire
Courbure sacrée convexe
S5
Coccyx

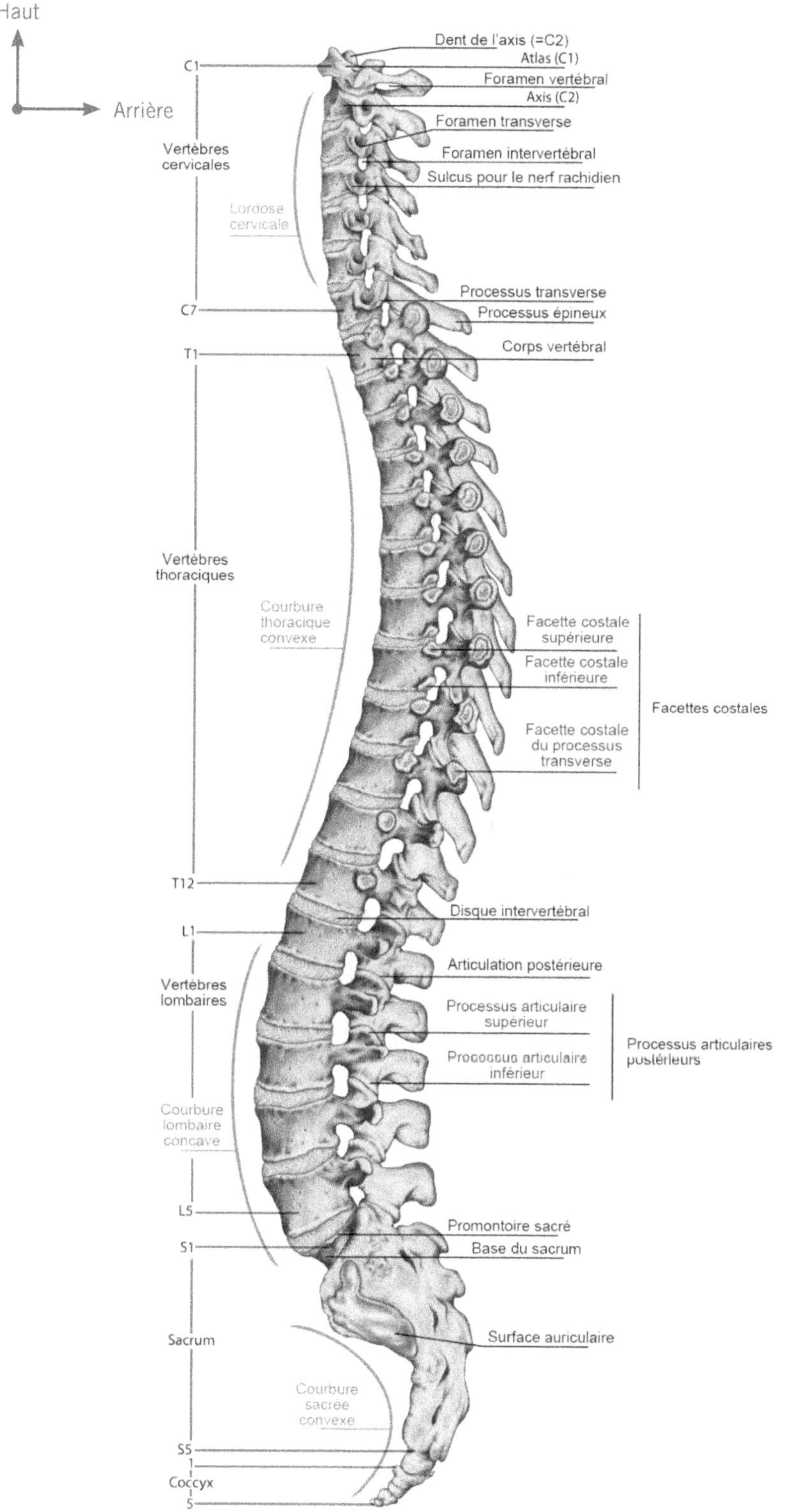

Rachis

201

• Capsules et ligaments

Il existe deux capsules par étage vertébral renforcées par de puissants ligaments.

Il existe de multiples ligaments présents tout au long de la colonne vertébrale et qui assurent sa stabilité.

Ces ligaments sont présents selon deux systèmes : l'un est commun et continu de la tête au sacrum, l'autre est propre à l'étage vertébral et discontinu.

• Muscles

L'organisation musculaire du rachis est extrêmement riche et complexe. Les muscles sont majoritairement postérieurs, il s'agit :
- de muscles larges qui recouvrent l'intégralité du rachis, comme le grand dorsal unissant la ceinture scapulaire à la ceinture pelvienne. Ces muscles sont superficiels ;
- de petits muscles, profonds, présents seulement entre deux à quatre processus (épineux et/ou transverses), comme le muscle multifide.

Sur la partie antérieure, on trouve les muscles abdominaux (grands droits, obliques et transverses), ainsi que l'ilio-psoas et le muscle long du cou (c'est l'équivalent du psoas au rachis cervical).

• Caissons

Il existe deux caissons (ou cavités) délimités par le diaphragme :
- le caisson thoracique est composé du sternum devant, des côtes et des vertèbres thoraciques formant la cage thoracique et contenant la plèvre et les poumons, et les organes thoraciques supérieurs (cœur, œsophage). Il est à géométrie et à contenu variables avec l'air qui entre et qui sort des poumons. Il est assimilé à un soufflet, il est pneumatique ;
- le caisson abdominal est composé du diaphragme en haut, des muscles abdominaux en avant et sur les côtés, des vertèbres en arrière, et du plancher pelvien en bas. Les parois sont quasiment toutes musculaires. Le contenu est représenté par les viscères à contenu plus ou moins identique (modulé par le remplissage-vidage de certains organes creux). Il est à géométrie et à pression variables. Il est assimilé à un ballon de baudruche rempli d'eau, il est hydropneumatique.

Éléments de biomécanique simple

• Mobilité

Le rachis est mobile dans les trois plans de l'espace. Certains étages bougent très peu et d'autres bougent plus. L'ensemble forme une longue chaîne polyarticulée.

Les mouvements possibles sont : flexion, extension, inclinaisons latérales, rotations gauche et droite.

À cela s'ajoutent la mobilité des articulations sacro-iliaques (qui est très faible mais néanmoins essentielle), la mobilité des côtes par rapport aux vertèbres, et enfin la mobilité des côtes par rapport au sternum.

Les mobilités rachidiennes sont le fait d'une grande diversité et d'une grande variabilité entre les individus. Toute tentative de standardisation pour établir des mesures précises se heurte à des difficultés méthodologiques.

Il est à noter que la mobilité est utile mais que c'est la stabilité qui l'emporte au niveau du rachis. La faible capacité du système nerveux central à se laisser déplacer est un facteur limitant la mobilité rachidienne. En effet, la moelle épinière bouge à l'intérieur de la colonne, lorsque l'on se penche en avant par exemple. Si cette mobilité est limitée alors le mouvement de flexion sera limité.

• Stabilité

En position couchée la stabilité est le fait de la non-mise en charge.

En charge, la stabilité des vertèbres est assurée par le puissant système ligamentaire, mais aussi et surtout par un système musculaire qui assure des contractions musculaires statiques, puisque nous luttons en permanence contre la gravité dès lors que nous sommes assis ou debout, en fait dès que le dos est en position verticale.

Les autres éléments participant à la stabilité des vertèbres sont les disques intervertébraux et les articulations postérieures dont la forme et l'orientation changent en fonction de l'étage vertébral. De surface plane au niveau cervical, les articulaires postérieures se creusent progressivement jusqu'au niveau lombaire. L'orientation se fait plus ou moins en dehors en fonction des étages.

• Contraintes

Les contraintes liées au poids du corps et aux charges à transporter sont réparties tout le long de la colonne et de la chaîne polyarticulée.

Le rachis subit également des contraintes en torsion, en compression, en cisaillement, en traction. À chaque fois, la colonne vertébrale s'adapte et répartit la charge étage par étage. Les deux caissons jouent leur rôle de maintien lors de l'amortissement de ces contraintes.

Arthrose du rachis cervical

*« Depuis quelques années, les femmes qui me font tourner la tête
sont surprises par le bruit que fait mon arthrose cervicale »*

Michel Galabru

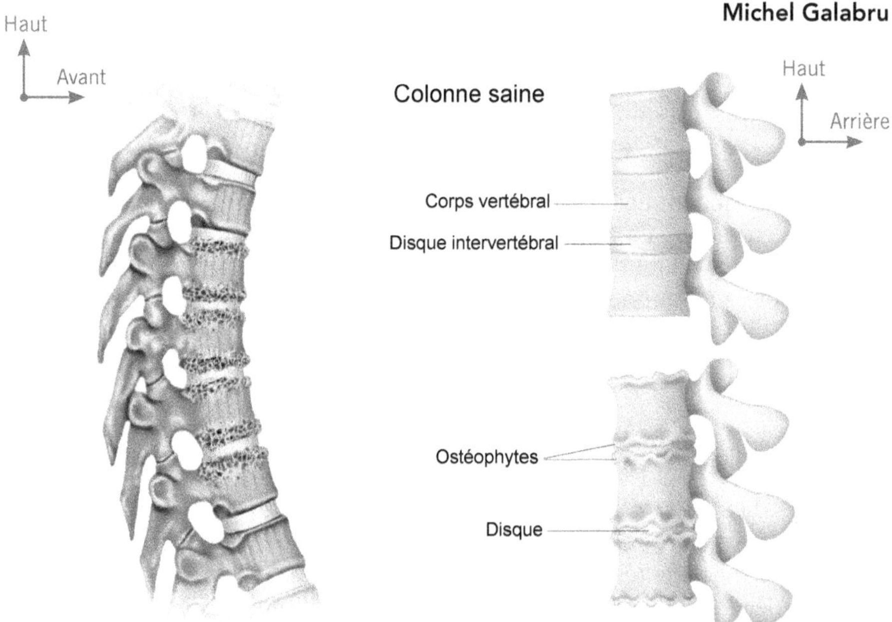

• Généralités

Le rachis cervical est constitué par la tête et 7 vertèbres et présente une lordose physiologique. Les première et deuxième vertèbres cervicales, C1 et C2, sont atypiques et fonctionnent différemment. C1 est en forme d'anneau simple reposant sur la dent de C2. La jonction entre l'occiput (base du crâne), C1 et C2 se nomme la « charnière occipito-cervicale ». Cette charnière est souvent une localisation arthrosique dont les signes cliniques sont : céphalées, migraines, vertiges (ou sensations vertigineuses), nausées, irradiations douloureuses dans les membres supérieurs (on parle alors de « névralgies cervico-brachiales »). Les nerfs des membres supérieurs et de la tête peuvent être irrités par l'œdème local ou par le processus arthrosique (ostéophytes) qui réduit le diamètre du trou de conjugaison d'où sortent ces nerfs.

Elle présente la particularité de ne pas comporter de disque intervertébral entre l'occiput et C1, ni entre C1 et C2. C1 est semblable à un anneau qui est posé sur C2. C2 présente la particularité d'une « dent » qui permet à C1 de reposer sur elle par l'intermédiaire de surfaces articulaires. Il n'existe donc pas de discarthrose (= arthrose du disque intervertébral) à ce niveau.

Il n'y a pas de disque intervertébral entre C1 et C2 donc il n'y a pas de discarthrose, mais l'arthrose entre les surfaces articulaires existe chez 4 % de la population.

La vocation fonctionnelle du rachis cervical est d'assurer la stabilité de la tête et d'être au service des sens, c'est-à-dire que le cou oriente les yeux, les oreilles, le nez, la bouche et la sensibilité de la face. La mobilité du cou est très automatisée et représente une région très liée au psychisme. Le cou doit aussi être capable de supporter une charge supplémentaire sur la tête (casques, lunettes, bijoux, coiffes, objets dans certaines cultures).

Le cou a un rôle dans la communication non verbale par les mimiques, la désignation du menton, la gestuelle propre à cette zone : tendre l'oreille, relever le nez, communiquer la consternation, secouer la tête de dépit, etc. L'atteinte arthrosique par la limitation des capacités fonctionnelles et les raideurs perturbe directement cette fonction de communication. Le cou et le port de tête peuvent aussi être une caractéristique de la personnalité. Travailler la mobilité et les fonctions du cou revient indirectement à agir sur l'aspect psycho-affectif de la personne.

Le cou a également une fonction de préhension pour suppléer la main, comme lorsque l'on coince le téléphone à l'oreille ou que l'on tient des papiers entre le menton et le sternum.

La qualité de la mobilité du cou est plus importante que sa quantité tant l'ajustement entre les vertèbres est fin et subtil.

Le rachis cervical est l'une des localisations arthrosiques les plus fréquentes mais la moins invalidante, car il existe beaucoup de compensations possibles au niveau du rachis.

• Comment se manifeste la douleur ?

La douleur prend différentes formes : d'origine articulaire, elle est peu intense mais continue ; d'origine musculaire, elle est surtout présente en fin d'amplitude du mouvement de la tête.

La charnière occipito-cervicale est une localisation arthrosique fréquente présente chez 4 % de la population qui souffre d'arthrose rachidienne, dont les signes cliniques sont : céphalées, migraines, vertiges (ou sensations vertigineuses), nausées, irradiations douloureuses dans les membres supérieurs présentes des deux côtés ou d'un seul côté. Les nerfs des membres supérieurs et de la tête peuvent être irrités par l'œdème local provoqué par la réaction inflammatoire, ou par le processus arthrosique (ostéophytes), qui tous deux réduisent le diamètre du trou de conjugaison d'où sortent ces nerfs. On parle alors de « névralgies cervico-brachiales ».

L'arthrose cervicale concerne deux structures anatomiques et trois zones différentes : les uncus, les surfaces articulaires postérieures, et les disques intervertébraux.

Lorsque l'arthrose est présente sur les surfaces articulaires postérieures, le sujet décrit des douleurs profondes, et ressent des craquements ou entend comme « des pas dans la neige » lors des mouvements de la tête.

De nombreux patients décrivent des douleurs chroniques, parfois rebelles aux traitements. Bien souvent, ces douleurs sont entretenues par des erreurs d'ergonomie au quotidien (mauvaise position pendant le sommeil, oreiller inadapté, éclairage insuffisant, etc.).

La vie moderne impose souvent des postures quotidiennes où la tête est penchée en avant. Cette position entraîne une augmentation des contraintes sur les corps vertébraux et les surfaces articulaires postérieures. De plus, le travail sur ordinateur (notamment ordinateur portable) nécessite le maintien des membres supérieurs pour pianoter sur le clavier. Explication : la racine du membre supérieur est constituée par la scapula et cet os plat glisse sur le thorax. Celui-ci est uniquement tenu par des muscles et par la clavicule en avant. Pour actionner les membres supérieurs, les muscles (élévateurs de la scapula, trapèzes supérieurs et rhomboïdes) ont besoin de fixer la scapula au rachis cervical afin de créer un point fixe, ce qui nécessite un arrimage sur les corps vertébraux cervicaux et ajoute aux contraintes déjà existantes des contraintes en traction d'origine musculaire.

• Traitement

Une revue systématique de la littérature Cochrane[1] montre l'efficacité des exercices de kinésithérapie à visée d'étirements et d'assouplissements. Le renforcement musculaire de la ceinture scapulaire et cervicale a également démontré son efficacité sur la douleur et la fonction. Les techniques de rééducation proprioceptives oculo-cervicales sont également recommandées. Elles consistent à associer dans un même geste les réflexes visuels de poursuite oculaire et la fonction motrice du cou. Nous appelons cela le « réflexe oculomoteur ». Ce réflexe est très facile à comprendre : lorsque nous levons la tête pour regarder le ciel, les yeux font un mouvement vers le haut de manière réflexe. Le même réflexe se produit dans tous les sens des mouvements de la tête : vers le bas, à droite, à gauche, en rotation.

En intégrant dans votre quotidien les quelques conseils suivants vous devriez voir une diminution de ces douleurs.

1 Fransen M, McConnell S, Hernandez-Molina G, Reichenbach S. Exercise for osteoarthritis of the hip. Cochrane Database of Systematic Reviews 2014, Issue 4. Art. No.: CD007912. DOI: 10.1002/14651858.CD007912.pub2

Exercices du cou utilisant le réflexe oculo-céphalogyre

- En position couchée sur le dos, tourner la tête à droite et garder les yeux sur un point fixe. Faire de même à gauche, en haut, en bas.
- En position assise sur un tabouret tournant, tourner la tête à droite et garder les yeux sur un point fixe.
- Suivre un objet des yeux en regardant dans un tube en carton de sopalin ou suivre les contours d'un objet.

Exercices musculaires

- En position couchée sur le ventre, rapprocher le menton du cou jusqu'à créer un double menton.
- Faire de même en quadrupédie.
- Appuyer contre un mur avec l'arrière du crâne, sur les côtés, devant, en prenant soin de placer une serviette pliée entre la tête et le mur pour ne pas se faire mal.
- Même exercice en position couchée sur le dos et en enfonçant la tête dans le lit ou sur le sol.
- En position assise, placer le poing fermé sur le sternum et appuyer le menton dessus.
- Exercice de détente des muscles oculaires : placer ses paumes sur les globes oculaires en fermant les paupières, et appliquer une très légère pression, maintenir cette position 30 secondes. Les muscles oculaires sont des petits muscles très rapides qui se fatiguent vite au cours de la journée.
- Une main soutenant la tête, placer la tête en extension en dehors du lit et la laisser descendre lentement jusqu'au maximum. Maintenir 5 secondes et remonter la tête dans l'axe.
- Automobilisation en rotation avec les deux mains (une sous le crâne et une sur le front) pour positionner sa joue contre le lit.

Mobilité du rachis cervical en quadrupédie

Position de départ
En quadrupédie.

Action
- En gardant le visage parallèle au sol, approchez le nez du sol, puis éloignez-le du sol. Cet exercice consiste à réaliser une translation antéro-postérieure qui fait travailler les muscles profonds et permet de faire bouger les vertèbres cervicales.
- En gardant le visage parallèle au sol, faites une translation postérieure du rachis cervical comme si vous tendiez l'oreille d'un côté puis de l'autre.
- Exécutez des rotations du cou en approchant le menton de l'épaule gauche, puis de l'épaule droite.

Exercice pour muscler le cou (dit de la « femme africaine »)

Exercice complet combinant travail musculaire, éveil sensoriel, équilibration. C'est une pratique ancestrale d'une richesse incroyable.

Matériel
Un sac de sable ou de farine.

Position de départ
Debout.

Action
Essayez de marcher en ayant un poids sur la tête, comme un petit sac de sable par exemple. Imaginez ces femmes africaines qui portent des jarres sur la tête. Cet exercice est un apprentissage fabuleux ! Il vous permettra de reprogrammer votre rachis cervical pour mieux ressentir les tensions et les contractures, et d'agir en conséquence.
Augmentez progressivement le temps de maintien.

Exercice de la « chenille »

Position de départ
Couché sur le dos, genoux fléchis à 90°.

Action
Déplacez-vous sur le dos avec les membres inférieurs posés, les pieds à plat au sol (en crochet), à la manière d'une chenille en faisant des mouvements de reptation. Pratiquez pendant quelques minutes.
Cet exercice permet de développer l'ensemble des petits muscles profonds du rachis.

Autorenforcement des muscles en isométrie contre une serviette

Matériel
Une serviette et une chaise.

Position de départ
Asseyez-vous confortablement sur une chaise ou, à défaut, allongez-vous sur le dos. Placez une serviette éponge autour de votre tête, à gauche par exemple, et tenez les deux pans de la serviette avec la main droite. La main droite doit être à hauteur de l'oreille droite.

Action
Poussez contre la serviette avec le côté gauche de la tête tout en résistant avec la main droite. Dans notre exemple, cet exercice fait travailler les muscles du côté gauche qui inclinent la tête à gauche.
Pratiquez cet exercice à gauche, à droite, du côté du front, du côté de la base du crâne arrière et en rotation gauche et droite. Tenez 10 secondes par contraction.

Gainage des muscles du cou

Matériel

Un ballon de basket-ball ou de football.

Position de départ

Mettez-vous à genoux face à un mur. Inclinez votre tronc vers l'avant et placez un ballon de basket-ball ou football entre le mur et votre front.

Action

Vous devez tenir 15 secondes dans cette position en résistant aux déstabilisations causées par le ballon qui roule sur le mur.

Progressivité de difficulté et variantes
- Assis en tailleur face au mur, de côté, de dos par rapport au mur.
- En quadrupédie.
- En chevalier servant.
- À genoux dressés.
- En fente avant.
- Debout.
- En équilibre sur un pied.

Cet exercice peut être rendu plus facile ou plus dur à mesure que vous approchez ou reculez les pieds du mur. Ainsi, plus vous serez proche du mur, moins il y aura de contraintes sur le rachis cervical et plus l'exercice sera facile, et inversement. L'exercice peut aussi être plus difficile si vous croisez vos mains derrière le dos, et/ou si vous fermez les yeux.

Exercice de gainage

Matériel

Un tabouret tournant.

Position de départ

Asseyez-vous sur un tabouret tournant ou, à défaut, sur un tabouret simple. Vous allez fixer un point droit devant vous et ne plus le quitter les yeux.

Action

Sans bouger la tête, tournez vos épaules, votre dos, vos genoux en déplaçant vos pieds au sol. Il s'agit en fait d'une rotation du cou mais effectuée à partir du bas du corps, ce qui est plutôt inhabituel puisque dans la vie courante c'est la tête qui tourne sur les épaules. Ce travail en « inversion de point fixe » permet souvent de piéger les muscles, de les détendre et de les étirer afin de supprimer les douleurs.

Fréquence

Effectuez 5 rotations à droite et 5 rotations à gauche en prenant bien votre temps et en travaillant lentement.

Nous avons pour habitude de faire tourner la tête par rapport au rachis et aux épaules. Dans cet exercice nous allons faire tourner le rachis et les épaules par rapport à la tête « fixée » par le regard. Vous allez constater que très fréquemment l'amplitude augmente lorsque la tête reste fixe.

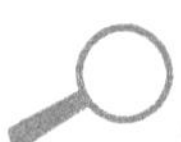

Conseils antalgiques en cas de torticolis aigu

- Utilisez une bouillotte chaude pendant 20 minutes en la plaçant sur les muscles postérieurs du dos. (Vous pouvez vous procurer ces bouillottes en pharmacie.) Vous pouvez également utiliser un sèche-cheveux sur le rachis cervical en prenant garde de ne pas vous brûler. La chaleur sèche est très bonne pour diminuer les douleurs cervicales.
Fréquentez le sauna et le hammam une fois tous les quinze jours. La chaleur de ces lieux est très bénéfique pour les douleurs du dos d'origine arthrosique. En complément, vous pourrez utiliser l'hydrothérapie et le massage au jet d'eau qui ont pour vertu de faire céder les contractures musculaires douloureuses et de lutter contre les adhérences des tissus.
- Automassez-vous.
En position allongée sur le dos, utilisez le bout de vos doigts pour vous masser le cou depuis l'arrière du crâne jusqu'aux épaules. La position allongée sur le dos est nécessaire pour la détente des muscles postérieurs de la tête et du cou car elle supprime l'effet de la gravité.
- Installez-vous en position de détente maximale.
En cas de douleur intense, vous pouvez utiliser la position de détente maximale pour le rachis lombaire. Allongé sur le dos, jambes repliées, pieds posés sur le sol proches des fesses. Respirez lentement et profitez du temps expiratoire pour vous détendre.
- Utilisez un collier cervical (minerve).
En cas de fortes douleurs cervicales d'origine musculaire notamment, pensez à utiliser un collier cervical qui permet de caler le menton et de supprimer le poids de la tête. Ceci permet un relâchement des muscles posturaux qui soutiennent la tête contre la pesanteur. Cet outil simple et peu onéreux vous aidera à passer rapidement la période aiguë. Attention cependant à ne pas l'utiliser trop souvent car cela a tendance à déconditionner les muscles qui deviennent alors encore plus fragiles car moins puissants et moins volumineux (trois jours maximum).
- Étirez-vous progressivement en pratiquant les exercices décrits ci-dessus. Combinez les étirements avec les effets de la chaleur locale, en vous étirant sous la douche par exemple. Lorsque vous vous étirez, veillez à rester sous le seuil de la douleur et à ne jamais forcer. Prenez le temps de bien respirer et laissez le muscle s'étirer doucement. Le temps est préférable à la force.

Pratiquez l'exercice de l'extension de la tête en dehors du lit décrit ci-dessus afin d'étirer le muscle long du cou qui est fréquemment le siège de contracture musculaire et qui perturbe le rachis cervical.
- Utilisez des appuis supplémentaires pour la tête.
  Il s'agit de reposer les muscles en soutenant la tête avec les mains : soit sur le côté, soit avec les deux mains en coupole sous le menton et les mâchoires, soit avec les mains croisées derrière la nuque.

Arthrose du rachis thoracique

• Généralités

Cette zone est très rarement touchée par l'arthrose. Le rachis thoracique est la plus longue portion de la colonne vertébrale, remarquable par la présence des côtes et du sternum en avant, ce qui limite la mobilité. C'est une chaîne poly-articulée, très stable et peu mobile. La faible mobilité du rachis thoracique est inversement proportionnelle à son importance. Toute réduction de la mobilité du rachis thoracique entraîne des compensations au niveau cervical et lombaire, et ce sont eux qui vont faire souffrir. Le rachis thoracique est le lieu de la mécanique respiratoire et sa mobilité est sous la dépendance de cette dernière.

La colonne forme une cyphose à l'inverse des rachis cervical et lombaire. Il s'agit de la première courbure apparaissant durant la croissance. Le thorax est le lieu de l'expression psychique et inconsciente du sujet : faire le dos rond, courber l'échine, en avoir plein le dos, porter sa croix sur son dos, avoir bon dos ; ou au contraire : faire front, bomber le torse, faire le beau dos. La partie thoracique antérieure est une zone soit cachée, soit exhibée, elle ne tolère pas le juste milieu. C'est une zone que l'on pare avec des tatouages, des piercings, des chaînes, on exhibe les muscles, la poitrine et le décolleté, c'est enfin là que l'on porte les signes religieux.

• Traitement

Pour les exercices chez les arthrosiques, il convient :
- de maintenir la mobilité du rachis thoracique en quantité et en qualité ;
- d'intégrer des étirements de grande amplitude pour solliciter l'ensemble du rachis ;
- de constamment intégrer la respiration ;
- de lutter contre l'augmentation de la cyphose thoracique liée à l'avancée en âge.

Exercices articulaires

- Étirement du muscle grand pectoral :
Il n'existe pas de « bonnes » positions et aucune ne peut être tenue de manière continue sans bouger. Pour éviter les stations assises prolongées pourvoyeuses de douleurs au dos et majorées en cas d'arthrose lombaire, il faut se ménager des moments de pause afin de lever les tensions musculaires. Pour cela, allongez-vous sur le dos et positionnez vos bras en arrière en essayant d'aller le plus loin possible. Vous devez ressentir une tension d'étirement dans les muscles grands pectoraux. Ces muscles sont souvent rétractés chez les personnes souffrant d'arthrose.
- Bascule du bassin en décubitus dorsal (DD) et genoux-poitrine.

Position de départ
Couché sur le dos avec les genoux fléchis et les pieds reposant au sol.

Action
Vous devez venir basculer le bassin en arrière afin de venir écraser le sol avec le bas du dos, puis dans un second temps, vous devez creuser le bas du dos pour le décoller du sol dans un mouvement inverse au premier temps.

Fréquence
20 répétitions
Attention : vous ne devez pas forcer les mouvements. Il s'agit de pratiquer doucement pour « libérer » la mobilité du complexe lombo-pelvi-fémoral ; il ne s'agit pas de renforcement musculaire.

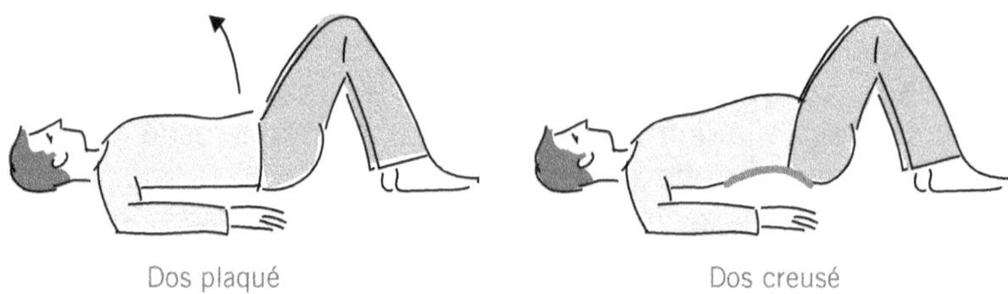

Bascules du bassin

- Bascule des genoux en position couchée sur le dos à droite et à gauche.

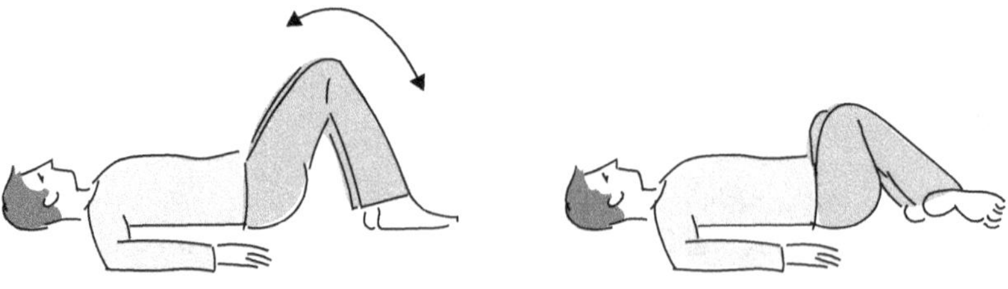

Bascules des genoux

- Dos du chien-dos du chat.

Position de départ
En position 4 pattes, l'ensemble des articulations à 90° de flexion.

Action
Vous devez creuser le bas du dos puis l'arrondir pour imiter le chat et le chien, sans toutefois bouger les épaules, les hanches et les genoux.

Fréquence
30 répétitions.

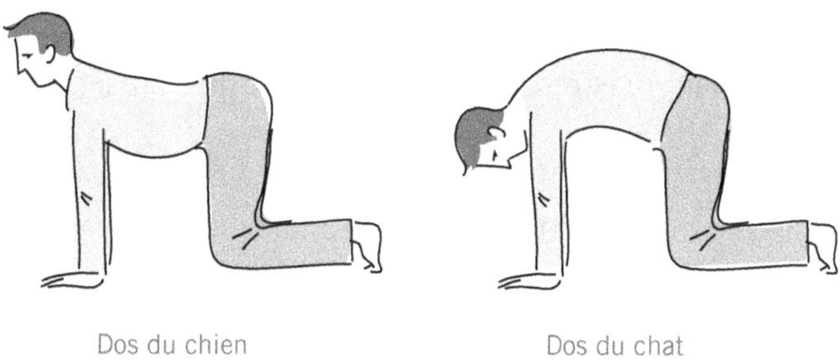

Arthrose du rachis lombaire

« Toute douleur veut être contemplée ou bien elle n'est pas ressentie du tout. »
Alain

• Généralités

Une étude menée chez des personnes de plus de 50 ans a montré que 84 % des hommes et 74 % des femmes présentent des signes radiologiques d'arthrose dorsolombaire. Le rachis lombaire est plus souvent atteint que le rachis thoracique. Une personne sur deux a eu ou aura une lombalgie dans sa vie… Ce chiffre est ahurissant quand on sait que cela représente chaque année 100 000 arrêts de travail d'une durée moyenne de 33 jours !

L'arthrose du rachis lombaire est une localisation d'arthrose très fréquente. Compte tenu du nombre d'articulations et des contraintes que reçoit le rachis lombaire, c'est aisément compréhensible.

• Traitement

Exercices musculaires

Les personnes qui souffrent de douleurs du bas du dos chroniques présentent une insuffisance de force des muscles paravertébraux, ce qui pérennise les douleurs. Pour lutter contre ce phénomène, vous devez apprendre quelques exercices simples de gainage et d'endurance musculaire pour réentraîner ces muscles, à pratiquer régulièrement :

Gainage face

Position de départ
En appui sur les avant-bras et les pointes de pied, face au sol. Le corps doit rester horizontal.

Action
Tenez 10 secondes, reposez-vous 10 secondes, puis recommencez.

Fréquence
10 fois.

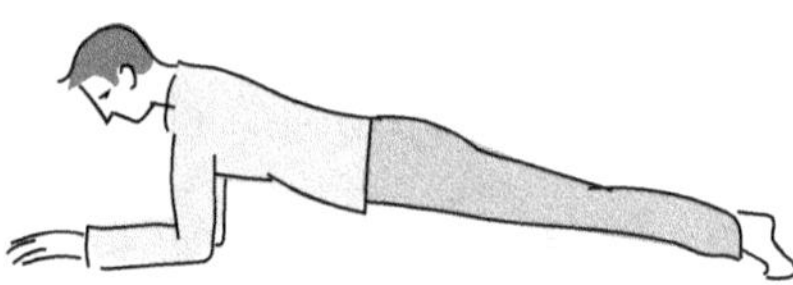

Gainage du dos

Position de départ
En appui sur les avant-bras, les coudes et les talons, dos au sol. Le corps doit rester horizontal.

Action
Tenez 10 secondes, reposez-vous 10 secondes, puis recommencez.

Fréquence
10 fois.

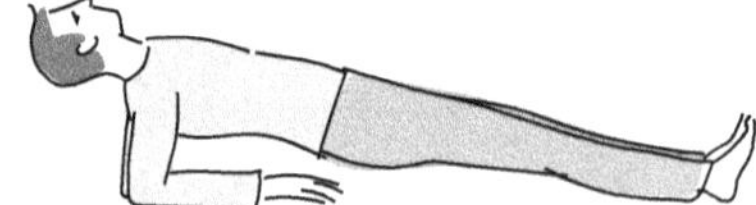

Gainage des côtés

Position de départ
En appui sur l'avant-bras droit, le bord latéral du pied au sol. Le corps doit rester droit.

Action
Tenez 10 secondes, reposez-vous 10 secondes, puis recommencez.

Fréquence
10 fois.

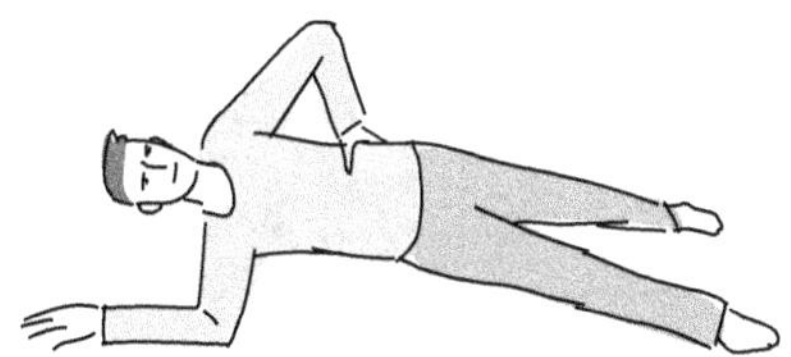

Pont fessier

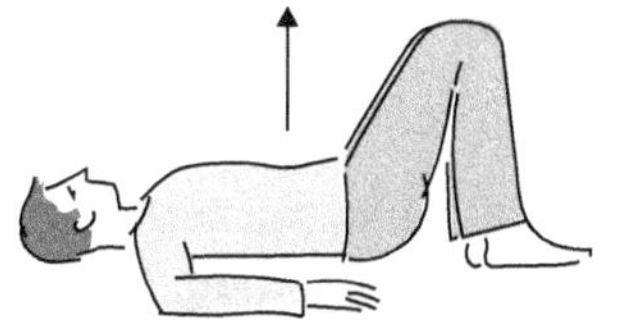 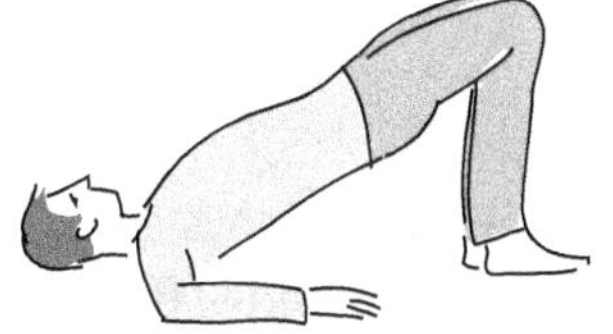

Renforcement des muscles grand fessier, ischio-jambier et quadriceps

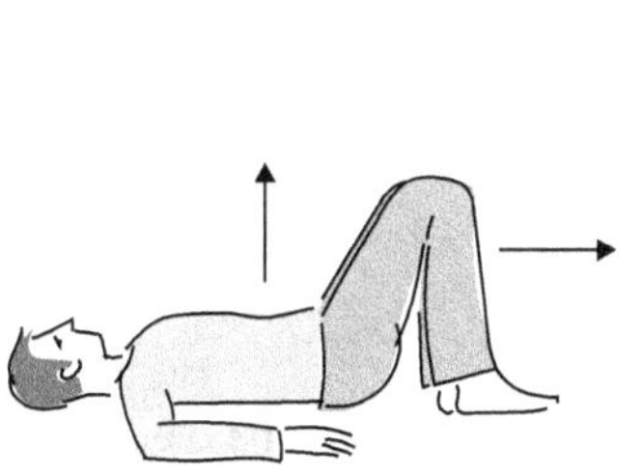 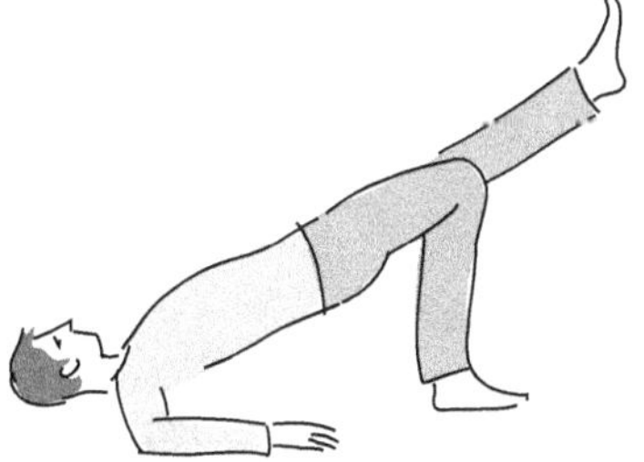

Pont fessier unilatéral

Position de départ
Allongé sur le dos, les jambes repliées et les pieds au sol.

Action

Montez les fesses le plus haut possible en contractant les muscles grands fessiers. Faites attention à ne pas trop creuser le bas du dos.
Tenez 10 secondes, reposez-vous 10 secondes, puis recommencez.

Fréquence
10 fois.

De manière générale, réadaptez-vous à l'effort. Pratiquez des activités physiques douces prolongées au moins 30 minutes dans le confort : natation, course à pied modérée, marche. Les 30 minutes sont vraiment la durée minimale, vous devrez essayer d'augmenter progressivement la durée de l'effort continu jusqu'à 1 h 30.

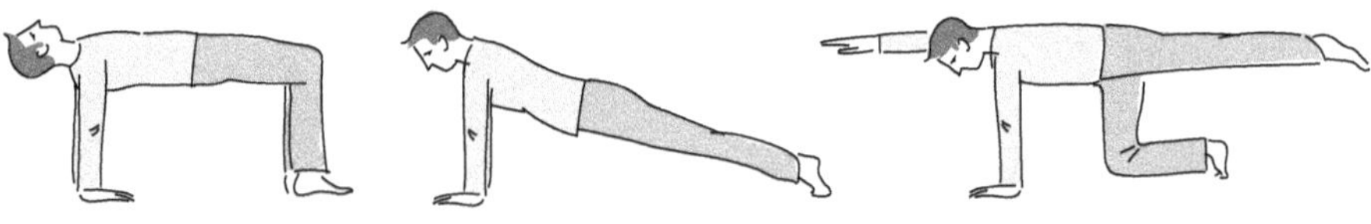

Autres exemples d'exercices

Exercices fonctionnels

Pratiquez une activité physique à but d'éveil sensoriel centrée sur les sensations de bien-être : yoga, qi gong, tai-chi, danse à votre convenance, sans toutefois renier les autres disciplines qui sont toutes très bonnes. Ma préférence va à la danse qui, en plus des mouvements, associe les stimulations musicales et la créativité artistique. Voyez comme les musiques africaines ou sud-américaines sont entraînantes… Le corps bouge naturellement au son entraînant de la musique et les douleurs s'estompent.

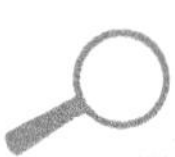

FOCUS

Conseils pour lutter contre la douleur

- Pratiquez l'autorelaxation.
  Allongez-vous sur le dos et mettez une musique douce dans une pièce calme, sombre et à une température ambiante agréable, fermez les yeux. Vous devez tenter de ressentir ces différentes sensations :
  - chaleur dans le dos ;
  - lourdeur des membres ;
  - corps qui s'enfonce dans le sol ;
  - perception de votre rythme cardiaque ;

– perception de votre rythme respiratoire avec l'air qui rentre par le nez et qui ressort par la bouche. C'est le ventre et l'abdomen qui se gonflent et non la cage thoracique ;
– soupir relaxant, suivi d'une sensation de relâchement musculaire ;
– sensation du contact maximal du corps avec le sol.

• Évitez le port de sac sur l'épaule.
Une charge portée sur une épaule provoque automatiquement une contraction prolongée des muscles du côté opposé pour maintenir l'équilibre du corps dans l'axe. Ces contractions maintenues trop longtemps ou de façon trop répétitive entraînent des dorsalgies posturales causées par des contractures musculaires.
Changez fréquemment d'épaule si vous ne pouvez pas faire autrement, ou privilégiez l'usage de valises ou de caddies à roulettes.

• Choisissez un oreiller de bonne qualité.
Une mauvaise position au cours de la nuit occasionne des cervicalgies ou dorsalgies causées par des contractures musculaires.
Un oreiller trop gros est déconseillé, de même que la superposition d'un traversin et d'un oreiller. Nous utilisons souvent plusieurs oreillers de manière à pouvoir lire en position semi-allongée (qui est au passage la pire pour les contraintes sur les disques intervertébraux), puis nous nous endormons dans cette position extrême, qui, maintenue toute la nuit, provoque des douleurs cervicodorsales au réveil.
Il est par conséquent fortement conseillé d'acheter un oreiller rassemblant les qualités suivantes :
– préservant l'alignement de la colonne ;
– à mémoire de forme ;
– permettant l'aération et l'évacuation de l'humidité ;
– large, évitant ainsi la chute de la tête en dehors de l'oreiller lors des mouvements nocturnes.
C'est certainement l'un des meilleurs investissements que vous pouvez faire…

• Astuce pour le port de soutien-gorge.
Une femme avec une poitrine volumineuse sera très sujette aux rachialgies. Le poids des glandes mammaires sera contrebalancé par des contractions musculaires en arrière pour maintenir l'équilibre du corps dans l'axe. Ces contractions tenues toute la journée entraînent des rachialgies par surmenage des muscles postérieurs, puis un déséquilibre postural. Pour limiter ces effets, il est conseillé de croiser les bretelles du soutien-gorge afin de modifier la résultante des forces, et ainsi permettre une diminution de l'activité musculaire postérieure, et donc des douleurs.

…/…

- Le port de chaussures à hauts talons.
  Les talons hauts sont plébiscités à tous les niveaux dans l'image de la femme moderne, jeune et sexy. C'est malheureusement une très mauvaise idée sur le plan biomécanique. Certes, la chute de reins est mise en valeur, mais à quel prix… Jugez plutôt : le port de talons entraîne un déséquilibre en avant du corps qui est automatiquement rattrapé à tous les étages. De haut en bas, nous observons : une flexion plantaire des chevilles, un flexum des genoux, un flexum de hanche, une hyperlordose lombaire, une hypercyphose thoracique, une hyperlordose cervicale et antépulsion de la tête.
  Répétée tous les jours cette posture aboutira à terme à des douleurs d'origine musculaire (rétractions, contractures), voire à des douleurs articulaires liées à l'usure des surfaces cartilagineuses (arthrose). Le port de talons n'est pas interdit, mais il est fortement déconseillé pour les personnes souffrant d'arthrose dans les genoux, les hanches et le rachis.

- Adaptez votre poste de travail.
  Malgré les innombrables informations sur le sujet, on oublie souvent de respecter ces quatre règles de base :
  - positionnez votre regard en face de votre écran. Vous ne devez ni pencher ni lever la tête ;
  - positionnez votre clavier proche de vous. Vous ne devez pas avoir à vous pencher pour l'utiliser ;
  - calez-vous bien en arrière sur le dossier de votre siège pour prévenir les pathologies musculaires ;
  - votre siège de travail doit avoir un dossier suffisamment haut pour permettre aux omoplates (scapulas) de venir s'y appuyer.

- Faites corriger votre vue.
  Un défaut de vision entraîne un déséquilibre du corps à partir de la tête et des compensations cervicales pouvant causer des douleurs.

- Le port de charges lourdes.
  Si les charges portées avec les mains sont trop lourdes, la force nécessaire sera créée par les muscles situés le long du dos, ce qui occasionnera à terme des douleurs d'origine musculaire, voire entretiendra celles qui existent déjà et ont du mal à céder. Si vous devez lever une charge lourde, pensez à faire travailler vos jambes plus que votre dos.

- Suspendez-vous.
  En cas de douleurs du dos, suspendez-vous par les bras à une barre et laissez tomber le poids des membres inférieurs afin d'obtenir une traction douce et prolongée sur les vertèbres lombaires. Cet exercice décomprime les disques vertébraux et est excellent pour diminuer les douleurs lombo-sacrées.

- Utilisez les ceintures lombaires.
  Utilisez une contention de type ceinture lombaire en cas de douleurs chroniques.
  Ces ceintures sont vendues sur prescription en pharmacie.
  Pour comprendre leur utilité, il suffit d'imaginer ce qu'un tuteur apporte à une plante pour rester droite.

- Utilisez de bonnes semelles.
  Faites-vous confectionner une paire de semelles de podologue afin de corriger un éventuel trouble de la statique. Ce genre de déficience entraîne des compensations à tous les niveaux du corps potentialisant d'autres problèmes sous-jacents.
  Attention cependant à ne pas tomber dans l'extrême inverse en recherchant la symétrie parfaite. Les parties droite et gauche du corps humain ne sont jamais symétriques.

- Veillez à avoir un bon sommeil.
  La qualité du sommeil est reconnue pour améliorer les douleurs du dos.
  Pour cela, il suffit de positionner une planche de bois sous le matelas pour voir une amélioration immédiate surprenante des douleurs du dos au lit.
  Pour faciliter l'endormissement, je vous renvoie au point « Rachis cervical » (p. 204) pour apprendre la technique de la respiration abdomino-diaphragmatique.

CHAPITRE 12

CONSEILS ET EXERCICES POUR PRÉVENIR ET ENTRETENIR L'ATTEINTE ARTHROSIQUE POUR LES ARTHROSIQUES EN AUTOGESTION

Cheville et pied

- Bien se chausser.
  Une chaussure trop serrée augmentera les douleurs. Il faudra veiller notamment au contrefort de la chaussure sur le talon et sur les parties rigides antérieures. Une chaussure trop lâche augmentera l'instabilité et perturbera la proprioception. Il faudra donc choisir avec soin une bonne paire de chaussures parfaitement adaptée à la morphologie du pied.
  Attention aux déformations arthrosiques du pied qui sont très mal supportées dans des chaussures inadaptées.
- Pratiquer l'automobilisation.
  Pour cela vous utiliserez un skate-board ou une balle placée sous le pied, qui permettra de faire des va-et-vient lents et réguliers dans le but d'augmenter les amplitudes articulaires.
- Améliorer le retour veineux.
  Favoriser le retour veineux du membre inférieur en privilégiant une posture déclive, c'est-à-dire avec les pieds surélevés. Pour cela installez un coussin

sous les talons et des cales sous les pieds du lit. Vous trouverez plus de conseils dans la fiche 9 « Conseils pour aider le retour veineux du membre inférieur ».

- Marcher pieds nus.

Marchez pieds nus chez vous en veillant à dérouler correctement le pied, c'est-à-dire en attaquant le sol par le talon et en quittant le sol par la pointe du pied (le gros orteil plus particulièrement). Pour comprendre le déroulement du pied amusez-vous à marcher en arrière, sur le côté, en croisant les pieds par-devant, puis en les croisant par-derrière, en faisant des allers et retours chez vous. Dans l'exercice de la marche en arrière, la pointe du pied touche le sol en premier de façon automatique, puis le talon suit. Cela aide à bien ressentir (le mot est important) l'avant-pied et l'arrière-pied.

- Prévenir les contraintes trop importantes en surveillant son poids.

Si vous êtes en surpoids, prenez contact avec un médecin nutritionniste et mettez en place avec lui un régime qui rééquilibrera votre alimentation.

Prenez contact avec un pédicure-podologue et faites-vous confectionner des semelles orthopédiques. N'hésitez pas à utiliser une canne du côté opposé.

- Se faire soigner les pieds.

Assurez un suivi régulier chez le pédicure-podologue, car la bonne qualité de la marche et les douleurs de compensation sont fonction des paramètres suivants : qualité de la peau de la plante du pied, pas de callosités, ongles en bonne santé (pas d'ongle incarné ou arraché), hygiène entre les orteils et sous les ongles pour éviter les infections.

- Faire attention aux impacts au sol.

Privilégiez les activités physiques sans impact au sol. Pratiquez la natation, le cyclisme, l'aviron. Si vous pratiquez la course à pied ou la randonnée alors la qualité du chaussage sera primordiale pour amortir les vibrations et les dénivelés des terrains accidentés.

- Pratiquer des séances de bains alternés chaud-froid (bains écossais).

Pour la circulation de retour, c'est un excellent moyen. Pour cela vous devez posséder deux bassines. L'une contentant de l'eau froide (température de l'eau du robinet) et l'autre contenant de l'eau chaude (environ 33 °C). Vous n'avez plus qu'à tremper vos pieds alternativement dans chaque bassine pendant 2 minutes à chaque fois en finissant par le froid. Cette technique permet des effets circulatoires et antalgiques étonnants.

Si vous êtes dans une région enneigée ou lors de vacances au ski, n'hésitez pas à remplacer le bain d'eau froide par un rapide massage des pieds avec de la neige, puis immergez-les à nouveau dans l'eau chaude.

- S'automasser les pieds.

Pratiquez l'automassage en insistant sur les zones douloureuses. Vous trouverez une méthodologie simple et des techniques pour masser correctement les pieds dans la partie 4 « En pratique ».

Genou

- Surveiller sa ligne.

  En cas de surcharge pondérale, mettez en place un régime hypocalorique en partenariat avec votre médecin traitant, diététicien, nutritionniste et kiné. Ce régime très simple consiste à diminuer les apports caloriques et à augmenter les dépenses énergétiques (efforts physiques). Il permettra de diminuer les contraintes sur l'articulation. Il devra inclure des aliments aux propriétés anti-inflammatoires, à savoir les aliments qui possèdent des oméga-3 : huile d'olive, pain blanc, etc. Renseignez-vous sur le régime crétois très riche en oméga-3, qui, outre le fait qu'il réduit le mauvais cholestérol, est anti-inflammatoire donc parfait pour les problèmes d'arthrose.

- Bien s'hydrater.

  Hydratez-vous régulièrement dans la journée. Il faut boire 1 litre d'eau en dehors des repas, chaque jour. Toutes les eaux de source sont bonnes pour la santé, mais il y en a que je recommande vivement. Ce sont les eaux riches en ions bicarbonates (HCO_3^-), dont la teneur est inscrite sur l'étiquette (Vichy St-Yorre, Salvetat). Cet ion permet de tamponner l'acidité du corps et par conséquent de limiter les inflammations. De plus, ce type d'eau favorise le transit intestinal et évite ainsi la constipation, reconnue comme un obstacle au retour veineux des membres inférieurs. Les gros troncs veineux cheminent dans l'abdomen pour ramener le sang pauvre en oxygène au cœur. Si les intestins sont constipés, ils gênent le retour veineux, la circulation dans les membres inférieurs est alors perturbée. Une bonne circulation sanguine est garante d'une bonne santé des membres inférieurs.

  L'arthrose peut être envisagée comme une diminution de la micro-vascularisation locale. Les contractures musculaires, les formations osseuses pathologiques (ostéophytes) perturbent la micro-vascularisation autour de l'articulation. Ceci a pour conséquence de limiter la cicatrisation et de ralentir les capacités de guérison de l'organisme. Il apparaît donc essentiel d'assurer une bonne irrigation sanguine dans les membres inférieurs et les articulations.

- Bouger.

  Pratiquez des activités physiques et luttez contre la sédentarité. Les meilleures activités physiques pour l'arthrose sont la marche, la course à pied modérée (« l'effort dans le confort »), le vélo, la natation et toutes les activités dérivées d'aquagym. Les autres activités que je conseille permettent une prise de conscience de soi pour un meilleur mouvement : yoga, qi gong, stretching. Il faudra les pratiquer régulièrement pour lutter vraiment contre l'enraidissement et favoriser la perte de poids.

  Programme hebdomadaire : 10 minutes de marche par jour, 2 séances de vélo de 20 minutes, et si possible 30 minutes d'aquagym.

- S'économiser…
  Évitez les longues marches en terrain accidenté difficile de type randonnées sur les sentiers de GR, les marches en terrain accidenté (forêt, sable, chemin de campagne), le piétinement (centres commerciaux, transports en commun, repassage, bricolage, jardinage). Ces activités augmentent les contraintes mécaniques sur les genoux. Utilisez une aide de marche du côté opposé à l'arthrose, par exemple une canne simple en T, pour des marches longues ou dans les transports en commun. Il n'y a aucune honte à utiliser une canne.
- Éviter les poids supplémentaires.
  Évitez le port de charges lourdes et de manière répétée pour limiter les contraintes mécaniques qui s'exercent sur les genoux. Privilégiez les caddies, les diables, les chariots. Tout ce qui se tire et se pousse vaut mieux que tout ce qui se porte !
- S'aider.
  Évitez de multiplier les montées et descentes d'escaliers. Privilégiez au maximum les escalators, les ascenseurs, les rampes et les mains courantes. Groupez les tâches de même nature pour n'avoir à monter les escaliers qu'une seule fois.
- Se grandir.
  Asseyez-vous sur un siège haut pour les activités où l'on reste longtemps assis. Rehaussez le siège de la voiture avec un coussin. Faites des pauses régulières et tendez les jambes. Évitez cependant la posture assise prolongée (cinéma, théâtre, restaurant, réunion, trajet en voiture, en avion). Évitez, autant que possible, de vous accroupir. Pour ramasser un objet, utilisez la technique du balancier qui consiste à basculer une jambe en arrière pour pivoter sur la hanche d'appui afin de ramasser un objet, ou une pince.

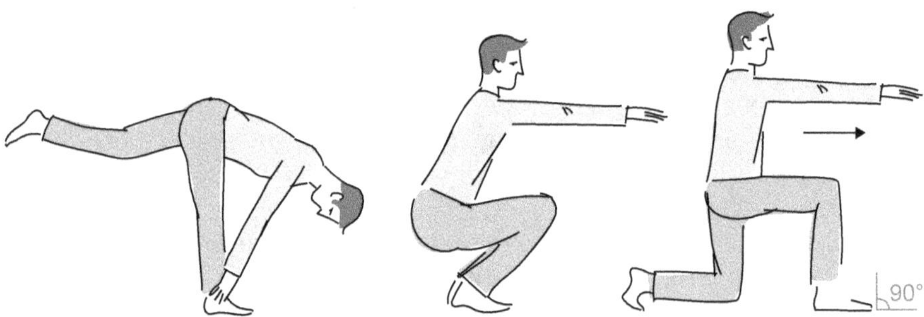

Technique du balancier

- Profitez des bienfaits de l'eau.

  Inscrivez-vous à des séances de balnéothérapie et d'aquagym pour le bien-être, la chaleur et la mobilité dans l'eau. La grande tendance actuelle est l'aquabike qui consiste à pédaler dans l'eau. C'est une excellente technique qui permet de combiner les bienfaits de l'eau et du vélo. L'immersion dans l'eau diminue le poids du corps en charge sur le genou. La chaleur de l'eau détend les muscles et délasse. De plus, le fait de faire des mouvements dans l'eau a une action massante.

  Astuce : si l'aquabike coûte trop cher, asseyez-vous dans l'eau sur deux frites et pédalez dans l'eau. C'est simple, efficace, ludique et parfait pour faire des courses entre les participants !

- Pratiquer une posture en extension.

  Pratiquez, le plus souvent possible, une posture en extension du genou pour lutter à tout prix contre l'enraidissement en flexion.

- Se faire soigner les pieds.

  Évitez le port de talons hauts qui provoque un flexum du genou de manière automatique et biomécanique. Privilégiez les talons courts ou les chaussures plates qui amortissent mieux les vibrations de la marche.

  Si vous êtes amené à beaucoup marcher (promenade, randonnée…), faites-vous confectionner une paire de semelles de podologie pour amortir les chocs de la marche. Il faudra aussi vous munir d'une paire de chaussures souples (baskets) pour favoriser l'amortissement.

  Faites un suivi régulier chez le pédicure pour le soin des pieds et des ongles, car une plaie ou un ongle incarné modifient la marche et augmentent les contraintes : une consultation tous les six mois. Les baskets sont les seules chaussures à bénéficier de recherche et développement technologiques et de dépôts de brevet. Elles sont parfaites lorsque l'on souffre d'arthrose.

Hanche

- Surveiller sa ligne.

  Si nécessaire, suivez un régime pour perdre du poids et ainsi diminuer les contraintes qui s'exercent sur la hanche arthrosique. Privilégiez les aliments frais, minimisez ce qui est gras, sucré, salé, et dépensez-vous plus. Demandez conseil à votre médecin traitant et/ou à un nutritionniste pour qu'il puisse mettre en place le régime le mieux adapté à votre cas.

- S'asseoir en hauteur.

  Utilisez un siège haut pour les activités de la vie quotidienne. Cela vous évitera d'être en position assise basse qui est nocive pour le cartilage articulaire de la hanche.

- Éviter la station debout prolongée.
  Évitez autant que possible les stations debout prolongées et les piétinements dans les transports en commun, les centres commerciaux, les files d'attente. Allez faire vos courses quand il y a moins de monde par exemple.
- Bouger.
  Pratiquez une activité physique régulière, peu intense, type vélo, natation, ou course à pied d'intensité modérée. Le repos total prolongé est pire que l'arthrose. Rester assis dans un fauteuil est le meilleur moyen d'accélérer la destruction de l'articulation.
- Se ménager des temps de repos.
  En cas de poussée inflammatoire, veillez à vous reposer, car sinon l'activité aura comme conséquence une destruction plus rapide du cartilage et une augmentation des douleurs.
- Ménager son dos.
  La hanche et le dos sont deux régions liées biomécaniquement ; on parle de complexe lombo-pelvi-fémoral (lombaire-bassin-fémur). Une douleur du dos peut ainsi être l'expression d'une contrainte trop importante sur la hanche. Les conseils utiles pour la hanche le sont aussi pour le dos, et réciproquement.
- Utiliser les deux côtés de son corps.
  Si vous devez porter une charge (sac de courses, pack d'eau, etc.), veillez à la porter du côté opposé au côté douloureux. Cette astuce aura pour conséquence de diminuer le bras de levier sur la hanche, et donc de diminuer les contraintes et le travail musculaire pour garder l'équilibre.
- Dormir sur le ventre.
  Dormir sur le ventre pour lutter contre la raideur articulaire en flexion de la hanche. Pour cela, un lit ferme sera bénéfique. Il faudra aussi lire sur le ventre si possible.
- Opter pour des chaussures adaptées.
  La qualité des chaussures est primordiale pour toute atteinte du membre inférieur. Faites-vous confectionner une paire de semelles orthopédiques chez le podologue afin d'amortir les vibrations de la marche.
- Faire attention aux transferts.
  Un transfert est un changement de position, par exemple assis-debout, couché sur le dos-debout. Lors des transferts, la hanche est soumise à des mouvements importants. Si les hanches sont raides, alors c'est le rachis lombaire qui va compenser, avec le risque de créer un lumbago très douloureux.
- S'économiser.
  Utilisez la technologie à votre avantage : les ascenseurs, les escalators, les monte-charges, les caddies. Utilisez les objets qui se roulent préférentiellement aux objets qui se portent.

Épaule

- Faire attention au port de charges.
  - Évitez de porter des charges lourdes, surtout si elles sont situées en hauteur et que vous les manipulez avec les bras au-dessus de l'horizontale. Si vous devez manipuler des objets lourds en hauteur, utilisez un escabeau pour ne pas forcer sur les épaules.
  - Évitez de porter un sac sur l'épaule. Un sac peut peser jusqu'à 10 kg ! Et l'épaule n'est pas faite pour supporter une telle contrainte. Il faut utiliser une bandoulière et porter le sac en le croisant sur l'épaule opposée.
  - Optez pour des valises ou des cabas à roulettes, des chariots, des diables, enfin tout ce qui se roule plutôt que ce qui se porte ! Il faut aussi faire attention à la manière dont vous tenez votre valise à roulettes. Il ne faut pas la tenir paume orientée vers l'avant, contrairement à ce que la logique laisserait supposer. Il faut mettre la paume en arrière pour avoir l'épaule en rotation interne et non pas en rotation externe. La rotation externe de l'épaule entraîne une diminution de l'espace sous-acromial, ce qui écrase les tendons de la coiffe des rotateurs et provoque leur inflammation. À l'inverse, la rotation interne augmente cet espace et laisse plus de liberté de glissement aux tendons.
- Éviter les amplitudes extrêmes avec des tractions intenses.
  - Tout ce qui provoque une traction intense et prolongée sur l'épaule est à proscrire. Il faudra notamment éviter le port de sacs lourds à bout de bras qui va avoir tendance à tirer sur l'épaule en permanence. La conséquence d'un tel geste répété est la tendinopathie de la coiffe des rotateurs avec un risque de rupture itérative.
  - Lorsque vous promenez un chien en laisse, faites attention à ce qu'il ne tire pas continuellement sur la laisse, créant ainsi de fortes contraintes en tractions sur l'épaule avec les mêmes conséquences que citées ci-dessus. Il en est de même si le chien tire d'un seul coup très fort sur la laisse – beaucoup de patients ont vu survenir des ruptures de coiffe des rotateurs.
  - Les jeunes enfants peuvent également déclencher des douleurs à l'épaule. Il faudra faire attention lorsque vous les portez dans les bras et lorsque vous les promenez en les tenant par la main.
  - La pratique des revers au tennis à une main en hyperextension a tendance à mettre l'épaule en forte contrainte, ce qui peut nuire aux tendons de la coiffe des rotateurs et entretenir la maladie arthrosique.
  - Le crawl en natation a les mêmes effets.
- Ne pas dépasser l'horizontale avec les membres supérieurs.
  De manière générale, toutes les activités qui sollicitent les membres supérieurs au-dessus de l'horizontale sont pourvoyeuses de douleurs aux épaules. Privilégiez une surélévation des sièges au lieu de lever les membres supérieurs.

- Éviter les appuis sur le coude et le bras.
  Évitez les postures prolongées en appui sur le (ou les) membre(s) supérieur(s). Par exemple, lire penché sur le côté en appui sur le coude est très mauvais pour les épaules. Cela provoque des contraintes en compression sur les cartilages, mais sans avoir de décompression, ce qui est délétère pour l'articulation.
- Faire attention lors de l'utilisation des claviers.
  L'utilisation du clavier au quotidien nécessite en permanence un appui sur les coudes. Veillez à ce que le clavier ne soit pas trop haut pour éviter de surélever les épaules, ni trop bas ce qui provoque une traction permanente sur les épaules et une cyphose thoracique.
- Éviter les objets vibrants comme les tronçonneuses, les perceuses, les tondeuses…
  Les vibrations peuvent provoquer des contraintes importantes sur l'épaule et contribuer à aggraver les lésions tendineuses pourvoyeuses d'arthrose.

Coude

- Port d'objet.
  Évitez de tenir des objets lourds à bout de bras comme des poêles, des packs d'eau, des valises à roulettes. Fléchissez légèrement le coude et placez la main en supination (paume vers le haut) pour tirer les objets vers vous, et en pronation (paume vers le bas) pour les pousser. Ces mouvements font appel au coude de force et au coude de finesse (voir les exercices décrits p. 176).
- Pour les sportifs.
  Le coude du sportif est fragile et sujet à des pathologies pénibles dans leur durée et leur traitement (souvent rebelles aux traitements instaurés). Ce sont des tendinopathies associées le plus souvent au surmenage ou au malmenage : tennis elbow, golf elbow… Elles sont également liées à un mauvais appareillage et à une mauvaise technique. Pour protéger son coude, le sportif devra donc travailler sans cesse la technique. Les sports à risque sont : le tennis, le golf, le rameur, le javelot, l'escrime.
  Quelques gestes de prévention :
  - placer une contention souple de type strapping pour améliorer les afférences cutanées (informations nerveuses en provenance de la peau) du coude ;
  - pour les sportifs sujets aux chutes sur le coude (volleyeurs, judokas, skieurs, etc.) : utiliser une coudière qui protégera des chocs et des traumatismes ;
  - utiliser du matériel de qualité ;
  - pratiquer l'échauffement et la préparation physique ;
  - avoir une alimentation saine et une hydratation suffisante.
  Ces conseils s'appliquent également à tous les travailleurs qui sollicitent beaucoup leurs coudes : charcutiers, plombiers, manutentionnaires, déménageurs, ouvriers du bâtiment, etc.

- Utiliser la physiothérapie.

  Les 4 techniques ci-dessous sont intéressantes pour le coude :
  - la cryothérapie utilisée comme anti-inflammatoire et comme antalgique ;
  - le massage à la glace et au glaçon pour soulager les points douloureux du coude ;
  - les cataplasmes d'alumine pour leur effet anti-inflammatoire ;
  - le strapping. Bande d'extensibilité variable placée sur le coude de manière à favoriser la stabilité, la proprioception, la circulation locale et à diminuer les contraintes.

- Utiliser une attelle de protection.

  Une contention placée sur les muscles épicondyliens (les muscles latéraux de l'avant-bras) permet de diminuer leur tension et donc les contraintes locales.

- Pratiquer un massage transverse profond (MTP).

  Le MTP permet de diminuer les douleurs, d'augmenter la vascularisation locale, et d'aider à une meilleure cicatrisation.

  Le massage est à pratiquer à très haute intensité et transversalement (perpendiculairement) aux fibres traitées (durée : 5 à 8 minutes.)

- Force de serrage.

  Il est conseillé de travailler la force de serrage de la main en cas d'arthrose du coude, car cette fonction est très souvent déficiente dans cette atteinte. Pour ce faire, on utilise une balle que l'on serre ou un appareil qui permet de serrer chaque doigt contre une résistance donnée.

- Automassage.

  Pratiquez des automassages du coude, du bras et de l'avant-bras permet d'augmenter la vascularisation locale, de faire céder des contractures musculaires, et d'améliorer la mobilité des plans tissulaires les uns sur les autres. L'antalgie provoquée par le massage et le bien-être sont aussi des éléments importants qui conditionnent la réussite d'un traitement.

- Répétitions à vide.

  Le coude ne fonctionne jamais en flexion-extension pure. Il y a toujours une pronation-supination associée.

  Pratiquez à vide ces mouvements afin d'entretenir les capacités du coude :
  - coude de finesse : flexion-pronation puis extension-supination ;
  - coude de force : flexion-supination puis extension-pronation.

- Lutter contre les adhérences.

  Pour cela, vous pouvez utiliser un Aspivenin®, distribué en pharmacie, qui permet par son action ventouse de décoller les tissus. Appliqué sur l'ensemble de la région, il redonnera de la mobilité au coude raide.

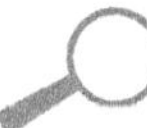

Programme d'exercices pour le coude

- Bâton et triple flexion-triple extension. Tendre un bâton devant soi le plus loin possible.
- Automobilisation en pronation-supination.
- Amener le bâton derrière la tête, derrière la nuque, derrière le dos.
- Tenir en équilibre sur le bras tendu contre un mur.
- Jouer au babyfoot.
- Pompes en arrière.
- Pompes sur le mur.
- Pompes sur le ballon de basket ou sur le coussin d'air.
- Exercices d'élastique.

Poignet

- Respecter l'axe de la main, c'est-à-dire l'alignement du 3e doigt et de l'axe de l'avant-bras dans les trois plans de l'espace. Ce conseil est particulièrement valable lorsque vous utilisez un ordinateur ou des outils de bricolage ou de jardinage.
- Éviter de maintenir des positions en extension trop longtemps (ordinateur).

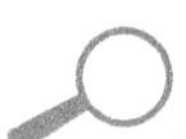

Programme d'exercices quotidiens pour le poignet

- Exercices pour la main et les doigts.
- Travail d'équilibre sur la main.
- Pompes sur le mur, le sol, à genoux, en arrière.
- Ombres chinoises.
- Automobilisations des muscles de l'avant-bras et de la main.
- Autoétirements des muscles de l'avant-bras et de la main.
- Corrections ergonomiques et posturales (ordinateur)

Main et doigts

- Mobilité en balnéothérapie.
  Serrez et malaxez une éponge dans une bassine d'eau chaude pour la mobilité et la motricité des doigts ainsi que le travail de la prise globale de la main (durée : pendant 20 minutes).
- Jouer aux billes.
  Donnez des pichenettes dans une bille en faisant un petit parcours sur une table avec des obstacles constitués par des verres, des couverts, etc. La pichenette sera à l'aide du pouce et du ou des doigts atteints.

- Le tir à la corde.

  Tenez une ficelle entre la pince pouce-index de chaque main et tirez la ficelle comme si vous vouliez l'agrandir, sans que celle-ci ne glisse ou ne tombe des mains.

  Cet exercice peut également se pratiquer avec un élastique en essayant de tirer de plus en plus fort et en tentant d'aller de plus en plus loin.
- Économie articulaire.
  - Ne portez pas de sac à la main car cela entraîne des contractions intenses et sans relâchement de la main et des doigts. Préférez un sac en bandoulière.
  - Ne portez pas de sacs lourds (provisions, sacs fourre-tout) ou d'objets trop lourds, mais utilisez un caddie.
  - Évitez de maintenir des contraintes de serrage trop longtemps.
  - Pensez à reposer vos mains en les laissant pendre dans le vide pour laisser les muscles se détendre progressivement.
- Mobilité comparée.

  Mains jointes, écartez les doigts au maximum, puis rapprochez-les. La mobilité doit être identique pour les deux mains.

  Même exercice avec les pulpes des doigts en contact, écartez au maximum les doigts, puis revenez à la position initiale.

  Cet exercice est parfait pour mesurer l'écart entre la main atteinte et la main saine. Si les deux mains sont atteintes, alors allez au maximum de vos possibilités sans toutefois déclencher des douleurs.
- Travail de la dernière phalange.

  Avec une main, saisissez un doigt et immobilisez-le en laissant libre la dernière phalange, puis faites bouger la dernière phalange.
- Mobilité par l'index.

  Faites se toucher l'auriculaire et l'index d'une même main. L'index doit venir toucher une fois la pulpe et une fois l'ongle de l'auriculaire, alternativement.
- Mobilité du pouce.

  Exécutez le plus grand cercle possible avec le pouce dans le sens horaire puis antihoraire. Ce mouvement s'appelle l'« opposition du pouce en grande course ».
- Retrouver la sensibilité.

  Pour cela, il faudra mettre en œuvre un travail sensitif en pratiquant ces quelques exercices :
  - bains alternés chaud-froid (bains écossais). Plongez les mains 2 minutes dans l'eau chaude, puis 2 minutes dans l'eau froide. Répétez pendant 20 minutes en finissant par l'eau froide ;
  - brossez-vous les mains et les doigts avec une brosse à dents. Utilisez différentes brosses pour varier les sensations ;
  - malaxez et pétrissez différentes textures en plongeant les mains dans un bocal contenant successivement : des grains de riz, des haricots blancs, des lentilles, du sable, de la semoule, des petites billes, etc. L'objectif étant de

travailler la sensibilité et la capacité de la main à ressentir les différentes textures sans regarder ;

– travaillez la reconnaissance de chaleur. Procurez-vous des tubes à essai et remplissez-les d'eau à températures variées. Le but de l'exercice consiste à reconnaître la température en plongeant les doigts dedans. Attention à ne pas vous brûler.

- Lutter contre la perte de mobilité.
  - Massez-vous la main dans une bassine d'eau à 33 °C, en insistant sur les parties charnues du pouce (thénar), du 5e doigt (hypothénar) et de l'avant-bras.
  - Faites bouger les doigts et la main partout où il est possible de le faire : flexion, extension, écartement, rapprochement des doigts, etc., et ce, le plus souvent possible.
  - Faites tourner deux balles de tennis dans la main sans vous aider de l'autre main.
  - Malaxez de la pâte à modeler et entraînez-vous à fabriquer des objets en pâte à modeler pour développer la dextérité de vos doigts.
- Penser à la musique...
  Jouez du piano, de la flûte, de la guitare. Les instruments de musique demandent une grande dextérité de la main et des doigts. Il n'est jamais trop tard pour s'y mettre et je préconise à chacun de développer une activité artistique pour stimuler la créativité.
- Lutter contre la perte musculaire.
  - Travaillez des prises dites « de finesse » entre le pouce et l'index (stylo, aiguille, feuille, billet de banque, etc.). Travaillez des prises volumineuses avec des ballons de basket par exemple ou des balles de tennis pour les petites mains.
  - Faites toucher le pouce et la pulpe de chaque doigt de la main, alternativement. Cet exercice peut se faire avec une petite balle en mousse pour travailler l'opposition de chaque doigt face au pouce.
  - Travaillez la force de serrage de la main, en serrant le poing plusieurs fois. Tapotez afin de développer la dextérité. Tapoter avec les doigts permet de créer des rythmes musicaux dérivés du tam-tam ou de la batterie. Entraînez-vous à reproduire ces rythmes avec les doigts d'une seule main. Par exemple, reproduisez le son d'un cheval au galop avec pouce, index et majeur.
- Main de force, main de finesse.
  Prenez 20 haricots blancs et déposez-les sur la table. À l'aide d'une seule main, prenez un à un les haricots et stockez-les, puis redéposez-les un à un sur la table sans en faire tomber. C'est un exercice absolument génial et un apprentissage sensoriel fabuleux !
- Travail d'individualisation.
  Placez-vous sur un coussin incliné, la main vers le haut. Sous chaque doigt, on place une bille ou un autre objet. Le but du jeu est de lâcher la bille placée sous l'index (par exemple) sans que les autres objets ne tombent. La

difficulté peut être augmentée en faisant tomber deux objets sous des doigts différents.

- Exercices avec un élastique pour renforcer individuellement les muscles de chaque doigt.

Avec un élastique tout simple, faites travailler chaque doigt en flexion ou en extension contre la résistance de l'élastique. Écartez tous les doigts contre la résistance de l'élastique, ou alors écartez chaque doigt contre la résistance de l'élastique. Si cela est trop facile vous pouvez plier l'élastique et le doubler pour augmenter la résistance.

- Travail de la force des doigts.

Placez une serviette à plat devant vous, posez votre main à une extrémité et entraînez-vous à ramener la serviette vers vous en grattant par la force des doigts sans bouger l'avant-bras.

- Les ombres chinoises.

Amusez-vous à faire des ombres chinoises ! C'est un exercice fabuleux pour faire travailler les mains. Tout y passe… la mobilité, la sensibilité, la force, la dextérité de chaque doigt, l'autocorrection, l'aspect ludique, la créativité artistique, travaillez en musique en essayant de créer une chorégraphie entre les différentes ombres chinoises.

Jouez par exemple au bras de fer chinois… Ce jeu se pratique à deux. Serrez les doigts de votre partenaire dans vos doigts repliés à l'intérieur de votre paume. Le but du jeu est de bloquer le pouce de l'adversaire sous son propre pouce. Cet exercice développe la force de serrage et la mobilité du pouce. Avant et après cet exercice, pensez à vous automasser et à vous étirer doucement les muscles. Attention toutefois si le pouce de votre adversaire ou le vôtre est douloureux et fragile, vous ne devez pas appuyer trop fort.

233

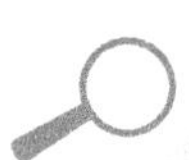

FOCUS

Programme d'exercices pour la main et les doigts

- Automassage des muscles de l'avant-bras et de la main. Pour cela vous pouvez reprendre les techniques de massage décrites à la fiche pratique n° 5 et les appliquer à l'ensemble de la région avant-bras, main et doigts.
- Autoétirements des muscles de l'avant-bras et de la main.
- Grattage de serviette. Vous devez ramener vers vous une serviette posée devant vous en grattant avec les doigts, et sans toutefois soulever la paume de la main.
- Manipulation de petits objets.
- Ombres chinoises.
- Tenir des objets entre les doigts (entre l'index et le majeur, entre le majeur et l'annulaire, entre l'index et le petit doigt, etc.)

- Exercices de pince. Entraînez-vous à pincer différents objets entre les doigts comme une balle, une feuille, un stylo, etc.
- Exercices de prise. Il s'agit de manipuler des objets volumineux comme un verre, une balle de tennis ou un bol.
- Travail bimanuel. Par exemple : tirer un trait à la règle (une main qui tient la règle et une main qui tient le stylo).
- Travail de dissociation main interne-main externe. Par exemple : tenir un verre dans la main et écrire avec la même main.
- Programme d'entretien global hebdomadaire du corps. www. Keops-santé.com

Rachis cervical

- Surélever la tête pour dormir.

  Attention ! Il ne s'agit pas de placer trois oreillers sous votre tête pour dormir ! Non, car le résultat de cette flexion du cou provoquerait des douleurs intenses au réveil. C'est la pire chose à faire lorsque l'on souffre de cervicalgie ! Placez plutôt deux petites cales de 3 à 5 cm maximum sous les pieds du lit du côté de la tête. Cette surélévation permettra d'éviter que la tête ne bascule trop en arrière, ce qui entraînerait également des douleurs intenses au réveil. De plus, dormir dans cette position permet de mieux respirer.

  Faites attention à ne pas placer vos épaules sur l'oreiller, toujours pour éviter un mauvais placement de la tête et des douleurs au réveil !
- Attention au froid.

  La nuit, le froid est une cause majeure de problèmes cervicaux chroniques. Pour dormir dans une ambiance agréable et chaleureuse, il est conseillé de porter une chemise de nuit, un pyjama qui monte assez haut sur le cou, surtout si vous avez un cou grêle avec des muscles fins, et de remonter la couette ou la couverture assez haut de façon à couvrir l'ensemble des épaules et le cou.
- Un bon oreiller = une bonne nuit !

  Utilisez un oreiller d'une épaisseur égale à la distance entre l'épaule et l'oreille. Un oreiller trop gros, et la tête et le cou sont en flexion, ce qui n'est pas bon. Un oreiller trop petit, et la tête et le cou sont en extension, ce qui est encore moins bon. Il faut utiliser un seul oreiller, confortable, ni trop gros, ni trop mou, ni trop dur, ni trop sophistiqué. Quand vous êtes couché sur le côté, vous devez enfoncer le coin de l'oreiller entre l'épaule et la joue pour bien caler la tête. Quand vous êtes couché sur le dos, seule la tête doit reposer sur l'oreiller.

  Évitez de dormir sur le ventre, car dans cette position votre tête reste en rotation toute la nuit… Très mauvaise habitude prise par de nombreuses personnes.

Lorsque vous lisez au lit, vous devez avoir un éclairage qui arrive directement sur les pages de votre livre et non sur le côté, car cela provoque une rotation de la tête vers la lumière, ce qui n'est pas souhaitable.

Je préconise de dormir sur le côté comme la majeure partie des animaux sur Terre. Un oreiller bien calé sous votre tête afin de maintenir la colonne dans une position neutre toute la nuit.

Sachez vous ménager car plus on est fatigué et plus le sommeil est profond, ce qui pérennise les mauvaises positions.

- Pratiquer des étirements du cou.

  Ces exercices sont à pratiquer des deux côtés :
  - flexion maximale : le menton doit toucher le sternum. À pratiquer mains croisées derrière la nuque en amenant le menton vers le sternum doucement. Maintenir 15 secondes ;
  - inclinaisons latérales : l'oreille doit venir toucher l'épaule. À pratiquer couché sur le dos, une main sur le côté de la tête avec les doigts en face de l'oreille, en amenant la tête vers l'épaule pour venir étirer progressivement les muscles latéraux de la tête et du cou. Maintenir 15 secondes ;
  - rotation : le menton doit venir presque toucher l'épaule. À pratiquer couché sur le dos, doucement, sans l'aide des mains en soufflant pour détendre les muscles.

- Étirements sous la douche.

  C'est l'un des exercices les plus efficaces. Essayez-le ne serait-ce qu'une seule fois pour vous en rendre compte ! Sous une douche chaude, asseyez-vous sur un tabouret. L'eau doit venir couler sur le cou et la partie haute du thorax. À l'aide des deux mains croisées derrière la nuque, étirez doucement le plan postérieur en fléchissant la tête et en amenant le menton sur le sternum, et ce pendant une phase d'expiration en soufflant doucement. Vous devez ensuite essayer de bouger la tête tout doucement dans toutes les directions, cherchez le mouvement avec le moindre effort. Essayez de ressentir le relâchement musculaire induit par cet exercice et vous l'adopterez à coup sûr.

- Travail respiratoire.

  Comme nous l'avons déjà abordé, il est impératif d'apprendre à mieux respirer. Une respiration mal synchronisée, réalisée par la partie haute du thorax entraîne un surmenage des muscles cervicaux. Cette respiration dite « nasale » doit être progressivement abandonnée au profit d'une respiration dite « abdominale ». Les muscles cervicaux s'insèrent sur la partie haute du rachis thoracique et des côtes. Ils possèdent donc une fonction d'inspirateurs (fléchisseurs, extenseurs) accessoire. En effet, il est rare de les voir participer à la respiration lorsque nous sommes au repos. Cette fonction se révèle plus volontiers lors de l'effort (on parle alors de « respiration d'effort » par opposition à la « respiration de repos »). Cette fonction est aussi utilisée par l'organisme lorsque le diaphragme est mal « positionné », en position haute en raison d'une mauvaise posture cervico-thoracique.

Il faut donc impérativement apprendre à maîtriser la respiration abdomino-diaphragmatique pour ses bienfaits sur la posture et le tonus musculaire.

En pratique : allongez-vous sur le dos et posez vos mains à plat sur le ventre. À l'inspiration, le ventre doit se gonfler sous les mains et celles-ci doivent être repoussées par les viscères. À l'expiration, le ventre revient à sa position initiale, les mains et les viscères redescendent. L'inspiration est active, elle se fait par la contraction du diaphragme. L'expiration est passive, elle correspond au relâchement musculaire du diaphragme (comme un retour élastique sans effort). L'expiration doit durer deux fois plus longtemps que l'inspiration car, physiologiquement, l'expiration permet un relâchement musculaire qui doit être ressenti et apprécié comme un moment de plénitude.

Vous devez vous focaliser sur la détente musculaire induite par l'expiration lente et passive. Vous devez ressentir vos muscles se relâcher et diminuer leur tonus.

N'hésitez pas à exagérer et à chercher à prendre plus d'air que nécessaire en « forçant » un peu sur l'inspiration, car cela permet d'étirer les parois thoraciques et les coupoles diaphragmatiques (qui sont les deux parties du diaphragme), et ainsi d'augmenter la capacité inspiratoire.

Cet exercice est un puissant moyen pour faciliter l'endormissement. Si vous souffrez de troubles du sommeil, il peut vous apporter un plus pour vous endormir. Installez-vous sur le côté et pratiquez la respiration abdomino-diaphragmatique. Progressivement votre tonus diminue et vous vous enfoncez dans le sommeil.

Pour encore plus d'efficacité, essayez d'intercaler des soupirs passifs. À la suite d'une inspiration, vous allez relâcher un maximum d'air dans un soupir mais sans jamais forcer l'expiration. Ce soupir entraîne une chute immédiate du tonus musculaire. Prenez votre temps et recommencez afin d'abaisser encore le tonus.

La respiration abdomino-diaphragmatique est également très efficace pour lutter contre le mal de dos et le stress de la vie professionnelle.

Rachis thoracique

- Autoétirement des muscles grands pectoraux.

Pratiquez les autoétirements des grands pectoraux dans l'encadrement d'une porte avec les bras positionnés sur les côtés. Trois positions peuvent être utilisées : la position haute (au-dessus de l'horizontale), la position horizontale (les bras sont dans le prolongement des épaules), et la position basse (en dessous de l'horizontale). Laissez-vous aller en avant afin de ressentir la tension au niveau des pectoraux. Attention : vous ne devez pas sentir une douleur ou une tension trop forte. Vous devez ressentir une légère mise en tension des tissus, ce qui est amplement suffisant.

- Travail du thorax en extension lié à la respiration.
  Inspirez profondément pour « sortir » le thorax en avançant le sternum. Cet exercice permet de mobiliser le thorax et le rachis thoracique dans le secteur d'extension, qui est très fréquemment déficitaire. En effet, nous avons tous tendance à nous enrouler vers l'avant à cause de la gravité (cyphose). Il faut lutter contre cette attitude en pratiquant régulièrement des exercices de mobilisation du thorax vers l'extension.
- Renforcement des muscles interscapulaires.
  Pour pratiquer le renforcement des muscles interscapulaires, asseyez-vous confortablement sur une chaise et serrez les omoplates en arrière pour les rapprocher l'une de l'autre pendant 10 secondes, puis relâchez. À répéter 10 fois. Cet exercice permet comme le précédent de se redresser et de lutter contre l'inexorable contrainte de gravité qui nous enroule sur nous-mêmes.
- Technique du « déblocage du sternum ».
  Parfois, il arrive que l'extension thoracique soit rendue difficile par un blocage du sternum au niveau des articulations sterno-claviculaires.
  Pour débloquer le sternum, serrez les coudes en arrière comme si vous vouliez les faire se toucher derrière le dos. Si un petit déclic articulaire se produit en avant au niveau de l'articulation sterno-claviculaire, alors la manœuvre est réussie. Si le déclic ne se produit pas, n'insistez pas.
- Exercice pour se détendre au cours de la journée de travail.
  Pratiquez l'exercice de détente du thorax : faites passer votre main droite par-dessus l'épaule droite, le coude se lève, l'épaule se meut en extension, puis essayez de toucher votre omoplate avec la main. Faites de même du côté gauche. Vous devez sentir une tension d'étirement au niveau des grands pectoraux. À pratiquer 10 fois sur une inspiration profonde.

Rachis lombaire

- S'allonger sur le dos avec les genoux fléchis pour détendre le dos.
- Utiliser la chaleur (bain, jacuzzi, hammam, sauna).
- Éviter la conduite automobile lorsque l'on a mal.
- Travailler debout si possible.
- Manger des fibres pour aller à la selle.
- Éviter de dormir sur le ventre.
- Ne pas porter de charges.
- Marcher 30 minutes par jour.
- Éviter de s'asseoir dans des canapés trop mous.
- Préférer les sièges hauts.

CHAPITRE 13

EXERCICES D'ENTRETIEN ET CONSEILS APRÈS LA POSE D'UNE PROTHÈSE

Bien vivre avec sa prothèse de genou

Voici quelques conseils qui vous permettront non seulement de bien vivre avec votre prothèse de genou mais de l'oublier plus vite.

- Évitez les stations assises prolongées et variez vos positions assises : jambes repliées, tendues, croisées…
- Évitez les marches trop longues et faites des pauses.
- Surveillez les infections qui peuvent survenir (dents, ORL, etc.) en pratiquant des bilans tous les six mois.
- Faites du vélo régulièrement pour entretenir la mobilité du genou en flexion-extension et la force musculaire.
- Évitez tout mouvement en torsion-rotation des genoux et les contraintes trop importantes. Par exemple, évitez de déménager un piano dans un escalier en colimaçon !
- Établissez un suivi au long cours de votre genou avec votre kinésithérapeute, et déterminez avec lui les objectifs que vous pouvez atteindre.
- Consultez votre chirurgien selon le calendrier établi, sans omettre un rendez-vous même si tout va bien au quotidien. Les étapes de contrôle de votre prothèse sont importantes afin d'augmenter sa longévité.

Entretenir les résultats de la kinésithérapie après la pose d'une prothèse de la hanche

- Qualités cutanées, trophiques et circulatoires : automassages de la région de la hanche et de la fesse, piscine, postures de drainage en soulevant les talons par rapport aux hanches.
- Capacités articulaires : automobilisations de la hanche dans tous les secteurs articulaires (attention aux voies d'abord chirurgicales, vérifiez bien les mouvements autorisés avec votre chirurgien et votre kinésithérapeute).
- Fonction d'équilibre statique unipodal yeux ouverts et yeux fermés, équilibre dynamique : marche, marche avec obstacles, activités gymniques douces (golf, pilates, yoga, etc.).
- Capacités musculaires : fentes avant, fentes latérales, vélo.

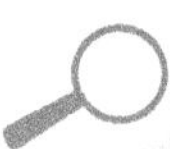

FOCUS

240

Quels sports pratiquer après la pose d'une prothèse de la hanche ?

SPORTS AUTORISÉS	SPORTS TOLÉRÉS	SPORTS INTERDITS	SPORTS CONSEILLÉS
Le golf, le vélo, la natation, le tennis de table, la plongée, le ski de fond, l'aviron, la voile, le kayac.	Le ski alpin, la danse, le patinage, le tennis, le fitness, la course à pied.	Le basket-ball, le football, le handball, le squash, les sports de combat, le hockey sur glace, l'escalade.	Le vélo, la marche, la natation, le golf, le tai-chi, le qi gong, le pilates.

- Le tennis : ce sport impliquant des sauts, des sprints, des arrêts brusques, des freinages… peut être pratiqué doucement ou intensément. Le tennis sera par conséquent toléré pour un joueur expérimenté ou jouant doucement, mais sera déconseillé pour un joueur mettant en danger l'avenir de sa prothèse de hanche.
  Le meilleur cas de figure à envisager sera de jouer en double pour limiter les efforts physiques.
- Le vélo : la selle sera obligatoirement réglée haute afin de limiter les mouvements extrêmes de la hanche. Attention à l'enjambement pour se positionner sur la selle.
- Le golf : il faudra être vigilant lors des mouvements extrêmes de la hanche en rotation, d'un côté puis de l'autre. Il faudra faire corriger le swing par un pro et un kinésithérapeute spécialiste du golf.
- La marche, la course à pied : se munir de semelles orthopédiques.
- L'aviron : régler les cales des pieds afin d'éviter d'aller en amplitude maximale de flexion de hanche.

En conclusion, il est fondamental de pratiquer une activité physique après la pose d'une prothèse totale de la hanche, mais l'intensité doit être limitée. Il convient de limiter les sports impliquant de forts impacts au sol, ce qui conduirait à l'usure précoce de la prothèse. De plus, la reprise du sport nécessitera le respect de certaines règles : s'équiper de chaussures d'excellente qualité, s'échauffer progressivement pendant vingt minutes environ, récupérer après l'effort, et enfin s'étirer.

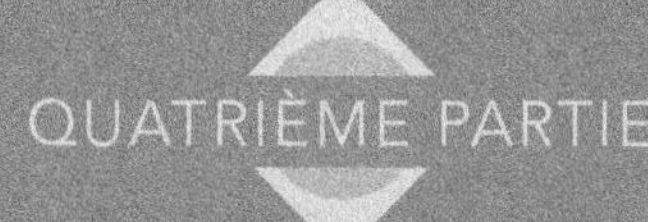

BOÎTE À OUTILS

ÉVALUATIONS DE LA DOULEUR ET DE LA FONCTION ARTICULAIRES

Évaluation de la hanche ou du genou : l'indice algofonctionnel de Lequesne[1]

Ce test simple, très utilisé en kinésithérapie, permet de connaître le retentissement de l'arthrose dans la vie quotidienne. Il est comparatif : il mesure l'écart entre la hanche normale et la hanche arthrosique.

Comment remplir le questionnaire ?

Il suffit de prendre chaque groupe de questions (A, B, C, D, etc.) et de cocher les cases correspondantes. Le score attribué est indiqué entre parenthèses.

Exemple : case « D – Douleur à la marche », si je coche « Seulement après une certaine distance », je marque 1 point que j'additionnerai aux autres points.

Plus le score est élevé et moins c'est bon. Discutez-en avec votre médecin traitant, votre rhumatologue et votre kinésithérapeute.

À vous de jouer !

---

1. Référence : Lequesne M., Mery C., Samson M., Gérard P., « Indexes of severity for osteoarthritis of hip and knee », *J Rheumatol*, 1987 ; 65 : 85-9. Cet indice n'a pas été conçu, dans l'absolu, comme un auto-questionnaire *stricto sensu*. Il doit être théoriquement administré par un médecin.

	DOULEUR	DROITE	GAUCHE
A – Nocturne	• Non • Aux mouvements ou selon la posture • Même immobile	❏ (0) ❏ (1) ❏ (2)	❏ (0) ❏ (1) ❏ (2)
B – Dérouillage matinal	• Moins d'une minute • Pendant 1 à 15 minutes • Plus de 15 minutes	❏ (0) ❏ (1) ❏ (2)	❏ (0) ❏ (1) ❏ (2)
C – En restant debout ou en piétinant pendant 30 minutes	• Non • Oui	❏ (0) ❏ (1)	❏ (0) ❏ (1)
D – À la marche	• Non • Seulement après une certaine distance • Ou très rapidement et de façon croissante	❏ (0) ❏ (1) ❏ (2)	❏ (0) ❏ (1) ❏ (2)
E – En vous relevant d'un siège sans l'aide des bras	• Non • Oui	❏ (0) ❏ (1)	❏ (0) ❏ (1)
E – En restant assis longtemps (2 heures) sans se relever	• Non • Oui	❏ (0) ❏ (1)	❏ (0) ❏ (1)
F – Douleur à la marche	• Aucune limitation • Limitée et inférieure à 15 minutes • Environ 1 km = 15 minutes • 500 à 900 m = environ 8 à 15 minutes • 300 à 500 m • 100 à 300 m • Moins de 100 m • Avec une canne ou une béquille • Avec deux cannes ou deux béquilles	❏ (0) ❏ (1) ❏ (2) ❏ (3) ❏ (4) ❏ (5) ❏ (6) ❏ (+1) ❏ (+2)	❏ (0) ❏ (1) ❏ (2) ❏ (3) ❏ (4) ❏ (5) ❏ (6) ❏ (+1) ❏ (+2)
G – Arthrose du genou : Difficulté de la vie quotidienne	• Pour monter un étage • Pour descendre un étage • Pour vous accroupir complètement • Pour marcher en terrain irrégulier	0 à 2 0 à 2 0 à 2 0 à 2 0 = pas de difficultés 0,5, 1 ou 1,5 = suivant le degré 2 = impossible	0 à 2 0 à 2 0 à 2 0 à 2 0 = pas de difficultés 0,5, 1 ou 1,5 = suivant le degré 2 = impossible
H – Arthrose de la hanche : Difficulté de la vie quotidienne	• Pour mettre ses chaussettes par-devant • Pour ramasser un objet à terre • Pour monter et descendre un étage • Pour sortir d'une voiture ou d'un fauteuil	0 à 2 0 à 2 0 à 2 0 à 2 0 = pas de difficultés 0,5, 1 ou 1,5 = suivant le degré 2 = impossible	0 à 2 0 à 2 0 à 2 0 à 2 0 = pas de difficultés 0,5, 1 ou 1,5 = suivant le degré 2 = impossible
TOTAL			

Évaluation du genou : le score de Lysholm-Tegner

Ce test est plutôt utilisé en traumatologie mais il est très simple et rapide.

Pour chaque question, cochez la description qui vous convient le mieux. À la fin du test, additionnez vos points. C'est simple !

AVEZ-VOUS UNE DOULEUR AU GENOU ?	
❏ Jamais	25
❏ Légère et intermittente si effort important	20
❏ Pendant ou après effort important	15
❏ Pendant ou après effort modéré	10
❏ Pendant ou après effort léger	5
❏ Constante	0
RESSENTEZ-VOUS DES DÉROBEMENTS DU GENOU ?	
❏ Jamais de dérobement	25
❏ Rarement en effort important	20
❏ Fréquemment en effort important	15
❏ Occasionnellement dans les activités quotidiennes	10
❏ Souvent dans les activités quotidiennes	5
❏ À chaque pas	0
RESSENTEZ-VOUS DES BLOCAGES DU GENOU ?	
❏ Jamais	15
❏ Arrêt brusque occasionnel	10
❏ Blocage occasionnel	6
❏ Blocage fréquent	2
❏ Blocage aigu	0
VOTRE GENOU EST-IL GONFLÉ ?	
❏ Jamais	10
❏ Lors d'exercices intenses	6
❏ Lors d'une activité courante	2
❏ Toujours	0
LORSQUE VOUS UTILISEZ LES ESCALIERS, QUE RESSENTEZ-VOUS ?	
❏ Pas de gêne	10
❏ Léger handicap	6
❏ Une marche à la fois	2
❏ Impossible	0

247

LORSQUE VOUS VOUS ACCROUPISSEZ, QUE RESSENTEZ-VOUS ?	
❏ Pas de gêne	5
❏ Léger handicap	4
❏ Pas plus de 90°	2
❏ Impossible	0
EST-CE QUE VOUS BOITEZ ?	
❏ Jamais	5
❏ Modérément ou occasionnellement	3
❏ Sévèrement et constamment	0
UTILISEZ-VOUS UNE CANNE ?	
❏ Jamais	5
❏ En permanence	2
❏ Station debout impossible	0
TOTAL	

Interprétez votre résultat :

- 0 à 64 points : mauvais. *Arthrose sévère.* L'arthrose retentit de manière importante sur les fonctions de votre genou et il est impératif de vous faire aider. Consultez votre médecin traitant pour un bilan précis et un traitement adapté. Commencez dès aujourd'hui à appliquer quotidiennement tous les conseils de ce livre.
- 65 à 83 points : moyen. *Arthrose modérée.* L'arthrose a quelques conséquences sur les fonctions de votre genou, mais vous pouvez encore mener une vie normale sans ressentir un niveau de handicap trop élevé. Considérez néanmoins l'évolution inévitable de la maladie et appliquez dès aujourd'hui les conseils et exercices de ce livre afin de maintenir ce niveau de fonction de votre genou et d'éviter ainsi de trop fortes douleurs.
- 84 à 100 points : bon/excellent. *Arthrose débutante ou pas d'arthrose.* La maladie est au stade débutant ou alors vous ne souffrez pas d'arthrose du genou. Appliquez les exercices et conseils de ce livre afin de maintenir ce niveau le plus longtemps possible.

Western Ontario and Mc Master University osteoarthritis index (indice WOMAC)

Cet indice est très utilisé en rhumatologie : il évalue le retentissement fonctionnel de l'arthrose à partir de trois domaines : douleur, raideur et fonction.

- Évaluation :   Initiale   Intermédiaire   Finale   • Date : ....
- Renseignements socio-administratifs : ....
- Nom : ....   • Prénom : ....

Dans le tableau ci-dessous, indiquez le nombre de points qui correspond à votre situation en fonction de l'échelle suivante : Aucun = 0 ; Minime = 1 ; Modérée = 2 ; Sévère = 3 ; Très sévère = 4.

DOMAINE DOULEUR		
Quelle est l'importance de la douleur ?		
1. Lorsque vous marchez sur une surface plane ?		
2. Lorsque vous montez ou descendez les escaliers ?		
3. La nuit, lorsque vous êtes au lit ?		
4. Lorsque vous vous levez d'une chaise ou vous vous asseyez ?		
5. Lorsque vous vous tenez debout ?		
DOMAINE FONCTION		
Quelle est l'importance de la difficulté que vous éprouvez dans les situations suivantes ?		
1. Descendre les escaliers ?		
2. Monter les escaliers ?		
3. Vous relever de la position assise ?		
4. Vous tenir debout ?		
5. Vous pencher en avant ?		
6. Marcher en terrain plat ?		
7. Entrer et sortir d'une voiture ?		
8. Faire vos courses ?		
9. Enfiler collants ou chaussettes ?		
10. Sortir du lit ?		
11. Enlever vos collants ou vos chaussettes ?		
12. Vous étendre sur le lit ?		
13. Entrer ou sortir d'une baignoire ?		

14. Vous asseoir ?	
15. Vous asseoir et vous relever des toilettes ?	
16. Faire le ménage « à fond » de votre domicile ?	
17. Faire l'entretien quotidien de votre domicile ?	
DOMAINE RAIDEUR	
Quelle est l'importance de la raideur de votre articulation ?	
1. Lorsque vous vous levez le matin ?	
2. Lorsque vous bougez après vous être assis, couché ou reposé durant la journée ?	
TOTAL	

Évaluation de l'impact de l'arthrose sur vos activités quotidiennes : le score DASH

Ce score permet d'évaluer l'impact de l'arthrose sur la qualité de vie. Celle-ci est liée à l'individu, à son passé et à son environnement. Néanmoins, les gestes de la vie quotidienne sont communs à tous.

Ce sont ces gestes qui vous sont proposés ci-dessous. Bien entendu cette liste n'est pas exhaustive, mais ce score est validé et permet d'avoir une bonne vue d'ensemble de l'impact d'une pathologie sur la vie quotidienne et sur les fonctions motrices du corps. Ce questionnaire n'est pas spécifique de l'arthrose, de fait vous pouvez le proposer à quiconque présente une pathologie afin d'évaluer sa qualité de vie.

L'intérêt majeur de ce type de score est que l'on peut le faire plusieurs fois et ainsi suivre l'évolution de son score après un traitement.

Voici ce que je vous propose. Faites le test une première fois et notez votre score. Puis effectuez les exercices de ce livre et suivez les recommandations. Après un mois refaites le test et vous verrez que dans la grande majorité des cas le score sera bien supérieur au premier. Ce sera le signe d'un progrès fonctionnel qui soulagera les symptômes de l'arthrose.

Bilan de satisfaction et qualité de vie de DASH

Pour le remplir, c'est très simple : indiquez le nombre de points en fonction de l'échelle suivante : Aucune difficulté = 0 ; Un peu difficile = 1 ; Difficile = 2 ; Très difficile = 3 ; Impossible = 4. Puis additionnez les points obtenus à chaque question pour calculer votre score. Le score maximum est de 64 points.

1. Dévisser un couvercle serré ou neuf.	
2. Écrire.	
3. Tourner une clé dans une serrure.	
4. Préparer un repas.	
5. Ouvrir un portail ou une porte lourde en la poussant.	
6. Placer un objet sur une étagère au-dessus de votre tête.	
7. Effectuer des tâches ménagères lourdes : nettoyage des sols et des murs.	
8. Jardiner, s'occuper des plantes (fleurs et arbustes).	
9. Faire un lit.	
10. Porter des sacs de provisions ou une mallette.	
11. Porter un objet lourd (supérieur à 5 kg).	
12. Changer une ampoule en hauteur.	
13. Se laver ou se sécher les cheveux.	
14. Se laver le dos.	
15. Enfiler un pull-over.	
16. Couper la nourriture avec un couteau.	
TOTAL	

Évaluation de la douleur due à l'arthrose du genou : le questionnaire ICOAP

Des patients nous ont dit qu'ils souffraient de différentes sortes de douleur (ou de gêne) au genou.

Dans ce questionnaire, nous utiliserons simplement le mot « douleur » pour ces symptômes. Pour mieux comprendre vos différents types de douleur, nous allons vous poser des questions sur votre douleur régulière (douleur qui est présente tout le temps), puis des questions sur votre douleur passagère (douleur moins fréquente, non constante).

Les questions qui suivent se rapporteront à la douleur que vous avez eue au genou au cours des huit derniers jours. Répondez bien à toutes les questions.

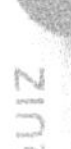

• A) Douleur régulière

Pour chacune des questions suivantes, cochez la case qui correspond le mieux, en moyenne, à votre douleur régulière du genou au cours des 8 derniers jours.

1 • Au cours des 8 derniers jours, quelle a été l'importance de votre douleur régulière du genou ?

❑ Absente/pas de douleur régulière du genou
❑ Légère
❑ Modérée
❑ Forte
❑ Extrême

2 • Au cours des 8 derniers jours, votre douleur régulière du genou a-t-elle perturbé votre sommeil ?

❑ Pas du tout/pas de douleur régulière du genou
❑ Légèrement
❑ Modérément
❑ Fortement
❑ Extrêmement

3 • Au cours des 8 derniers jours, cette douleur régulière du genou a-t-elle perturbé votre qualité de vie ?

❑ Pas du tout/pas de douleur régulière du genou

❑ Légèrement
❑ Modérément
❑ Fortement
❑ Extrêmement

4 • Au cours des 8 derniers jours, vous êtes-vous senti(e) énervé(e) ou agacé(e) à cause de votre douleur régulière du genou ?

❑ Pas du tout/pas de douleur régulière du genou
❑ Légèrement
❑ Modérément
❑ Fortement
❑ Extrêmement

5 • Au cours des 8 derniers jours, vous êtes-vous senti(e) inquiet(ète) ou anxieux(se) à cause de votre douleur régulière du genou ?

❑ Pas du tout/pas de douleur régulière du genou
❑ Légèrement
❑ Modérément
❑ Fortement
❑ Extrêmement

• B) Douleur passagère

Pour chacune des questions suivantes, cochez la case qui correspond le mieux à votre douleur passagère de genou au cours des 8 derniers jours.

6 • Au cours des 8 derniers jours, quelle a été l'importance de la plus forte de vos douleurs passagères du genou ?

❏ Absente/pas de douleur passagère du genou
❏ Légère
❏ Modérée
❏ Forte
❏ Extrême

7 • Au cours des 8 derniers jours, à quelle fréquence avez-vous eu une douleur passagère du genou ?

❏ Jamais/pas de douleur passagère du genou
❏ Rarement
❏ Parfois
❏ Souvent
❏ Très souvent

8 • Au cours des 8 derniers jours, votre douleur passagère du genou a-t-elle perturbé votre sommeil ?

❏ Pas du tout/pas de douleur passagère du genou
❏ Légèrement
❏ Modérément
❏ Fortement
❏ Extrêmement

9 • Au cours des 8 derniers jours, cette douleur passagère du genou a-t-elle perturbé votre qualité de vie ?

❏ Pas du tout/pas de douleur passagère du genou
❏ Légèrement
❏ Modérément
❏ Fortement
❏ Extrêmement

10 • Au cours des 8 derniers jours, vous êtes-vous senti(e) énervé(e) ou agacé(e) à cause de votre douleur passagère du genou ?

❏ Pas du tout/pas de douleur passagère du genou
❏ Légèrement
❏ Modérément
❏ Fortement
❏ Extrêmement

11 • Au cours des 8 derniers jours, vous êtes-vous senti(e) inquiet(ète) ou anxieux(se) à cause de votre douleur passagère du genou ?

❏ Pas du tout/pas de douleur passagère du genou
❏ Légèrement
❏ Modérément
❏ Fortement
❏ Extrêmement

Évaluation de la douleur due à l'arthrose de la hanche : le questionnaire ICOAP

Des patients nous ont dit qu'ils souffraient de différentes sortes de douleur (ou de gêne) à la hanche.

Dans ce questionnaire, nous utiliserons simplement le mot « douleur » pour ces symptômes. Pour mieux comprendre vos différents types de douleur, nous allons vous poser des questions sur votre douleur régulière (douleur qui est présente tout le temps), puis des questions sur votre douleur passagère (douleur moins fréquente, non constante).

Les questions qui suivent se rapporteront à la douleur que vous avez eue à votre hanche au cours des huit derniers jours. Répondez bien à toutes les questions.

QUIZ

• A) Douleur régulière

Pour chacune des questions suivantes, cochez la case qui correspond le mieux, en moyenne, à votre douleur régulière de hanche au cours des 8 derniers jours.

1 • Au cours des 8 derniers jours, quelle a été l'importance de votre douleur régulière de la hanche ?

❑ Absente/pas de douleur régulière de la hanche
❑ Légère
❑ Modérée
❑ Forte
❑ Extrême

❑ Légèrement
❑ Modérément
❑ Fortement
❑ Extrêmement

2 • Au cours des 8 derniers jours, votre douleur régulière de la hanche a-t-elle perturbé votre sommeil ?

❑ Pas du tout/pas de douleur régulière de la hanche

3 • Au cours des 8 derniers jours, cette douleur régulière de la hanche a-t-elle perturbé votre qualité de vie ?

❑ Pas du tout/pas de douleur régulière de la hanche
❑ Légèrement
❑ Modérément
❑ Fortement
❑ Extrêmement

4 • Au cours des 8 derniers jours, vous êtes-vous senti(e) énervé(e) ou agacé(e) à cause de votre douleur régulière de la hanche ?

❏ Pas du tout/pas de douleur régulière de la hanche
❏ Légèrement
❏ Modérément
❏ Fortement
❏ Extrêmement

5 • Au cours des 8 derniers jours, vous êtes-vous senti(e) inquiet(ète) ou anxieux(se) à cause de votre douleur régulière de la hanche ?

❏ Pas du tout/pas de douleur régulière de la hanche
❏ Légèrement
❏ Modérément
❏ Fortement
❏ Extrêmement

• B) Douleur passagère

Pour chacune des questions suivantes, cochez la case qui correspond le mieux à votre douleur passagère de la hanche au cours des 8 derniers jours.

6 • Au cours des 8 derniers jours, quelle a été l'importance de la plus forte de vos douleurs passagères de la hanche ?

❏ Absente/pas de douleur passagère de la hanche
❏ Légère
❏ Modérée
❏ Forte
❏ Extrême

8 • Au cours des 8 derniers jours, votre douleur passagère de la hanche a-t-elle perturbé votre sommeil ?

❏ Pas du tout/pas de douleur passagère de la hanche
❏ Légèrement
❏ Modérément
❏ Fortement
❏ Extrêmement

7 • Au cours des 8 derniers jours, à quelle fréquence avez-vous eu une douleur passagère de la hanche ?

❏ Jamais/pas de douleur passagère de la hanche
❏ Rarement
❏ Parfois
❏ Souvent
❏ Très souvent

9 • Au cours des 8 derniers jours, cette douleur passagère de la hanche a-t-elle perturbé votre qualité de vie ?

❏ Pas du tout/pas de douleur passagère de la hanche
❏ Légèrement
❏ Modérément
❏ Fortement
❏ Extrêmement

10 • Au cours des 8 derniers jours, vous êtes-vous senti(e) énervé(e) ou agacé(e) à cause de votre douleur passagère de la hanche ?

❏ Pas du tout/pas de douleur passagère de la hanche
❏ Légèrement
❏ Modérément
❏ Fortement
❏ Extrêmement

11 • Au cours des 8 derniers jours, vous êtes-vous senti(e) inquiet(ète) ou anxieux(se) à cause de votre douleur passagère de la hanche ?

❏ Pas du tout/pas de douleur passagère de la hanche
❏ Légèrement
❏ Modérément
❏ Fortement
❏ Extrêmement

• Guide pour les utilisateurs du questionnaire d'évaluation de la douleur due à l'arthrose du genou et de la hanche (ICOAP)

Contexte

Ce questionnaire en 11 points a pour but d'évaluer la douleur chez les patients souffrant d'arthrose de la hanche ou du genou. Il prend en compte à la fois la douleur régulière et la douleur passagère. Il existe deux versions : l'une pour évaluer la douleur de la hanche, l'autre pour évaluer la douleur du genou.

Instructions

Ce questionnaire a été mis au point pour être utilisé lors d'un entretien, soit par téléphone, soit en personne. Il prend moins de dix minutes à remplir. Il est facile à utiliser, c'est pourquoi il peut également être rempli par les patients seuls.

Les patients doivent répondre aux questions en se fondant sur leur douleur la plus intense ou la plus gênante à la hanche ou au genou au cours des huit derniers jours.

Ce questionnaire est conçu pour permettre de suivre l'évolution de la douleur d'arthrose au cours du temps ou pendant un traitement. Les patients doivent donc décrire leur douleur en tenant compte de l'effet de tous les traitements en cours.

Par exemple, si une douleur est forte sans traitement, mais que le patient prend des AINS tous les jours, et que ceux-ci rendent la douleur légère, il doit répondre « Légèrement ».

Il est nécessaire de répondre à chacune des questions. Si un sujet ne ressent pas de douleur régulière, il doit cocher les cases « Absente/pas de douleur régulière » ou « Pas du tout/pas de douleur régulière ». Si un sujet ne ressent pas de douleur passagère, il doit cocher les cases « Absente/pas de douleur passagère », « Jamais/pas de douleur passagère » et « Pas du tout/pas de douleur passagère ».

Définition de la douleur régulière : la douleur régulière est une douleur ou une gêne qui est présente tout le temps. Elle peut varier dans son intensité, mais elle est permanente.

Définition de la douleur passagère : c'est une douleur intermittente. Elle comprend les douleurs du genou ou de la hanche qui sont provoquées de façon prévisible par un mouvement ou une activité spécifiques, par exemple par la marche ou la montée des escaliers, puis disparaissent au repos. Elle comprend également les douleurs survenant spontanément puis disparaissant complètement.

Calcul du score

Chacune des 11 questions est reprise dans l'ordre d'apparition dans le questionnaire.

Chaque question est cotée de 0 à 4 comme indiqué ci-dessous :
- Questions 1 et 6 :
  0 = Absente/pas de douleur régulière/passagère
  1 = Légère
  2 = Modérée
  3 = Forte
  4 = Extrême
- Questions 2, 3, 4, 5, 8, 9, 10, 11 :
  0 = Pas du tout/pas de douleur régulière/passagère
  1 = Légèrement
  2 = Modérément
  3 = Fortement
  4 = Extrêmement
- Question 7 :
  0 = Jamais/pas de douleur régulière/passagère
  1 = Rarement
  2 = Parfois
  3 = Souvent
  4 = Très souvent

Score de la douleur régulière

Pour calculer le score de la douleur régulière, faire la somme des scores obtenus aux questions 1, 2, 3, 4 et 5.

Score de la douleur passagère

Pour calculer le score de la douleur passagère, faire la somme des scores obtenus aux questions 6, 7, 8, 9, 10 et 11.

Score global de la douleur

Pour calculer le score global de la douleur, faire la somme des scores de la douleur régulière et de la douleur passagère.

Le score global de la douleur peut aller de 0 à 44.

Il peut être rapporté sur 100 avec la formule suivante :

(Score global de douleur / 44) x 100

Validité et reproductibilité

Pour s'assurer de la validité, les questions ont été élaborées à partir des commentaires obtenus lors de groupes de discussion sur la douleur arthrosique. La reproductibilité (= la capacité à refaire le même test plusieurs fois) a été évaluée chez des patients atteints de coxarthrose et de gonarthrose, âgés de 40 ans et plus.

Adaptation transculturelle

Ce questionnaire a été primitivement élaboré en langue anglaise. Outre le français métropolitain, il a aussi été traduit et adapté culturellement en allemand, espagnol, espagnol-américain, hollandais, italien, norvégien, suédois, tchèque.

Pour plus de renseignements, contacter :

Dr. Gillian Hawker
Canadian Osteoarthritis Research Program
Women's College Hospital
Toronto, Ontario, Canada M5S 1B2
E-mail : gillian.hawker@wchospital.ca
Site Internet : www.osteoarthritisresearch.ca

FICHES D'EXERCICES PRATIQUES

Fiche 1 Programme de prévention et d'entretien en piscine pour l'arthrose du membre inférieur (hanche, genou, cheville et pied)

- Marche en fente avant, sur les côtés, en croisant les pieds, montées de genoux, talons-fesses, foulées tractées, course dans l'eau.
- Pédalage dans tous les sens, accoudé, dans un coin de la piscine.
- Traversée de la piscine avec deux frites sous les cuisses pour pédaler.
- Nage avec des frites sous les bras.
- Pull-boy.
- Flotteurs.
- Équilibre sur une planche.
- Enjamber des flotteurs.

Fiche 2 Programme de prévention et d'entretien en piscine pour l'arthrose du membre supérieur (épaule, coude, poignet et main)

- Debout, faire les mouvements des bras des différentes nages avec les bras sur place.
- Tenir une planche avec les mains, la ramener vers soi et l'écarter de soi.
- Faire des mouvements de rotation de la planche tenue verticalement à la manière d'un volant d'automobile.

- Malaxer une frite pour la force de serrage.
- Mouvements de pédalage avec les bras et les mains.
- Mouvements de ronds avec ses mains très vite (les faire tourner).
- Essayer d'éclabousser un maximum.
- Enfoncer un flotteur sous l'eau et freiner sa remontée.
- Mouvements de boxe sous l'eau.

Fiche 3 Activité physique dans les moments perdus (transports en commun, bureau, salle d'attente, file d'attente, dans la rue)

- Équilibre sur une jambe dans le métro et résister aux déstabilisations du wagon.
- File d'attente : montées, descentes sur la pointe des pieds, flexion des genoux, écartement des jambes sur les côtés, équilibre sur une jambe.
- Marcher et ne jamais utiliser les escalators.
- Au bureau : étirements du cou, étirements des bras, en arrière, utiliser sa chaise de bureau pour faire des pompes en arrière, en avant, étirements des muscles en utilisant le bureau comme support.

Fiche 4 Comment mieux cicatriser ?

Chaque traumatisme ou pathologie entraîne une lésion d'un tissu biologique (peau, tendon, muscle, ligament) qui se répare tout seul grâce à un mécanisme que l'on appelle « cicatrisation ». Ce processus a lieu quelle que soit la blessure : entorse, claquage, luxation, fracture, élongation, tendinite, etc. Il commence dès les premières heures après la lésion par un saignement important et l'arrivée sur le site d'un important volume de sang et de nombreuses cellules qui vont permettre de créer un tissu fibreux de remplacement.

Quels sont les moyens dont nous disposons pour améliorer et accélérer ce processus de cicatrisation ?
- Cryothérapie/froid.
- Compression.
- Surélévation.
- Massage.
- Massage transverse profond.
- Ondes de choc radiales.
- Ultrasons.
- Ne pas prendre d'anti-inflammatoires dans les premières 48 heures suivant le traumatisme pour laisser l'organisme évacuer les débris tissulaires et permettre l'afflux de cellules par le sang.

- Limiter l'installation d'une inflammation chronique par la prise d'anti-inflammatoires non stéroïdiens (après 48 heures).
- Mobiliser doucement et éviter l'immobilisation.
- Étirements.
- Contractions musculaires excentriques.
- Hydratation importante pour vasculariser les tissus.
- Apports d'oligoéléments.

Conseils et techniques à appliquer chez soi :
- Glaçage plusieurs fois par jour par l'application d'une poche de glaçons en prenant soin d'interposer un linge humide entre la peau et la vessie de glace pour éviter les gelures. La glace doit être maintenue pendant 20 à 30 minutes.
- Massage au glaçon sur la zone lésée. Ce massage permet d'être plus précis sur la zone à travailler.
- Automassages.
- Automobilisations.
- Autoétirements.
- Boire 1,5 litre d'eau par jour.
- Surélever les jambes pendant 20 minutes une fois par jour.

Fiche 5 Techniques de massage : apprendre à masser et à s'automasser

Il existe des dizaines de manœuvres de massage. Elles ne sont que des variantes des sept techniques que nous décrivons ici.

• Les pressions

Les pressions glissées superficielles (PGS) ou effleurage

Définition : c'est un glissé des mains sur les téguments sans les entraîner, ni les déformer.

Forme extérieure du geste

- Manœuvre très large, ample, qui déborde très largement de la zone à masser. Les mains sont posées à plat avec le maximum de surface de contact possible.
- Juste le poids de la main.
- Manœuvre répétitive dont le déplacement est variable, dans tous les sens.
- On ne perd jamais le contact avec la région.

Sens de la manœuvre

Il est déterminé par rapport à la circulation de retour. Pour les pressions glissées superficielles, le sens est indifférent.

On distingue deux sens :
• centripète : de l'extrémité vers le centre ;
• centrifuge : du centre vers l'extrémité.

Rythme de la manœuvre

Il est variable. Il va de très rapide à très lent en fonction de l'effet recherché. Cette technique est utilisée souvent comme prise de contact avec le patient ou pour faire le lien entre les régions, ou entre différentes manœuvres.

Effets

Ils sont variables en fonction du rythme. Si le rythme est lent, le massage est relaxant. Si le rythme est rapide, il est stimulant voire agaçant.

Effet mécanique :
• augmentation de la température cutanée de la région massée.

Effets physiologiques :
• vasodilatation cutanée : la peau rougit ;
• effets sur les récepteurs cutanés. Le fait de répéter une manœuvre sur une région permet d'augmenter le seuil des récepteurs. On a donc un phénomène d'hypoesthésie (diminution de la sensation). C'est un effet sédatif calmant.

Effets subjectifs (variable d'une personne à l'autre) :
• agréable (majoritairement) ;
• chatouillements.

Les pressions glissées profondes (PGP)

Définition : la ou les mains glissent en comprimant plus ou moins les parties molles.

Forme extérieure du geste

• Adaptation importante en fonction de la région massée.
• Utilisation de tout l'outil main en fonction de la région et des effets recherchés.
• Le déplacement est variable.

Sens

• Sur les membres et quand la manœuvre est ample, le sens est centripète.
• Sur le tronc ou sur une toute petite zone (par exemple : doigt), le sens est indifférent.

Rythme

Il va de moyen à lent car on peut appuyer plus ou moins fort en fonction des effets recherchés et de la région. Plus on appuie fort et plus la manœuvre est lente.

Effets

Effets mécaniques :
- augmentation de la température cutanée ;
- vasodilatation ;
- desquamation (les cellules mortes de la peau sont éliminées) ;
- sur les veines, augmentation de la circulation de retour.

Effet physiologique :
- effet sédatif sur les muscles et sur les cellules nerveuses musculaires.

Les pressions statiques

Définition : manœuvres qui consistent à faire un appui local sans glissement.

Forme extérieure du geste

- On comprime plus ou moins fort une zone, soit entre ses mains, soit entre la ou les mains et le plan de la table.
- Utilisation de tout l'outil main.
- La prise de contact doit être progressive, ainsi que le relâchement.
- L'intensité du geste va de douce jusqu'à très très forte.

Sens

Cette manœuvre peut être unique ou répétée, et déplacée ou statique. Si elle est déplacée, le sens est obligatoirement centripète.

Effets

Effet mécanique :
- si la manœuvre est déplacée, on va chasser le sang. Dans ce cas, il faudra l'exécuter avec un rythme lent, avec les deux mains, et qu'elle soit peu intense.

Effet physiologique :
- effet sédatif relaxant sur les muscles.

• Les pétrissages

Le pétrissage superficiel

Définition : consiste à saisir la peau et le tissu sous-cutané et à lui imprimer des mouvements de torsion, d'étirements…

Forme extérieure du geste

Manœuvre exécutée avec les deux mains.

Sens

Il est indifférent.

Effets

Effets mécaniques :
• assouplissement de la peau ;
• libération de la peau par rapport au plan sous-jacent.

Effets physiologiques réflexes :

La peau est en relation avec les organes sous-jacents. Donc masser la peau peut agir sur l'organe sous-jacent. On peut soulager une douleur à distance.

Effets subjectifs :

C'est tout ou rien, soit c'est très agréable soit c'est très désagréable.

On distingue deux manœuvres différentes :
• Le palper-rouler.
  Cette technique consiste à saisir la peau avec le pouce opposé à l'index et au médius : cela forme un pli de peau. Puis on roule ce pli vers l'avant jusqu'à sa disparition.
  Le rythme est lent et plus ou moins intense selon la qualité de la peau. Cette technique permet d'explorer la peau de la région à la recherche de douleurs.
• La manœuvre de Watterwald.
  Cette technique consiste à faire un pli de peau identique à celui dans la technique du palper-rouler. Puis, on lui fait faire des étirements, torsions et émiettements. C'est une manœuvre de recherche palpatoire.
  Comme précédemment, le rythme est lent et plus ou moins intense selon la qualité de la peau.

Le pétrissage profond

Définition : consiste à saisir du tissu à pleines mains ou du bout des doigts et à lui imprimer des mouvements de torsion, d'étirement et de reptation.

Forme extérieure du geste

- Elle est variable selon le volume pétri.
- C'est une manœuvre répétitive, soit sur place, soit en déplacement.
- Selon la position des mains par rapport au segment : le pétrissage est longitudinal quand les mains sont parallèles au segment ou transversal quand les mains sont perpendiculaires au segment.

Sens

- Centripète sur les grands segments.
- Pas de sens particuliers sur les petites zones.

Rythme

Il va de moyen à très lent.
L'intensité est variable également.

Effets

Effet mécanique :
- libération des différents plans musculaires les uns par rapport aux autres.

Effets physiologiques :
- vasodilatation des vaisseaux de la zone, qui entraîne une hyperhémie (afflux de sang) favorisant l'élimination des déchets de la contraction musculaire ;
- meilleure nutrition du muscle.

Effets subjectifs (obtenus par une différence de rythme et d'intensité) :
- rythme lent : effet sédatif ;
- rythme rapide : effet stimulant.

• Les frictions

Définition : consiste à mobiliser les plans cutanés superficiels par rapport aux plans profonds. On entend par plans profonds tout ce qui se trouve sous la peau : os, tendons, muscles, ligaments.

Forme extérieure du geste

L'outil main va être solidaire de la peau et on va mobiliser la peau par rapport au plan sous-jacent :
- un ou plusieurs doigts en fonction de la région ;
- le pouce ;
- la paume ;
- avec les doigts fléchis.

Sens

- La manœuvre peut affecter différentes formes : ovalaires, circulaires dans le sens horaire ou antihoraire.
- Transversalement ou longitudinalement.

Rythme

Il va de très lent à très rapide.
L'intensité va de faible jusqu'au maximum supportable par la personne.
Jusqu'à sept minutes consécutives par localisation.

Effets

Effet mécanique :
- libération des adhérences entre la peau et les plans sous-jacents.

Effets physiologiques :
- élévation du seuil des récepteurs à la douleur. Utilisation très intéressante quand on a une douleur sur un tendon ou un ligament ;
- hyperhémie très localisée.

Attention : il faut être très prudent car sur certaines peaux fragiles cela peut être contre-indiqué.

Contre-indications : chez le vieillard et les enfants en bas âge.

• Les vibrations

Définition : succession de pressions et de dépressions exécutées à un rythme très rapide sur place ou en se déplaçant.

Forme extérieure du geste

- Avec le plat d'une ou des deux mains, voire les deux mains superposées.
- Avec le bout d'un ou de plusieurs doigts : vibrations pointées.

Généralement, cette manœuvre en accompagne une autre. Elle est difficile à réaliser.

Sens et rythme

À chacun son style !

Effets

Effets mécaniques :
- effet sédatif calmant avec une manœuvre lente ;

- effet stimulant si l'amplitude est grande et l'intensité élevée.
NB : cette manœuvre reste toutefois accessoire au masseur-kinésithérapeute.

Les percussions

Définition : consiste à marteler la peau et les tissus sous-jacents.

Forme extérieure du geste

- Elles ne doivent pas être traumatisantes.
- Utilisation de plusieurs parties de l'outil main : poings alternés, doigts, paumes, tranches des mains alternés.
Dans ce type de manœuvre, le poignet reste souple ; ce n'est pas le coude qui travaille.

Rythme et sens

Le rythme est en général assez rapide.
Le sens est en général centripète, mais il peut être indifférent.

Intensité

Elles sont fonction de la personne et de la région à masser.

Effets

- Sur le muscle l'action est stimulante car on met en jeu le réflexe idiomusculaire (lorsque l'on percute une fibre musculaire, on a une micro-contraction qui stimule le muscle).
- Effet réflexogène à distance.

Fiche 6 Apprendre à masser ou à s'automasser le genou

Il faut s'installer confortablement en position couchée sur le dos, avec des oreillers dans le dos pour être redressé. On veillera à placer un petit coussin sous le genou afin de détendre les muscles postérieurs.

Masser le genou consiste à considérer qu'il faut masser l'ensemble du membre inférieur, depuis la hanche jusqu'au pied. Nous commencerons par des manœuvres très larges intéressant l'ensemble du membre inférieur, pour progressivement se rapprocher du genou plus particulièrement.

La face antérieure du genou est osseuse et cutanée avec des insertions tendineuses de muscles volumineux et forts. Les faces latérales sont tendineuses et cutanées, la peau glisse sur l'os situé juste en dessous. La face postérieure est un lieu de passage des gros vaisseaux (nerfs, artères, veines et nœuds lymphatiques) et des tendons de muscles volumineux.

Il n'y a pas de recette à appliquer pour savoir masser. Il faut laisser la créativité et les sensations agir. Le résultat final doit ressembler à un savant mélange entre les différentes techniques décrites ci-dessus pendant une durée de 15 à 20 minutes.

Il ne faut pas hésiter à bouger et à faire contracter ses muscles pendant le massage. Les mobilisations articulaires et les contractions des muscles ont des effets sur la vascularisation et sur la trophicité du genou.

Vous pouvez utiliser une huile ou une crème de massage mais il faut se souvenir que plus on met de crème et moins on sent les structures, et moins on peut les agripper.

Fiche 7 Programme de massage ayant des effets circulatoires

Tous les massages ont un effet circulatoire, mais certaines techniques sont plus efficaces que d'autres. Cela touche surtout la circulation de retour, et plus particulièrement les membres inférieurs.

• Membres inférieurs

1ʳᵉ partie :

Allongez-vous sur le dos en position déclive, c'est-à-dire avec les pieds plus hauts que les hanches : cette position, à elle seule, favorise la circulation de retour.

On commence par la cuisse avec des pressions glissées profondes peu intenses qui vont suivre le trajet veineux.

Sens obligatoirement centripète.

Les manœuvres sont accompagnées de pétrissages.

Ordre du massage : cuisse, jambe, cheville, pied.

Arrivé au pied, on insistera avec des pressions statiques globales, puis des pétrissages de la voûte plantaire.

2ᵉ partie :

On remonte avec des pressions statiques globales, étagées, peu intenses, jusqu'à la racine du membre.

Ce type de massage ne doit pas être inférieur à 15 minutes.

• Membres supérieurs

Pour le membre supérieur, on procède de la même façon.

On peut associer des mobilisations passives dans ce massage afin d'augmenter le flux sanguin (notamment les flexions-extensions du genou).

On associe également des contractions musculaires peu intenses pour augmenter le flux sanguin.

• Massage ayant des effets sédatifs

Ce massage concerne toutes les régions du corps.

La position du sujet est fonction de la région massée.

Les manœuvres sont lentes et pas trop profondes.

Emploi de pressions glissées profondes, pétrissages musculaires, pressions statiques sur les muscles de longue durée et peu intenses.

Manœuvres continues, c'est-à-dire que l'on va rester longtemps au même endroit.

Il se peut que le sujet ait mal lors de ce type de massage. Si l'on découvre des contractures ou des douleurs cutanées, il faudra insister sur ces régions avec des manœuvres spéciales pour diminuer la douleur.

Association d'étirements musculaires des muscles tendus.

Association de mobilisations passives si la région s'y prête.

• Techniques simples de massage du pied

L'effleurage superficiel cutané

Placez la paume de vos mains de part et d'autre du pied. L'une sur le bord interne et l'autre sur le bord externe. Les deux mains agissent de façon simultanée. Le mouvement consiste à effectuer un geste de va-et-vient sur la peau du pied et de la cheville. Les deux mains se déplacent en sens inverse l'une de l'autre. Le contact des doigts doit être léger, doux, à peine du poids de la main et des doigts afin de créer une sensation de bien-être très agréable pour le corps. La peau ne doit pas chauffer au cours de cette technique.

La relaxation de la cheville

Placez une main de chaque côté de la cheville en empaumant les malléoles. Vous allez effectuer un mouvement de va-et-vient le long des malléoles jusqu'à cinq travers de doigt (l'équivalent d'une largeur de paume) au-dessus de la malléole.

Les mains restent bien à plat et épousent du mieux possible les reliefs osseux de la région. Les deux mains se déplacent en sens inverse : quand une main monte vers le genou, l'autre main descend au niveau du pied. La manœuvre est douce, lente et légère. La peau ne doit pas s'échauffer.

Ensuite, vous aller masser l'arrière des malléoles, là où il se forme un creux entre la malléole et le tendon d'Achille. Massez avec la pulpe des doigts en faisant un mouvement circulaire. Cette technique est excellente et provoque un bien-être immédiat.

La torsion de l'articulation transverse du tarse

Placez vos deux mains l'une contre l'autre sur le dos du pied. Les deux index doivent presque se toucher. Une des deux mains doit toucher l'extrémité inférieure du tibia. Les deux pouces doivent reposer à la face plantaire du pied.

Le mouvement à exécuter est la simplicité même. La main qui se trouve près du tibia est fixe et ne bouge pas au début. L'autre main effectue un mouvement de torsion d'avant en arrière sans forcer sur les articulations et en faisant attention à ne pas pincer la peau – fragile à ce niveau-là car très fine. Continuez ce mouvement de torsion en déplaçant doucement la main vers les orteils et finissez l'action quand la main aura recouvert les orteils.

Par la suite, vous pouvez bouger les deux mains en torsion dans le sens inverse, à la manière de l'essorage d'un linge. Attention, ce mouvement doit rester doux et infradouloureux. Pour varier un peu, vous pouvez de la même manière effectuer un mouvement circulaire avec la main qui est proche des orteils, de manière à obtenir une détente de l'ensemble musculo-squelettique du pied.

Les rotations de la cheville

La main gauche doit être placée sous le talon de façon à bien le maintenir. L'autre main se saisit du pied par les orteils, le pouce dessous et les doigts dessus.

Le mouvement à effectuer est un mouvement circulaire avec l'avant-pied par rapport à l'arrière-pied (région du talon). Ce mouvement doit être fluide, léger, agréable à ressentir. Faites attention à ne pas trop crocheter le pied avec vos doigts. On ne doit jamais forcer pour tenir un segment de membre.

Le mouvement de rotation est à faire dans les deux sens : horaire et antihoraire.

Les rotations des orteils

Avec la main gauche, tenez fermement les bases des orteils. Avec l'autre main, saisissez l'orteil pouce dessous, index et majeur dessus. Exercez une légère traction dans l'axe, ce qui provoque une décompression de l'articulation. Maintenez cette traction, puis effectuez doucement des petits mouvements de torsion-rotation de l'orteil. Ce mouvement est à effectuer sur chaque orteil.

Attention : la traction dans l'axe de l'orteil ne doit pas être douloureuse.

La relaxation diaphragmatique réflexe

La zone réflexe podale est située sous les têtes des métatarsiens, entre les orteils et le talon (là où se forme la corne du pied), mais pas dans le creux. Elle se situe sur toute la largeur du pied. C'est la zone d'appui lorsque l'on se met sur la pointe des pieds. Une fois cette zone repérée, placez vos mains sur les deux pieds simultanément, ou sur un seul si vous pratiquez sur vous-même. Le pouce est posé directement sur la zone réflexe, et les doigts sont posés sur le cou-de-pied.

Vous allez maintenant effectuer un massage doux mais prolongé de l'ensemble de cette zone à l'aide de vos deux pouces. Essayez de calquer vos mouvements de va-et-vient dans la largeur sur la respiration de la personne massée. Ces mouvements sont nécessairement lents pour obtenir la détente et le relâchement.

Vous pouvez également utiliser vos deux mains pour un seul pied, puis changer ensuite. Passez du temps sur cette technique, elle est très efficace à condition de bien la réaliser.

Astuce : pour percevoir la relaxation d'une personne, ou son relâchement musculaire, soyez attentif à ce signe qui ne trompe pas. Lorsqu'une personne se relâche, elle ressent toujours le besoin de soupirer, comme si elle évacuait d'un soupir toutes les tensions accumulées. Plus la personne massée ou vous-même soupirerez, plus le relâchement sera complet. Pour vous en convaincre, essayez ce petit exercice très simple. Soupirez volontairement et ressentez la chute du tonus musculaire en vous. En faisant ceci plusieurs fois, vous obtenez un relâchement complet. Soit dit en passant, cette méthode est très efficace pour vous endormir en cas de sommeil perturbé.

La technique de la friction des pouces

Placez vos deux pouces à la face plantaire du pied. Les doigts et les paumes s'étalant sur les côtés du pied. De cette manière le pied apparaît comme enveloppé et souvent cette sensation de chaleur liée à la chaleur des mains sur des pieds souvent froids permet déjà une sensation bienfaisante.

Le mouvement consiste à déplacer ses pouces sur tout le long de la plante du pied jusqu'aux orteils en appuyant légèrement afin d'avoir une action en profondeur sur les tissus. Une fois arrivé aux orteils, replacez vos pouces sur le talon et recommencez cette manœuvre plusieurs fois de suite jusqu'à sentir une détente des muscles intrinsèques du pied et un relâchement global du pied.

Le trajet des pouces doit partir du milieu de la face plantaire, puis, au fur et à mesure des répétitions, les pouces doivent rechercher les bords des pieds jusqu'à arriver sur le cou-de-pied. Ainsi l'ensemble des zones réflexes du pied est stimulé.

Fiche 8 Conseils pour aider le retour veineux du membre inférieur

• Levez et étirez les jambes

Disposez une cale sous les pieds du lit pour rehausser les pieds, ou mettez un oreiller sous les pieds pour dormir. Le sang dans les jambes est comme de l'eau dans un tuyau, pour aider la circulation on incline le tuyau. Pratiquez le plus souvent possible des étirements des muscles de l'ensemble du membre inférieur : mollet, cuisse. Les quadriceps, les ischio-jambiers, les muscles du mollet (les gastrocnémiens).

• Faites contracter vos muscles

Pratiquez des contractions musculaires qui vont pousser le sang dans les veines du mollet. Contraction du gros orteil, flexion dorsale de la cheville (c'est-à-dire en ramenant les orteils vers les yeux), contraction du quadriceps, contraction des adducteurs. Le protocole est le suivant : 6 secondes de contraction, puis 6 secondes de repos.

• Massez-vous

Massez-vous les voûtes plantaires pour le lit veineux qu'elles représentent.

Utilisez pour cela les mains ou une balle de tennis que vous ferez rouler sous les pieds. Pratiquez un automassage circulatoire des membres inférieurs : voûtes plantaires, pourtour des malléoles des chevilles, muscles du mollet, creux poplité (arrière du genoux), quadriceps, adducteurs, plis de l'aine, et finissez par le ventre. Ce protocole suit le trajet des veines du membre inférieur.

• Équipez-vous

Mettez des bas de contention, surtout en cas de long voyage en avion. Les bas de contention permettent de maintenir une pression modérée mais constante sur les tissus mous favorisant une meilleure circulation. De plus, les bas permettent d'éviter les œdèmes et la sensation de jambes lourdes.

• Marchez les pieds dans l'eau

Si vous en avez la possibilité, faites une marche quotidienne de 30 minutes les pieds et les jambes dans l'eau, car la pression de l'eau chasse le sang des petits capillaires sanguins. La marche dans l'eau de mer, avec de l'eau jusqu'aux genoux, est excellente car vous combinez ici la marche dans le sable qui stimule la plante de pied et sa richesse veineuse, la pression de l'eau salée sur les membres infé-rieurs, la contraction des muscles des membres inférieurs pour la chasse veineuse.

• Le soleil, à petites doses

Ne vous exposez pas trop au soleil et hydratez-vous régulièrement. Cela afin d'éviter le gonflement des jambes et de ne pas perturber le retour veineux. De plus, le soleil est pourvoyeur de varices.

• Prenez des douches froides

Douchez-vous les jambes à l'eau froide. Le froid est veinotonique, c'est-à-dire qu'il a un effet de vasoconstriction sur les veines superficielles. Autrement dit, le froid permet de stimuler le retour veineux en refermant légèrement les veines superficielles, et en augmentant le diamètre des veines profondes de la jambe. Cinq minutes d'eau froide par jambe et par jour. Si vous en avez la possibilité, pratiquez des bains d'eau froide et des frictions à la glace.

• Pensez à la pressothérapie veineuse

Essayez de suivre des séances de pressothérapie chez un kinésithérapeule équipé avec des protocoles établis sur machines. Cette technique permet de faire circuler le sang et d'éviter les jambes lourdes.

Pratiquez des séances pour favoriser la circulation des liquides à basse pression (circulation lymphatique, circulation veineuse, circulation du liquide céphalo-rachidien). La pressothérapie est une technique de choix pratiquée par votre kinésithérapeute pour permettre au sang de mieux circuler. Ce massage doit s'intéresser à l'ensemble du corps : membres inférieurs bien sûr, mais aussi abdomen pour le massage des viscères, exercices respiratoires pour la cage thoracique et le diaphragme, massage du crâne et du cuir chevelu pour la circulation veineuse et lymphatique de cette région.

• Apprenez à respirer

Il faut apprendre à réaliser l'exercice de la « respiration abdomino-diaphragmatique ». Cet exercice permet de faire bouger le diaphragme du haut vers le bas, celui-ci s'appuie alors sur les viscères pour les refouler contre les

273

abdominaux, ce qui explique pourquoi le ventre gonfle lors de cet exercice. Cela favorise le drainage veineux arrivant des membres inférieurs. Inspirez en gonflant le ventre, soufflez en rentrant le ventre. La cage thoracique ne doit presque pas bouger. Cet exercice se pratique allongé sur le dos, les mains sur le ventre pour bien sentir le mouvement du ventre. À l'inspiration, les mains doivent être repoussées par les viscères, et à l'expiration, c'est l'inverse qui se produit, les mains descendent et le ventre se relâche.

• Faites un drainage lymphatique manuel chez votre kinésithérapeute

La lymphe est la voie de retour de l'eau et des protéines dans l'organisme. Elle a tendance à stagner à cause de la chaleur et des positions maintenues trop longtemps comme la position assise. Savoir réaliser un autodrainage lymphatique est essentiel.

Il existe plusieurs techniques vous aidant à mieux faire circuler la lymphe. Elles pourront vous être enseignées par votre kinésithérapeute afin que vous les réalisiez seul en complément des séances.

Apprenez les techniques fondamentales du drainage lymphatique manuel : manœuvre de pompage, manœuvre d'appel et manœuvre de résorption. Avec ces trois techniques réalisées sur l'ensemble des membres inférieurs, vous allez pouvoir améliorer le drainage de la lymphe.

• Appliquez des bandages non élastiques peu serrés

Ces bandages permettent à la manière d'un bas de contention de limiter le gonflement des jambes et la sensation de jambes lourdes. L'installation de ces bandes est relativement simple. On commence autour du pied, on remonte sur la cheville, puis jusqu'à la hanche en faisant des cercles qui se chevauchent et se recouvrent de la moitié de leur largeur à chaque tour.

Bon à savoir : faites attention à ne pas provoquer un garrot en serrant trop fort. La bande doit se tenir seule mais ne pas vous serrer.

Fiche 9 Techniques et conseils de massage pour la main

• Traits tirés dans la paume.
  Il s'agit de faire glisser ses doigts dans la paume afin de réaliser une pression glissée profonde. Cette technique a un effet sédatif sur les muscles et permet de faire céder les contractures musculaires.

- Traits tirés dans les espaces interdigitaux.
  Ce sont les mêmes techniques que dans la paume, mais réalisées dans les espace interdigitaux qui sont souvent contractés, raides et douloureux.
- Massage des muscles de la loge thénar.
  Ce sont les muscles de la base du pouce. Ce sont quatre petits muscles très souvent contracturés et à l'origine de multiples douleurs et raideurs du pouce. Vous devez les masser en insistant particulièrement sur les points douloureux.
- Massage des muscles de la loge hypothénar.
  Ce sont les muscles de la base du cinquième doigt. Ils sont également sujets à contractures et vous devez les masser en utilisant les techniques décrites (voir page 261).
- Massage d'un doigt (valable pour tous les doigts).
  Le doigt doit être massé de la base jusqu'au bout de l'ongle car il a besoin de profiter également des bienfaits des techniques de massage. Les quatre faces du doigt doivent être massées en faisant glisser la peau sur l'os sous-jacent.
- Se masser sous l'eau chaude.
- L'ensemble de ces techniques peuvent être réalisées sans matériel ni crème de massage. Elles peuvent également se réaliser sous l'eau chaude, car la chaleur et l'eau apportent un plus dans la détente des muscles et le soulagement des douleurs.
- Pressions statiques sur les points douloureux.
  Lorsque vous rencontrez un point douloureux musculaire, n'hésitez pas à laisser appuyer dessus pour faire une pression statique qui diminuera la douleur.
- Tractions dans l'axe des doigts.
  Tirez doucement votre doigt dans l'axe afin de décomprimer les surfaces articulaires, sans toutefois aller jusqu'à entendre un petit déclic articulaire.
- Croiser les doigts et les étirer pour tendre la paume et les fascias palmaires.
  Entrecroisez vos doigts, puis tournez les paumes de façon à pouvoir voir les ongles des doigts. Dans cette position, étendez vos bras et étirez les doigts et les paumes au maximum.

Fiche 10 Programme KEOPS d'entretien hebdomadaire

Rendez-vous sur le site www.keops-santé.com et découvrez votre programme d'exercices antiarthrose quotidien.

- Autoétirements des psoas couché sur le dos.
- Bascule du bassin.

- Pont fessier.
- Genoux-poitrine.
- Quadrupédie, direct et croisé.
- Genoux dressés avec médecine ball.
- Travail musculaire des stabilisateurs du bassin.
- Debout avec médecine ball, bâton.
- Exercices d'équilibre statique et dynamique.
- Exercices de marche avant, arrière, latérale, avec des poids, les yeux ouverts, les yeux fermés, marche militaire, pas de Sioux, jambe tendue.
- Enjamber un bâton.
- Circumduction du bassin debout, circonvolution, circumpulsion.
- Pas chassés.
- Parcours de marche avec des cônes.
- Course.

Fiche 11 Programme d'activité physique en cas d'arthrose sévère

- Translation du bassin.
- Antépulsion du bassin.
- Circumduction du bassin.
- Flexion et extension du tronc pour le travail des grands fessiers.
- *Idem* en latéralisant.
- *Idem* avec un appui pointe derrière pour cibler un côté.
- Talons-fesses.
- Genoux-poitrine.
- Marche sur place.
- Étirements des quadriceps, ischio-jambiers, psoas.

Fiche 12 Programme d'exercices pour les patients arthrosiques en surpoids/obèses

- Travail du grand fessier en chaîne fermée : flexion du tronc et extension debout.
- *Idem* en latéralisant le bassin.
- Translation de bassin debout.
- *Idem* avec un appui pointe derrière pour travailler un côté.
- Pousser un poids sur le côté avec le pied.
- Écraser un ballon de Klein avec la hanche contre un mur.
- Flexion de la hanche en position assise avec les mains en résistance.

- Marcher avec un poids dans la main du côté opposé à l'arthrose.
- Allongé sur un tapis de gymnastique ou sur le lit (en décubitus dorsal – DD) : flexion d'une hanche, puis l'autre.
- Allongé sur le dos : tendre un genou, puis l'autre.
- Allongé sur le dos : pont fessier.
- Allongé sur le dos : écarter les hanches et les ramener dans l'axe.
- Allongé sur le dos : faire basculer ses genoux à droite, puis à gauche.
- Allongé sur le dos : membres inférieurs en crochet, soulever les pieds et les amener à droite et à gauche.
- Privilégier le travail en piscine.

L'ALIMENTATION À PRIVILÉGIER

De nombreux ouvrages grand public font régulièrement l'apologie des régimes alimentaires pour soigner les douleurs d'arthrose, voire pour en ralentir l'évolution. Mais attention, une mise en garde s'impose : la grande majorité d'entre eux ne reposent sur aucune étude scientifique valable et servent surtout à en enrichir leurs promoteurs. Tous les régimes dits « d'exclusion » n'ont jamais fait la preuve de leur efficacité (régimes sans lait de vache, sans viande, sans gluten, etc.). Certes, certains patients voient leurs symptômes s'améliorer grâce à ces régimes, mais comme peuvent le constater près de 50 % des patients qui prennent un placebo !

Malgré tout, deux types d'aliments ont démontré certaines propriétés intéressantes, en théorie : les omega-3, d'une part, et le brocoli, d'autre part. Les omega-3 ont un pouvoir anti-inflammatoire significatif, mais uniquement lorsqu'ils sont consommés en quantités élevées. Malheureusement, pour atteindre une telle concentration, il faut ingérer de nombreuses capsules qui donnent une haleine de poisson, ce qui est difficile à vivre pour soi-même et pour son entourage ! Le brocoli possède des propriétés antiarthrosiques grâce à son activité antioxydante. Mais dans la pratique, suggérer aux personnes souffrant d'arthrose de manger quotidiennement du brocoli risque de ne pas susciter un enthousiasme débordant !

En revanche, dans le cas d'un surpoids, la clé du succès repose sur la perte de poids. Cela est bénéfique probablement pas uniquement pour l'arthrose du genou ou de la hanche, mais aussi pour d'autres localisations comme les mains, car le tissu adipeux peut libérer des substances inflammatoires capables d'agir à distance. Ainsi, en cas de surpoids, il convient de suivre un régime équilibré, normocalorique, qui n'exclue aucun aliment. Un régime, oui, mais toujours avec l'indice plaisir !

Il ressort donc des études qu'il n'y a pas vraiment de lien entre alimentation et arthrose, mais plus entre obésité et arthrose. Des études émettent un lien entre l'arthrose et l'apport nutritionnel des vitamines et des oligo-éléments, mais force est de reconnaître que rien de décisif n'en ressort. On constate que les femmes qui souffrent de gonarthrose ont un taux de vitamine D plus bas que celles qui n'en ont pas, mais il faut savoir qu'un apport de vitamine D ne change rien à l'arthrose.

On sait depuis longtemps que la vitamine D est importante dans le métabolisme osseux. Mais récemment, des effets extra-osseux ont été rapportés dans la littérature. L'apport de vitamine D permet d'améliorer la force et l'extensibilité musculaire. La vitamine D serait également en rapport avec une réduction des maladies inflammatoires chroniques, mais cela n'a pas encore été démontré scientifiquement.

En dehors de l'obésité, aucune étude ne démontre qu'une alimentation déséquilibrée entraîne une arthrose. Aucune étude ne démontre que les patients arthrosiques souffrent d'une carence quelconque en oligo-éléments tels que le zinc, le cuivre et le sélénium.

En revanche, un lien, certes faible, est établi entre l'augmentation de l'indice de masse corporelle et le risque de développer une coxarthrose. Le risque ne varie pas en fonction du sexe, du type d'étude ou de la définition de l'arthrose. Une revue de la littérature et une méta-analyse (niveau de preuves le plus fort) démontrent ce lien.

Des essais cliniques ont tenté de démontrer l'importance et l'efficacité de l'apport en vitamine E dans l'arthrose et dans la prise en charge des maladies inflammatoires chroniques. Ces essais ont rapporté des effets contradictoires et, à l'heure actuelle, il n'existe aucune preuve de l'efficacité de l'apport en vitamine A, vitamine C et du sélénium dans l'arthrose, que ce soit à titre préventif ou thérapeutique.

Conseils alimentaires et hygiéniques pour lutter contre le vieillissement et prévenir les pathologies dégénératives

Pour prévenir les pathologies dégénératives telles que l'arthrose, il faut être particulièrement vigilant sur le type d'alimentation que l'on adopte pour soi-même et sa famille.
* S'alimenter sur le modèle méditerranéen qui privilégie les fruits, les légumes, les poissons, de la viande en quantité raisonnable, tout ceci dans un objectif d'atteindre un IMC compris entre 20 et 25 (*cf.* chapitre 5 « Les facteurs de risque de l'arthrose », point « Surpoids, obésité et syndrome métabolique »).

- Privilégier les acides gras polyinsaturés (oméga-3) et réduire les acides gras saturés (fritures, beurres, mayonnaises, etc.).
- Éviter de prendre du poids car chaque kilo supplémentaire viendra augmenter les contraintes sur les articulations portantes du membre inférieur. À l'inverse, il faut aussi maintenir un poids stable en évitant les régimes où l'on va perdre du poids rapidement. De manière générale, aucun régime n'est recommandé pour les personnes de plus de 70 ans. Pour les personnes de plus de 70 ans, l'objectif est de maintenir le goût et l'appétit en variant les aliments et les saveurs. Attention, le vieillissement entraîne une réduction de l'appétit.
- Consommer de l'alcool en petite quantité (un verre de vin rouge étant recommandé par les cardiologues pour les fluvastatines qui réduisent le risque de pathologies cardiovasculaires). La prise d'alcool entraîne de multiples problèmes qui viennent s'ajouter à la pathologie arthrosique et à ses méfaits.
- Ne pas fumer. Le tabagisme entraîne une modification de la capacité gustative et une réduction de l'appétit. De plus, il conduit à un amaigrissement qui n'est pas recommandé pour la santé de vos articulations. En effet, la réduction de poids concerne surtout la masse musculaire et toute réduction de la masse musculaire diminue d'autant les capacités du muscle : endurance, force, vitesse, extensibilité. Ceci entraîne donc indirectement une diminution de l'activité quotidienne, ce qui rejoint le propos des premiers chapitres où nous avons vu pourquoi l'inactivité entraînait plus de problèmes que l'arthrose initiale.
- Diminuer la consommation de sel. Ceci est valable pour tous et tout le temps.
- Varier les aliments pour éviter la monotonie des repas, et stimuler les récepteurs olfactifs et gustatifs. Ce conseil s'applique dès le plus jeune âge pour stimuler le goût. Comme déjà évoqué plus haut, une réduction de l'appétit est normale chez la personne âgée, mais ceci a des conséquences délétères sur toutes les fonctions de l'organisme. Pensez à varier vos repas et vos menus.
- Préserver la masse musculaire et la densité osseuse par des apports en viande, poissons, œufs, produits laitiers. Ceci est la suite du conseil donné ci-dessus. En variant les aliments de base au cours de la semaine, nous stimulons notre appétit et notre capacité olfactive.
- Maintenir une activité physique et/ou sportive pour maintenir la masse musculaire, ce qui stimule l'appétit. Ceci est une deuxième conséquence de ce qui a été dit plus haut. Avoir une activité physique entraîne une dépense énergétique que le corps a besoin de compenser en mangeant plus.
- Pour les séniors, il est recommandé de pratiquer une activité physique en plein air afin de stimuler la synthèse de vitamine D par une exposition à la lumière naturelle. De plus, l'exercice physique en plein air permet de mieux respirer. Attention toutefois lorsqu'il fait froid ou chaud car l'exercice avec de l'air froid peut provoquer des crises d'asthme d'effort par la réduction du diamètre des voies bronchiques. Le travail aérobie doit être privilégié, c'est-à-dire l'effort dans le confort, d'une durée supérieure à quarante-cinq

281

minutes. La marche est le meilleur des sports, comme le disait Hippocrate :
« Le meilleur médicament de l'homme, c'est la marche. »

- Maintenir une hydratation correcte. Attention, le vieillissement entraîne une réduction de la sensation de soif. Ceci est tout à fait normal et l'activité physique permet de stimuler l'envie et les besoins de boire. Buvez trois gorgées d'eau toutes les demi-heures lorsque vous pratiquez une activité physique, une gorgée toutes les demi-heures lorsque vous êtes au repos.
- Lutter contre l'isolement et la perte d'autonomie. La restriction de contacts sociaux conduit à la dépression et à la perte de l'appétit. Plus on est seul, moins on a envie de manger et de faire de l'exercice physique. Prenez des contacts dans votre commune avec les associations de retraite sportive afin qu'ils vous proposent des activités susceptibles de vous plaire.
- Se faire aider en cas de difficultés financières pour obtenir les repas servis par les services des communes. C'est un service qui fonctionne très bien et qui propose des repas variés et équilibrés tout au long de la semaine.
- Prenez contact avec votre médecin traitant et/ou un nutritionniste pour faire un bilan sur d'éventuels déficits et carences alimentaires. En effet, les traitements médicamenteux prolongés peuvent induire des carences qu'il s'agira de combler par des compléments et une alimentation variée. Il faudra être particulièrement vigilant au sélénium, fer, zinc, cuivre, calcium, aux vitamines, folates, béta-caroténoïdes. De plus, lorsque l'on avance en âge et que l'on est seul à cuisiner, on est souvent tenté de ne cuisiner que ce que l'on aime et souvent on commet des erreurs en ne variant pas assez les repas et les apports alimentaires.
- Objectif : perdre du poids. Par exemple : perdre 5 kg à 30 ans diminue de 50 % le risque de gonarthrose à 50 ans.
- Attention aux régimes où la perte de poids est très rapide. Un stress métabolique (comme, par exemple, perdre de 10 à 15 kg rapidement) entraîne des inflammations généralisées durables longtemps après, ainsi qu'un déséquilibre enzymatique qui perturbe la balance énergétique.

FAQ

•

• Qu'est-ce que le cartilage ? De quoi est-il formé ?

C'est un tissu recouvrant les os du corps humain (pas tous). Il est composé de cellules, les chondrocytes, au sein d'une matrice de fibres de collagène. Ce tissu est élastique et résistant, transparent et très compact. Il est très peu innervé et très peu vascularisé. C'est un tissu dense, résistant aux contraintes en compression, lorsque l'on appuie dessus en étant debout par exemple. On retrouve le cartilage aux extrémités des os de l'organisme, et il entre dans la structure d'une articulation. Sa surface extrêmement lisse permet à deux os de bouger l'un contre l'autre sans douleur, sans arrêt, sans ressaut, sans bruit articulaire.

Malheureusement pour nous, le cartilage est un tissu qui cicatrise très peu et très lentement, bien trop lentement à l'échelle de la vie humaine. Cela explique que le cartilage se détruise petit à petit et qu'il ne se régénère pas.

• À quoi servent nos cartilages ?

Leur fonction est de permettre aux os de glisser les uns sur les autres afin de s'articuler entre eux. Les cartilages baignent dans un liquide visqueux : la synovie (ou liquide synovial). Cette synovie est en quelque sorte l'huile de nos articulations, et elle permet une glisse extrêmement fluide. Imaginez un glaçon qui glisserait sur une toile cirée mouillée, et vous aurez la meilleure image possible de ce qu'est le cartilage. La viscosité de la synovie varie en fonction de la température de l'articulation, à la manière d'une motte de beurre que l'on sortirait du réfrigérateur. La synovie froide est peu visqueuse et permet mal le mouvement. C'est ce qui se passe lorsqu'il fait froid dehors. Nos articulations bougent moins bien, comme le beurre qui sort du réfrigérateur et qui se laisse difficilement couper. En revanche, lorsque l'on est échauffé, nos articulations bougent mieux et de manière plus fluide car la synovie est devenue plus visqueuse, comme le beurre qui s'est réchauffé à la température ambiante et qui se coupe avec plus de facilité.

• Le cartilage peut-il se reconstruire ?

Le cartilage se nourrit par imbibition d'eau à partir du liquide synovial et de l'os situé au contact du cartilage. À la manière d'une éponge, il se gorge d'eau et de nutriments, puis se vide lorsque l'on appuie dessus. Très peu vascularisé, il reçoit donc peu d'apports en nutriments, et a donc un potentiel de reconstruction très faible… malheureusement pour nous ! En extrapolant, on imagine que le cartilage humain se reconstituerait à l'identique en six cents ans !

• Pourquoi peut-on être atteint d'arthrose sans ressentir de douleur ?

Le cartilage étant très peu innervé, il peut s'altérer sans être douloureux. Pour ressentir une douleur il faut un nerf ; pas de nerf pas de douleur. C'est surtout la partie périphérique du cartilage qui est innervée, or les lésions arthrosiques peuvent concerner la partie centrale, ce qui explique que l'on ne ressente pas forcément la douleur.

Il est fréquent de rencontrer des cas d'arthrose indolore. Souvent les patients sont perclus d'arthrose et ne décrivent aucune gêne. Dans d'autres cas, c'est l'inverse qui se produit, les patients décrivent des douleurs intenses lors des crises inflammatoires alors que leur atteinte est bégnine.

• Comment le cartilage se détruit-il ?

On décrit classiquement le processus arthrosique en 4 étapes :
* 1. Ramollissement du cartilage. (Le cartilage est un sucre dur qui est fait pour résister aux contraintes en compression. Lorsqu'il se ramollit, il devient comme du sucre mouillé.)
* 2. Fissuration superficielle.
* 3. Fissuration profonde.
* 4. Mise à nu de l'os et destruction totale du cartilage.

Mais d'autres tissus sont touchés dans l'arthrose : l'os et la membrane synoviale qui entoure toutes nos articulations, et qui sécrète la synovie. Celle-ci devient inflammatoire et provoque certaines douleurs. Les muscles aussi sont touchés indirectement par l'arthrose. Ils deviennent raides, adhérents, et se fibrosent progressivement. Ces deux tissus richement innervés peuvent être la source de douleurs.

La maladie arthrosique est une pathologie de l'articulation considérée dans son ensemble. Chaque tissu subit des conséquences de la maladie. C'est le cas des os, des ligaments, de la capsule articulaire, de la membrane synoviale, des muscles, des tendons, des fascias, des aponévroses et de la peau.

• Qu'est-ce que la dissociation radio-clinique ?

C'est la différence dans le temps qui existe entre les signes cliniques (douleur, raideur, gêne fonctionnelle) et les signes radiologiques (géodes, condensations, réduction de l'interligne articulaire et ostéophytes). En effet, nous pouvons ressentir des douleurs intenses et ne pas présenter de signes radiologiques.

Les radios peuvent montrer un processus arthrosique et la destruction du cartilage alors qu'il n'y a pas de douleur. L'inverse est également possible, à savoir de fortes douleurs mais peu, voire aucun signe radiologique. Lors du premier stade (ramollissement du cartilage), on trouve des douleurs mais aucun signe radiologique de destruction cartilagineuse.

Cette dissociation est fréquente en pratique clinique quotidienne.

• Pourquoi l'arthrose fait-elle mal ?

Lorsque des débris cartilagineux sont libérés dans l'articulation, une réaction inflammatoire se déclenche pour nettoyer l'articulation et éliminer le « corps étranger[1] » ; c'est elle qui provoque, au moins en partie, les douleurs. Mais l'os aussi est modifié et peut être à l'origine des douleurs, en particulier quand il n'y a plus du tout de cartilage. C'est lorsque la douleur et le handicap sont trop importants que l'on envisage la pose d'une prothèse totale.

Les douleurs s'expliquent aussi en partie par les facteurs de l'inflammation comme les prostaglandines et cytokines, interleukines qui stimulent les récepteurs à la douleur présents partout dans l'organisme et les tissus. Ce sont des molécules chimiques qui vont se lier aux récepteurs de la cellule et sont les médiateurs de l'inflammation.

La douleur de l'arthrose est une douleur de fond, une douleur sourde, continue, peu intense et de caractéristiques mécaniques, c'est-à-dire que le repos la soulage et qu'elle augmente au cours de la journée.

---

1. L'expression « corps étranger » est mal choisie, car il s'agit tout de même de notre cartilage qui est considéré par l'organisme comme un intrus à éliminer.

• L'arthrose est-elle une maladie inflammatoire ?

C'est une succession de phases : altération du cartilage, réaction inflammatoire, période de calme. La période de calme peut durer de nombreuses années jusqu'à la prochaine réaction inflammatoire déclenchée par un micro-traumatisme par exemple ou par la libération dans l'articulation d'un petit débris de cartilage perçu par l'organisme comme un « corps étranger » et déclenchant de fait une réaction inflammatoire.

Quand l'os est à nu et que le cartilage est détruit totalement la douleur est continue et permanente, il ne reste plus alors que la solution chirurgicale.

• À quoi servent les médicaments ?

Aucun médicament n'a démontré aujourd'hui une capacité à ralentir la dégradation de l'articulation. Ce sont donc uniquement des traitements symptomatiques, antalgiques.

On classe les médicaments en trois catégories :
* les antalgiques et anti-inflammatoires à action rapide : paracétamol, AINS, opioïdes ;
* les antalgiques à action lente et retardée : chondroïtine sulfate, glucosamine, insaponifiable de soja et d'avocat, diacerhéine ;
* les infiltrations locales : dérivés cortisonés et acide hyaluronique.

Actuellement, des études cliniques sont en cours pour évaluer les bénéfices apportés par des injections intra-articulaires de cellules souches. Ces cellules, le plus souvent dérivées du tissu adipeux seraient capables de produire des molécules anti-inflammatoires, et peut-être de se différencier en cellules cartilagineuses, alors déposées sur les zones lésionnelles. Le mésenchyme est un tissu de soutien embryonnaire qui est à l'origine de beaucoup de tissus à l'âge adulte, tel que le tissu adipeux.

Cette technique a déjà cours dans le monde sportif de haut niveau pour des lésions cartilagineuses peu étendues rencontrées lors des ruptures ligamentaires, lesquelles arrachent une petite zone cartilagineuse périphérique.

Pour résumer, le maître mot sera de protéger le plus possible les articulations. Le traitement actuel de l'arthrose repose sur deux axes. Premièrement, des traitements médicamenteux. Et deuxièmement, sur des traitements non médicamenteux : la masso-kinésithérapie et l'activité physique.

• Peut-on guérir définitivement de l'arthrose ?

À ce jour, il n'existe aucun traitement curatif de l'arthrose. La prise en charge est médicamenteuse (un peu) et non médicamenteuse (beaucoup).

Les thérapies géniques (au point mort depuis des années) et cellulaires pourraient apporter des résultats intéressants dans les années à venir.

La mise en place de programmes d'éducation thérapeutique instaurés sous le contrôle d'un kinésithérapeute doit être le traitement de fond contre l'arthrose. Ces programmes doivent être évalués grâce à des cohortes de patients.

Je considère que ces programmes devraient trouver leur relais dans les collectivités territoriales *via* des éducateurs sportifs formés aux activités physiques et sportives adaptées[1].

Nous travaillons à ce jour au développement de ces actions.

• Ma mère a de l'arthrose, est-ce que j'en aurai également ?

Il existe un lien génétique dans l'arthrose. C'est clairement établi. Mais il n'existe pas de déterminant génétique, c'est-à-dire qu'il est difficile d'établir un profil génétique et de poser un diagnostic précoce à partir de l'étude du génome. Le lien est surtout établi pour l'arthrose digitale mais moins pour les autres arthroses. L'hérédité est établie à 70 % pour l'arthrose des mains, 50 % dans l'arthrose du genou, et à 30 % dans l'arthrose de la hanche.

• Quels sont les conseils alimentaires utiles dans la lutte contre l'arthrose ?

Aucun régime n'est souhaitable après 70 ans, mais il est toujours recommandé de réduire son poids corporel pour diminuer les effets de l'arthrose sur les articulations portantes et limiter l'impact du syndrome métabolique.

• Quels sont les apports de la thérapie manuelle orthopédique dans le traitement contre l'arthrose ?

En thérapie manuelle, nous intervenons à trois niveaux :
- 1. Nous libérons le mouvement.
- 2. Nous maintenons le mouvement.
- 3. Nous entretenons le mouvement.

La thérapie manuelle, toujours passive – les techniques sont subies par le patient –, ne peut agir que sur le premier point, la « libération ». À ce niveau, elle diffère peu de la masso-kinésithérapie bien faite. La thérapie manuelle permet de redonner de la mobilité à des structures qui bougent moins du fait d'une perte de mobilité tissulaire causée par des pathologies comme l'arthrose

---

1. Il s'agit des cursus universitaire STAPS mention APA (activités physiques adaptées).

qui en est un bon exemple. La différence avec de la kinésithérapie bien faite est minime sur ce point.

À chaque temps de l'intervention, nous pouvons prévenir la perte de mobilité.

• Pourquoi doit-on prendre en compte de manière globale la santé chez les malades arthrosiques ?

La maladie arthrosique est souvent liée aux autres pathologies non transmises (diabète, hypercholestérolémie, hypertension artérielle, etc.). Lors d'une étude récente menée par l'alliance contre l'arthrose de l'AFLAR, les malades arthrosiques ont déclaré se sentir fatigués à 44 %.

Il faut comprendre que la prise en charge de l'arthrose est globale, entière et multifactorielle. Bien sûr les prescriptions médicamenteuses sont essentielles, bien sûr l'activité physique et la kinésithérapie sont fondamentales comme traitement de fond, mais prendre en charge un malade de l'arthrose doit s'envisager selon plusieurs axes :

- le phénotype du malade (métabolique, post-traumatique, de la personne âgée), qui entraîne des stratégies thérapeutiques différentes ;
- l'environnement du malade et son mode de vie (citadin, urbain, péri-urbain, rural, esseulé ou bien entouré, jeune ou âgé, ancien sportif ou pas du tout habitué à bouger) ;

La prise en charge de l'arthrose doit donc être un véritable coaching assuré par les professionnels de santé et du sport unis pour diminuer les conséquences socioéconomiques de la pathologie.

• De quel matériel ai-je besoin pour mes séances quotidiennes ?

- Bâton (manche de balai à défaut).
- Ballon de Klein (coût modéré de 10 à 15 € dans les magasins de sport).
- Médecine ball de 1 à 3 kg (une bouteille d'eau de 1 ou 2 L à défaut).
- Élastiques de résistances différentes (coût modéré dans les magasins de sport de 10 €).
- Haltères (des petites bouteilles d'eau à défaut).
- Pions (d'un jeu de dames ou d'échecs ; des haricots blancs ; des boulons…).
- Stepper (une pile de gros livres, une marche d'escalier).
- Tapis de gymnastique (une grosse serviette éponge).
- Chaise.
- Balles de tennis.
- Balles de tennis de table.
- Ballon de basket-ball (n'importe quel ballon gros et léger fera l'affaire).

• Pourquoi faire de l'exercice quotidien lorsque l'on souffre d'arthrose ?

- Meilleure nutrition du cartilage par pression-imbibition.
  Le cartilage n'est pas innervé et n'est pas vascularisé. Le cartilage est semblable à une petite éponge qui se vide de son eau lorsque l'on appuie dessus et qui se gorge d'eau lorsqu'il n'y a plus de pression sur elle. Par conséquent, toute activité physique qui va provoquer des pressions sur le cartilage va permettre d'augmenter ces mouvements liquidiens et d'améliorer la nutrition du cartilage et sa reconstruction.
- Renforcement musculaire.
  L'activité physique permet de développer le volume des muscles et leurs qualités intrinsèques. L'arthrose est une maladie globale de l'articulation, elle engendre donc une atteinte indirecte des muscles qui s'atrophient. L'activité physique va permettre de renforcer les muscles faibles ou de prévenir leur atrophie.
- Rôle sur les douleurs.
  L'activité physique sécrète des endorphines qui sont nécessaires au contrôle de la douleur dans le corps.
- Meilleur moral grâce à la sécrétion d'endorphines.
  Cette sécrétion d'endorphine joue aussi sur l'humeur et le moral.
- Meilleure mobilité quotidienne.
  L'activité physique quotidienne permet d'augmenter les capacités articulaires de mobilité, et autorise ainsi de plus grandes capacités fonctionnelles (marche, course, sauts, etc.).
- Au total, la qualité de vie est améliorée par la somme de ces effets réunis.

• Si je ne devais retenir que quelques exercices pour l'arthrose du genou, quels seraient-ils ?

- Posture en extension pour lutter contre le flexum.
- Renforcement du quadriceps et des ischio-jambiers.
- Automobilisation sur skate-board.

• Si je ne devais retenir que quelques exercices pour l'arthrose de la hanche, quels seraient-ils ?

- Posture en extension de l'articulation coxofémorale.
- Étirement de l'ilio-psoas.
- Renforcement du grand fessier et du moyen fessier.

LIENS UTILES

Voici une liste de sites Internet permettant à nos lecteurs de compléter leurs connaissances sur l'arthrose et de suivre l'actualité en la matière.

- Association française de lutte antirhumatismale : www.aflar.org et http://www.stop-arthrose.org/une-initiative-de-l-aflar

- Haute Autorité de santé : www.has-sante.fr

- Agence nationale de sécurité du médicament et des produits de santé : ansm.sante.fr/

- Société d'étude et de traitement de la douleur : www.setd-douleur.org

- Société française de rhumatologie : www.rhumatologie.asso.fr

- European League Against Rheumatism : www.eular.org

- Osteoarthritis Research Society International : www.oarsi.org

- Société française de médecine physique et de réadaptation : www.sofmer.com

- Annuaire des associations de santé : www.annuaire-aas.com

- www.larhumatologie.fr/

- www.larhumato.fr/

- www.keops-sante.com

- Fondation Arthritis : www.fondation-arthritis.org/

GLOSSAIRE

●

Algorécepteur : récepteur à la douleur. En médecine, un récepteur est une molécule ou un groupe de molécules qui se fixe à une autre molécule et qui permet ainsi la transmission d'un message.

Anabolisme : ensemble des réactions qui conduisent à la production d'une protéine, d'un enzyme ou d'un tissu.

Anconé : muscle postérieur et latéral situé à la face externe du coude. Il participe à l'extension de l'avant-bras.

Antépulsion : mouvement qui porte le segment osseux en avant. Contraire de rétropulsion.

Aponévrose : synonyme de « fascias », c'est une membrane fibreuse constituée de fibres conjonctives denses. Elle enveloppe le muscle, le sépare, le cloisonne ou peut prolonger un muscle pour s'insérer sur un os. L'ensemble de ces tissus forment le squelette fibreux de l'organisme.

Articulation : une articulation est la zone de jointure entre les extrémités de deux os. Certaines articulations privilégient le mouvement entre les pièces osseuses. D'autres articulations privilégient la stabilité par l'emboîtement, plus ou moins marqué, de ces deux os. Certaines articulations sont encore sujettes à débat quant à leur potentiel mouvement au cours de la vie.

Chaque articulation est plus ou moins mobile en fonction des éléments qui la constituent et en fonction de son rôle biomécanique. Par exemple, l'articulation scapulo-humérale située à l'épaule et juxtaposant l'humérus (os du bras) et la scapula (anciennement omoplate) est une articulation non portante (elle ne supporte pas le poids du corps) mais qui est très mobile. La contrepartie est que cette articulation est peu stable et donc sujette aux traumatismes et luxations.

À l'opposé l'articulation du coude présente un emboîtement plus congruent et est de ce fait plus stable.

Articulation cartilagineuse : articulation semi-mobile qui présente la particularité d'avoir un fibro-cartilage, de ligaments interosseux.

Catabolisme : inverse de l'anabolisme. Ensemble des processus de dégradation.

Chondrocalcinose[1] : maladie caractérisée par la présence de cristaux de pyrophosphate de calcium dans les articulations, mais également dans les tendons et la capsule périarticulaires. Diffuse, elle peut être héréditaire, secondaire à certaines maladies (hyperparathyroïdie primaire, hémochromatose) ou à un traumatisme, ou idiopathique. Elle peut se manifester par des crises mono ou pauci-articulaires de pseudo-goutte, par un tableau clinique proche de l'arthrose ou, plus rarement, prendre un aspect voisin de la polyarthrite rhumatoïde.

Chondrocyte : cellule du tissu cartilagineux logée dans la matrice cartilagineuse.

Circonvolution : association de plusieurs mouvements de rotations d'un corps.

Circumduction : mouvement circulaire autour d'un point. Par exemple, le mouvement des yeux.

Circumpulsion : mouvement circulaire autour d'un point en conservant la même face du corps en mouvement face au point de référence. Par exemple, faire tourner le bassin en conservant la face interne vers l'axe vertébral.

Comorbidité : autres troubles et/ou maladie associés à la maladie primaire ou principale.

Concentrique : désigne une contraction musculaire où les points d'insertion du muscle se rapprochent.

Concordance : articulation présentant deux surfaces articulaires se ressemblant l'une et l'autre. C'est le cas des surfaces articulaires planes des os du carpe, mais pas des surfaces articulaires entre le fémur et le tibia.

Concordance articulaire : se dit pour une articulation lorsque les surfaces articulaires en contact se « répondent » parfaitement dans leur forme, leur taille, leur surface en contact. Par exemple, les surfaces articulaires des articulations entre les os du pied sont très concordantes.

Congruence : articulation présentant deux surfaces articulaires qui s'emboîtent parfaitement dans toutes les positions.

Congruence articulaire : se dit pour une articulation lorsque les surfaces articulaires en contact glissent facilement l'une sur l'autre sans risquer de lésions et

---

1. Source : Dictionnaire de l'Académie nationale de médecine.

sans instabilité. Par exemple, l'articulation coxo-fémorale à la hanche est très congruente.

Contraintes : il s'agit des forces qui vont s'exercer sur le cartilage au cours de la vie quotidienne. Il existe plusieurs contraintes que nous décrivons brièvement pour faciliter la compréhension.

Controlatéral : côté opposé. Par exemple : lorsque l'on est à gauche, le côté controlatéral est le côté droit.

Cryothérapie : la cryothérapie est le soin par le froid. L'application d'un froid intense plus ou moins longtemps permet de créer un choc thermique supposé favoriser les effets suivants :
- création d'une vasoconstriction réflexe des artérioles superficielles ;
- vasodilatation réflexe des artérioles profondes ;
- diminution des douleurs par le ralentissement de la conduction nerveuse.

Cyphose : courbure vertébrale physiologique de la colonne thoracique.

Demi-vie[1] : temps au bout duquel la moitié d'une population de micro-organismes, de cellules ou de l'activité d'une substance a disparu. Utilisé pour caractériser la vitesse à laquelle un composé tel qu'une substance médicamenteuse ou toxique est renouvelé dans un système biologique déterminé d'où il disparaît selon une loi exponentielle.

En dedans : on désigne les parties du corps en prenant toujours comme référence le centre du corps. Par exemple, le gros orteil est situé *en dedans* du troisième orteil, lui-même situé *en dedans* du cinquième orteil.

Excentrique : désigne une contraction musculaire où les points d'insertion du muscle s'éloignent.

Fibre myo-aponévrotique : fibre musculaire constituée de fibre contractile (myo) et de fibre conjonctive (aponévrotique).

Flexum : le flexum du genou est une attitude vicieuse pathologique en légère flexion (plus ou moins réductible) provoquée par de multiples causes. C'est un poison lent qui accélère la destruction des cartilages du genou en modifiant les contraintes liées à la gravité qui s'exerce sur vous. Il faut le combattre en gagnant les derniers degrés de mouvements d'extension du genou.

Glène : la glène désigne une surface articulaire et une cavité peu profonde répondant à une autre surface articulaire (formant ainsi une articulation). La glène de la scapula est la partie en rapport avec la tête de l'humérus et forme l'articulation scapulo-humérale.

---

1. Source : Dictionnaire médical de l'Académie nationale de médecine.

Hémiarthroplastie de l'épaule : c'est le remplacement chirurgical d'une seule partie de l'articulation (la tête de l'humérus) par une prothèse. L'arthroplastie totale de l'épaule : c'est le remplacement chirurgical de plusieurs parties de l'articulation par des prothèses. Le choix de l'opération se fonde généralement sur l'état de l'articulation de l'épaule.

Homéostasie : processus physiologique permettant le maintien constant du milieu intérieur de l'organisme afin d'en assurer le bon fonctionnement. Par exemple, température corporelle, humidification des globes oculaires, salivation, acidité de l'estomac, pression artérielle, glycémie. L'homéostasie est également employée pour parler d'un tissu, d'une cellule, lorsque les mécanismes physiologiques de production/destruction sont équilibrés.

Hyperlordose : la lordose désigne la courbure physiologique du rachis lombaire. L'hyperlordose désigne l'attitude pathologique en exagération de cette courbure.

Isométrie : de même longueur.

Loge hypothénar : quatre muscles logés dans la masse charnue du cinquième doigt de la main.

Loge thénar : quatre muscles logés dans la masse charnue du pouce de la main.

Lombo-sacrée : région située à la jonction entre les vertèbres lombaires et le sacrum, correspondant à la naissance du pli interfessier.

Lordose : courbure physiologique de la colonne lombaire.

Massage transverse profond (MTP) : le MTP est le massage transverse profond qui permet de diminuer les douleurs, d'augmenter la vascularisation locale et d'aider à une meilleure cicatrisation.

Métabolisme : ensemble des réactions de catabolisme et d'anabolisme.

Mobilisation passive : technique ou action visant à créer des mouvements sur un sujet sans l'aide de force musculaire à l'aide d'une tierce personne ou d'un appareillage.

Mobilisation multisegmentaire : mobilisation de plusieurs articulations en même temps.

Mobilisations spécifiques : mouvements que le sujet ne peut reproduire seul.

Œdème : infiltration d'un tissu conjonctif par un liquide séreux.

Os sous-chondral : os situé en dessous du cartilage.

Plan sagittal : plan de l'espace dans lequel s'effectuent les mouvements de flexion et d'extension (en avant et en arrière).

Posture : c'est une manœuvre passive qui consiste à mettre en tension une structure anatomique pendant une durée comprise entre 20 et 30 minutes.

Le principe est de laisser le temps agir pour déformer doucement la structure à étirer.

Programmes de formation à l'autogestion : ce sont des interventions comportementales conçues pour encourager les patients atteints de maladie chronique à jouer un rôle dans la prise en charge active de leur propre affection. Ces programmes visent à améliorer les résultats chez les patients en favorisant, sans remplacer, les soins médicaux. Le contenu utilisé pour éduquer les personnes concernant leur affection et pour expliquer la manière dont ils peuvent optimiser la prise en charge de leurs symptômes varie entre les programmes.

Pronation : mouvement qui porte la main en dedans avec la paume orientée vers le sol.

Proprioceptif : sens que possède l'organisme à sentir sa position dans l'espace et à s'équilibrer. Il fait partie des trois sens nécessaires pour s'équilibrer, avec la vue et l'oreille interne.

Protéoglycane : molécule composée d'une chaîne polypeptidique sur laquelle sont attachés des glycosaminoglycanes sulfatés en nombre souvent important, liés généralement par une liaison osidique aux fonctions alcool de sérines.

Protrusion acétabulaire : saillie de l'acétabulum (réceptacle de la tête fémorale dans l'os de la hanche).

Recurvatum : position anormale d'hyperextension, comme au genou par exemple.

Retinaculum : attache fibreuse reliant la peau à une autre structure.

Supéro-latéral : structure anatomique située en haut (supéro) et en dehors (latéral).

Supination : mouvement qui porte la main en dehors avec la paume orientée vers le ciel.

Syndrome métabolique : le syndrome métabolique se définit par l'association de signes biologiques et cliniques :
- tour de taille élevé : au-dessus de 94 cm pour l'homme et de 80 cm pour la femme ;
- hypertriglycéridémie ≥ 1,50 g/L (1,7 mmol/L) ;
- HDL-C bas (c'est le bon cholestérol) : < 0,40 g/L (1,03 mmol/L) pour les hommes ; < 0,50 g/L (1,29 mmol/L) pour les femmes ;
- pression artérielle élevée ≥ 130 mmHg pour la systolique (1er chiffre) ou ≥ 85 mmHg pour la diastolique (2e chiffre), ou hypertension artérielle traitée ;
- anomalies de la glycémie à jeun ≥ 1,00 g/L (5,6 mmol/L) ou diabète de type 2 traité.

Synoviocyte : cellules de la membrane synoviale qui sécrètent le liquide synovial (ou synovie).

Thermothérapie : la thermothérapie consiste à appliquer de la chaleur ou du froid sur les articulations pour améliorer les symptômes de l'arthrose au moyen de sachets, serviettes, cire, etc. La chaleur peut permettre d'améliorer la circulation et de détendre les muscles, tandis que le froid peut atténuer la douleur, réduire le gonflement, resserrer les vaisseaux sanguins et bloquer les impulsions nerveuses vers l'articulation.

Transfert : on appelle « transfert » une activité motrice qui consiste à passer d'une position à une autre. Par exemple, passer de la position assise à la position debout est un transfert. Passer de la position debout à la position à quatre pattes est aussi un transfert.

Trapézectomie : en chirurgie, désigne l'ablation de l'os trapèze situé au poignet.

Valgus (et valgisation) : position anormale ou physiologique d'un segment osseux qui dévie en dehors par rapport au segment osseux de référence. Par exemple, le valgus du genou désigne le tibia en dehors par rapport au fémur.

Varus : inverse du valgus, c'est-à-dire qu'il dévie en dedans.

Viscosupplémentation : infiltration intra-articulaire d'un produit visqueux, le plus souvent de l'acide hyaluronique, prescrit à visée antalgique.

BIBLIOGRAPHIE

C. Beauvais, *Éducation thérapeutique du patient en rhumatologie*, Maloine, 2015.

Coordination : F. Beuret-Blanquart, P. Dehail, D. Perennou, *Médecine physique et de réadaptation*, 5e édition, Cofemer, Elsevier Masson, 2015.

J.-C. Chanussot, R.-G. Danowski, *Rééducation en traumatologie du sport*, Masson, 2005, Tome 1 et 2.

COFER, *Rhumatologie*, 5e édition, Elsevier Masson, 2015.

F. Depiesse, J.-L. Grillon, O. Coste, *Prescription des activités physiques et sportives : en prévention et en thérapeutique*, Masson, 2009.

B. J. Dolto, *Le Corps entre les mains*, Vuibert, 2006.

M. Dufour, *Anatomie de l'appareil locomoteur*, 2e édition, Masson, 2007-2009, Tome 1, 2, 3 et 4.

M. Dufour, M. Pillu, *Biomécanique fonctionnelle*, Masson, 2007.

P. Gouilly, B. Petidant, *Comprendre la kinésithérapie en rhumatologie*, Masson, 2006.

P. Klein P. Sommerfeld, *Biomécanique des membres inférieurs. Bases et concepts, bassin, membres inférieurs*, Elsevier Masson, 2008.

R. Maigne, *Douleurs d'origine vertébrale. Comprendre, diagnostiquer et traiter*, Elsevier Masson, 2006.

H. Monod, R. Flandrois, H. Vandewalle, *Physiologie du sport. Bases physiologiques des activités physiques et sportives*, Masson, 2007.

J.-G. Travell et D.G. Simons, *Traités des points détente musculaires*, Haug, 1987.

G. Wavreille, *Orthopédie Traumatologie*, 5e édition, Med-Line Editions, 2015.

INDEX

Arthrose du genou 115
articulation
    – coxo-fémorale 16, 32, 48, 95-
        96, 104-105
    – de la cheville 20, 149
    – de la hanche 19, 111
    – du coude 16
    – du genou 58, 63, 78, 83, 118,
        145, 148
    – du poignet 181
    – radio-ulnaire 180
    – sacro-iliaque 93
    – scapulo-humérale 16
    – synoviale 17
    – trapézo-métacarpienne 185,
        187
Association française de lutte
    antirhumatismale (AFLAR) 5-6,
    84-88, 288
attelle de repos 196
autoévaluation
    – indice algofonctionnel de
        Lequesne 245
    – questionnaire ICOAP 251, 254
    – score DASH 250
automassage 106, 229, 240
automobilisation 74, 99, 121, 154,
    176, 190, 221, 240
    – en flexion 176
avant-bras 101, 132, 170, 176,
    180-182, 187, 189-191,
    214-215, 229-230, 232-233

B

balnéothérapie 76, 78-81, 108, 113,
    144, 151, 178, 225, 230
bassin 41, 95, 108, 111, 113-114,
    141, 160, 171, 212, 226,
    275-276
biomarqueurs 14-15, 51
    – sanguins et urinaires 14
bras 16, 18, 40, 46, 99, 111, 129,
    132-133, 135-136, 142-143,

170-171, 173, 177, 189, 195,
    212, 218, 226-230, 233, 236,
    246, 259-260, 275

C

caisson thoracique 202
capsule articulaire 17-21, 97, 117,
    175, 285
capteurs neurologiques 22, 188
cartilage 3, 11-15, 17, 21-26, 28-29,
    31-32, 39-40, 46, 48, 50, 55,
    57-59, 61-64, 66, 68, 70-71,
    78-79, 81, 95, 98, 118-120,
    127-128, 140, 145, 147, 174,
    184-185, 225-226, 228,
    283-286, 289
    – élastique 22, 55, 83, 98, 173,
        188, 230-231, 233, 236,
        283
    – fibreux 17, 20-21, 95, 117,
        168, 188, 199
    – hyalin 22-23, 26, 46
cheville 4, 32, 56, 83, 104, 118,
    123, 128, 133, 145, 149-152,
    154-161, 163-164, 259,
    268-270, 272, 274
chirurgie 8, 58, 83, 115, 163, 167,
    173, 184-185
circulation
    – de retour 222, 262-263, 268
    – lymphatique 273
    – veineuse 153, 273
collagène 19, 24-25, 74, 98, 283
contraintes
    – cisaillement 28-29, 39, 203
    – compression 23, 26, 28-29,
        62, 118, 169, 183, 203,
        228, 283-284
    – décompression 26, 98, 122,
        170, 195, 228, 270
    – flexion 20, 28, 47-48, 60,
        62-63, 72, 94, 98-100,
        102, 104-105, 109, 111,

TABLE DES ILLUSTRATIONS

TABLE DES MATIÈRES

Première partie

L'ARTHROSE, QU'EST-CE QUE C'EST ? QUI EST CONCERNÉ ? ÉTAT DES LIEUX

Deuxième Partie

PRISE EN CHARGE DE L'ARTHROSE

Troisième Partie
LES TRAITEMENTS PAR KINÉSITHÉRAPIE

Quatrième Partie
BOÎTE À OUTILS

Achevé d'imprimer